高等医药院校试用教材

中医饮食营养学

(供中医养生康复专业使用)

主　编　翁维健
副主编　卢长庆
编　委　孟仲法　窦国祥　路新国

上海科学技术出版社

图书在版编目(CIP)数据

中医饮食营养学/翁维健主编. —上海:上海科学技术出版社,1992.10(2025.10 重印)

高等医药院校试用教材. 供中医养生康复专业用

ISBN 978-7-5323-2708-9

Ⅰ.中… Ⅱ.翁… Ⅲ.饮食营养学-医学院校-教材 Ⅳ.R155.1

中国版本图书馆 CIP 数据核字(2007)第 197465 号

中医饮食营养学
主编 翁维健

上海世纪出版(集团)有限公司 出版、发行
上海科学技术出版社
(上海市闵行区号景路 159 弄 A 座 9F-10F)
邮政编码 201101　www.sstp.cn
常熟市兴达印刷有限公司印刷
开本 787×1092　1/16　印张 13.75
字数 318 千字
1992 年 10 月第 1 版　2025 年 10 月第 30 次印刷
ISBN 978-7-5323-2708-9/R·818
定价:25.00 元

本书如有缺页、错装或坏损等严重质量问题,请向工厂联系调换

前 言

为了适应高等中医院校开设中医养生康复学专业的需要和为中医药其他专业学生开设中医养生康复学选修课程提供教材，国家中医药管理局组织编写了中医养生康复学专业系列教材。

这套教材计有《中医饮食营养学》、《中医养生学》、《中医康复学》、《中医老年病学》、《中医养生康复学概论》。其中《中医养生康复学概论》主要是供高等中医院校非中医养生康复学专业开设选修课使用，其余均为中医本科教育中医养生康复学专业的专业课教材。各门教材均在广泛搜集资料的基础上，按照科学性、实用性、先进性和系统性的要求进行编写，既注意充分反映中医养生康复学的传统理论和实践经验，突出中医养生康复学的特点，又注意吸收国内外成熟的最新研究成果，以保证教材的先进性和时代感。各门教材编写出初稿后，均经本系列教材编审委员会及有关专家们根据教材的要求，分别给予了审定。

中医本科教育中医养生康复学专业的设置，对培养中医养生康复专门人才，提高中医药适应社会需要和当今医学模式转变的能力，促进中医药事业的发展，具有重要意义。编写中医养生康复学专业系列教材，实属探索性和开创性的工作，可供借鉴的经验较少，因而殷切希望各高等中医院校从事中医养生康复学的教学人员和广大读者在使用中进行检验，并提出宝贵意见，以便进一步修改完善，使之成为科学性更强、更切合实际的高等中医院校教材，为培养中医养生康复专门人才，提高中医药学术水平作出贡献。

中医养生康复学专业教材编审委员会

编写说明

《中医饮食营养学》是中医养生康复专业主干课程之一，为专业基础课。按照本专业教学计划和本课程教学大纲的要求，本课程主要向学生讲授中医饮食营养学的基本理论、知识与技能，为其他专业基础课和后期临床课奠定中医食养与食疗方面的理论以及应用基础。

本教材分为上、中、下三篇。上篇总论主要阐述中医饮食营养学的基本理论与知识，包括中医饮食营养学的概念、内容和特点；中医饮食营养学发展简史；食物的性能理论与应用；饮食的宜忌等。中篇为常用食物，主要介绍经常用于生活和临床中的食物211种。本篇参照中药学的结构，分项阐述有关食物的基原、异名、性味、归经、功效、应用、现代研究、按语和参考文献等。在食物分类方面，依照食物的自然属性与生活应用习惯分为水饮、粮食、蔬菜、野菜、食用菌、果品、畜肉、禽肉、水产品、蛇蛙、奶蛋、调味品及其他佐料等类。下篇为常用中医保健医疗食品，主要介绍生活与临床中常用的传统食养与食疗食品194种。本篇参照药剂学结构，分项阐述有关食品的配方、制法、效用与按语等。在食品分类方面，按照食品传统工艺和生活应用习惯分为鲜汁、饮、露、汤液、酒、醴、醪、蜜膏、粥、羹、糖果、蜜饯、糖渍食品、米面食品和菜肴等类。

中医饮食营养学的授课位置系在中西医基础与部分专业基础课程之后，临床课之前，故本教材在编写时注意到详与略，繁与简的关系，尽量避免与中医学基础、中药学、方剂学、中医养生学、食品卫生学以及临床各学科重复。

本教材中食物与食品部分的用量大部是由古代计量单位按照现代生活与临床实际情况折算和调整订立的，但对少部分文献内容仍保持原始古代用量，保持原计量单位。

食物的名称，正名系选取普遍习用的名称，出处以最早记载本名的有关文献为依据。食品名称大部分不易考证，对有出处与无出处者在按语中作必要的说明。

本教材编写分工：

上篇　总论：翁维健、孟仲法；中篇　常用食物：卢长庆、窦国祥；下篇　常用中医保健医疗食品：翁维健、路新国。全书协编人员：党毅、周俭、王玥琦、张东星、曹蓓、陈秀桂、姚颖、顾燕敏、申九兰。

本教材系首次编写，且时间仓促，不足之处难免，恳切希望广大师生在使用中提出宝贵意见。

编　者

1991年10月

目 录

上篇 总 论

第一章 概述 ········· 1
    第一节 中医饮食营养学的概念和内容 ··· 1
    第二节 中医饮食营养学的基本观点 ····· 2
      一、天人相应整体营养观 ············· 2
      二、调理阴阳营养观 ················· 3
      三、食药一体营养观 ················· 3
      四、全面膳食与审因用膳相结合营养观 ·· 4
    第三节 中医饮食营养学的学习要求与
          方法 ····························· 4

第二章 中医饮食营养学发展简史 ········· 5

第三章 食物的性能和饮食的作用 ········ 11
    第一节 食物的性能 ····················· 11
    第二节 饮食的作用 ····················· 14
      一、饮食的预防作用 ················· 14
      二、饮食的滋养作用 ················· 15
      三、食物的延缓衰老作用 ············· 16
      四、饮食的治疗作用 ················· 17

第四章 饮食的应用 ······················ 20
    第一节 食物、传统食品和中医保健医疗食品
          的概念与分类 ················· 20
      一、食物的概念与分类 ··············· 20
      二、传统食品的概念与分类 ··········· 20
      三、中医保健医疗食品的概念与分类 ··· 20
    第二节 食物的配伍应用 ················· 22
    第三节 饮食应用禁忌 ··················· 23
      一、患病期间饮食禁忌 ··············· 24
      二、服药饮食禁忌 ··················· 25
      三、孕期和产后饮食禁忌 ············· 25

中篇 常用食物

第五章 饮水类 ·························· 27
    冰 ··································· 27
    雪 ··································· 27
    井水 ································· 28
    泉水 ································· 28

第六章 粮食类 ·························· 29
    第一节 谷类 ··························· 29
      粳米 ······························· 29
      糯米 ······························· 30
      小麦 ······························· 31
      大麦 ······························· 31
      荞麦 ······························· 32
      高粱 ······························· 32
      粟米 ······························· 33
      玉蜀黍 ····························· 33
      薏苡仁 ····························· 34
    第二节 豆类 ··························· 34
      绿豆 ······························· 34
      绿豆芽 ····························· 35
      赤豆 ······························· 35
      刀豆 ······························· 36
      蚕豆 ······························· 36
      豌豆 ······························· 37
      豇豆 ······························· 37
      扁豆 ······························· 38
      黑大豆 ····························· 38
      黄大豆 ····························· 39
      黄豆芽 ····························· 39
      豆腐 ······························· 40
      豆腐皮 ····························· 40
      豆腐浆 ····························· 41
      豆腐乳 ····························· 41

第七章 蔬菜类 ·························· 42
    第一节 叶、茎、苔类 ··················· 42

目 录

水芹 …… 42	辣椒 …… 63
旱芹 …… 43	第八章 野菜类 …… 64
苋菜 …… 43	马齿苋 …… 64
白菜 …… 44	枸杞菜 …… 64
包心菜 …… 44	马兰头 …… 65
蕹菜 …… 44	苜蓿 …… 65
菠菜 …… 45	荠菜 …… 66
茼蒿 …… 45	刺儿菜 …… 66
洋葱 …… 46	第九章 食用菌 …… 68
韭菜 …… 46	木耳 …… 68
金针菜 …… 47	白木耳 …… 69
椿叶 …… 48	香蕈 …… 69
芥菜 …… 48	蘑菇 …… 70
莴苣 …… 48	第十章 果品类 …… 71
大蒜 …… 49	第一节 鲜果类 …… 71
茭白 …… 49	荸荠 …… 71
芫荽 …… 50	甘蔗 …… 72
茴香菜 …… 50	香蕉 …… 72
油菜 …… 51	柿子 …… 73
葱 …… 51	李子 …… 73
毛笋 …… 52	梅子 …… 74
芦笋 …… 52	杏 …… 74
莼菜 …… 53	杨梅 …… 75
第二节 根茎类 …… 53	山楂 …… 75
白萝卜 …… 53	橘 …… 76
胡萝卜 …… 54	橙子 …… 76
慈菇 …… 54	柚 …… 77
芋艿 …… 55	梨 …… 77
藕 …… 55	桃子 …… 78
百合 …… 56	桑椹 …… 78
生姜 …… 57	柠檬 …… 79
甘薯 …… 57	苹果 …… 79
马铃薯 …… 58	橄榄 …… 80
山药 …… 58	樱桃 …… 80
第三节 瓜茄类 …… 59	葡萄 …… 81
冬瓜 …… 59	枇杷 …… 81
丝瓜 …… 60	龙眼肉 …… 82
黄瓜 …… 60	荔枝 …… 82
南瓜 …… 61	石榴 …… 83
苦瓜 …… 61	刺梨 …… 83
番茄 …… 62	猕猴桃 …… 84
茄子 …… 62	罗汉果 …… 84

椰子 …………………………… 84
　第二节　干果类 …………………… 85
　　白果 …………………………… 85
　　榧子 …………………………… 86
　　胡桃仁 ………………………… 86
　　大枣 …………………………… 87
　　栗子 …………………………… 87
　　菱 ……………………………… 88
　　向日葵子 ……………………… 89
　　莲子 …………………………… 89
　　芡实 …………………………… 90
　　松子 …………………………… 90
　　落花生 ………………………… 91
　　南瓜子 ………………………… 91
　　甜杏仁 ………………………… 92
　第三节　瓜果类 …………………… 93
　　西瓜 …………………………… 93
　　甜瓜 …………………………… 93
第十一章　畜肉类 ……………………… 94
　　猪肉 …………………………… 94
　　猪蹄 …………………………… 94
　　猪肚 …………………………… 95
　　猪肝 …………………………… 95
　　猪心 …………………………… 96
　　猪肾 …………………………… 96
　　猪肤 …………………………… 96
　　猪肠 …………………………… 97
　　猪肺 …………………………… 97
　　猪髓 …………………………… 97
　　火腿 …………………………… 98
　　牛肉 …………………………… 98
　　羊肉 …………………………… 99
　　狗肉 …………………………… 99
　　兔肉 …………………………… 100
　　鹿肉 …………………………… 100
　　驴肉 …………………………… 100
第十二章　禽肉类 ……………………… 102
　　鸡肉 …………………………… 102
　　鸭肉 …………………………… 102
　　鹅肉 …………………………… 103
　　鹌鹑 …………………………… 103
　　鸽肉 …………………………… 104
　　雀肉 …………………………… 104

第十三章　水产品类 …………………… 106
　　海参 …………………………… 106
　　海蜇 …………………………… 107
　　虾 ……………………………… 107
　　对虾 …………………………… 108
　　蟹 ……………………………… 108
　　鲍鱼 …………………………… 109
　　螺蛳 …………………………… 109
　　蚶 ……………………………… 110
　　蛏 ……………………………… 110
　　淡菜 …………………………… 111
　　蛤蜊 …………………………… 111
　　田螺 …………………………… 111
　　乌贼鱼 ………………………… 112
　　带鱼 …………………………… 112
　　石首鱼 ………………………… 113
　　银鱼 …………………………… 113
　　鲳鱼 …………………………… 114
　　鲫鱼 …………………………… 114
　　鲤鱼 …………………………… 115
　　鲢鱼 …………………………… 115
　　鳙鱼 …………………………… 115
　　鲥鱼 …………………………… 116
　　鲩鱼 …………………………… 116
　　鳗鲡鱼 ………………………… 116
　　鳝鱼 …………………………… 117
　　鳖 ……………………………… 117
　　龟肉 …………………………… 118
　　泥鳅 …………………………… 118
　　鲚鱼 …………………………… 119
　　鳢鱼 …………………………… 119
　　青鱼 …………………………… 120
　　白鱼 …………………………… 120
　　鳜鱼 …………………………… 120
　　紫菜 …………………………… 121
　　海带 …………………………… 121
　　干贝 …………………………… 122
　　牡蛎肉 ………………………… 122
第十四章　奶蛋类 ……………………… 123
　　牛乳 …………………………… 123
　　羊乳 …………………………… 124
　　鸡蛋 …………………………… 124
　　鸭蛋 …………………………… 125

雀蛋 …………………… 125
鹌鹑蛋 ………………… 126
鸽蛋 …………………… 126

第十五章 蛇蛙类 …………… 127
蛇肉 …………………… 127
青蛙 …………………… 127
蛤士蟆 ………………… 128
蛤蟆油 ………………… 128

第十六章 调味品及其他佐料类 … 129
白糖 …………………… 129
红糖 …………………… 130
冰糖 …………………… 130
食盐 …………………… 131
酱油 …………………… 131

醋 ……………………… 132
酒 ……………………… 132
八角茴香 ……………… 133
花椒 …………………… 133
胡椒 …………………… 134
茶叶 …………………… 134
蜂蜜 …………………… 135
黑芝麻 ………………… 136
麻油 …………………… 136
菜子油 ………………… 137
花生油 ………………… 137
玫瑰花 ………………… 138
桂花 …………………… 138
茉莉花 ………………… 139

下篇 常用中医保健医疗食品

第十七章 鲜汁、饮、露 ……… 141
西瓜汁 ………………… 141
鲜李汁 ………………… 141
苦菜姜汁 ……………… 142
饴萝卜汁 ……………… 142
五汁饮 ………………… 142
姜茶饮 ………………… 142
姜糖苏叶饮 …………… 143
醋浸生姜饮 …………… 143
姜茶乌梅饮 …………… 143
丝瓜花蜜饮 …………… 143
五味枸杞饮 …………… 144
桑菊薄竹饮 …………… 144
小大蓟饮 ……………… 144
甘桔饮 ………………… 144
益寿饮 ………………… 144
米露 …………………… 145
姜露 …………………… 145
金银花露 ……………… 145
茉莉花露 ……………… 145
鸡露 …………………… 146

第十八章 汤 …………………… 147
当归生姜羊肉汤 ……… 147
乌贼桃仁汤 …………… 148
人参莲肉汤 …………… 148
百合鸡子黄汤 ………… 148

蛏肉刺瓜汤 …………… 149
浓藕汤 ………………… 149
鲤鱼赤小豆汤 ………… 149
驴肉汤 ………………… 149
虾米酒汤 ……………… 150
冬瓜瓢汤 ……………… 150
蕹菜汤 ………………… 150
玫瑰花汤 ……………… 150
参枣汤 ………………… 151
人参胡桃汤 …………… 151
雪羹汤 ………………… 151
荸荠汤 ………………… 152
山楂汤 ………………… 152
山楂红糖汤 …………… 152
花生冰糖汤 …………… 152
桂圆生姜汤 …………… 153

第十九章 酒、醴、醪 ………… 154
枸杞子酒 ……………… 154
红花酒 ………………… 154
丁香煮酒 ……………… 155
栝楼醴 ………………… 155
地黄煮酒 ……………… 155
桂圆醴 ………………… 155
香橼醴 ………………… 156
茯苓酒 ………………… 156
绿豆酒 ………………… 156

薯蓣酒……………………………………156
海藻酒……………………………………157
固春酒……………………………………157
桑椹醪……………………………………157
薏苡仁醪…………………………………157
巨胜酒……………………………………158
虎鹿二仙酒………………………………158
对虾酒……………………………………158
红糖醴……………………………………158
青蒿醪……………………………………159
五加皮醪…………………………………159

第二十章 蜜膏
乌鸡蜜膏…………………………………160
桑椹蜜膏…………………………………160
葡萄蜜膏…………………………………160
葡萄藕蜜膏………………………………161
五汁蜜膏…………………………………161
秋梨蜜膏…………………………………161
桂圆参蜜膏………………………………162
羊脂蜜膏…………………………………162
猪油蜜膏…………………………………162
猪油酒蜜膏………………………………162
乌发蜜膏…………………………………163
黑牛髓膏…………………………………163

第二十一章 粥
薏苡仁粥…………………………………164
黑脂麻粥…………………………………165
胡桃仁粥…………………………………165
黄精粥……………………………………165
橘皮粥……………………………………166
薤白粥……………………………………166
马齿苋粥…………………………………166
松子粥……………………………………167
芋头粥……………………………………167
枸杞叶粥…………………………………167
薯蓣粉粥…………………………………167
梨粥………………………………………168
莲子粉粥…………………………………168
粟米粥……………………………………168
猪肝绿豆粥………………………………169
猪肺粥……………………………………169
雀肉粥……………………………………169
鹿肾粥……………………………………170

牛乳粥……………………………………170
鸡肝粥……………………………………170

第二十二章 羹
羊肾苁蓉羹………………………………171
羊脏羹……………………………………171
野鸡羹……………………………………172
鹌鹑羹……………………………………172
鳢鱼羹……………………………………172
青鸭羹……………………………………173
葵菜羹……………………………………173
鸡子羹……………………………………173
羊脊骨羹…………………………………173
荸荠猪肚羹………………………………174
羊乳羹……………………………………174
鼠肉羹……………………………………174
狗肉羹……………………………………175
黄鱼羹……………………………………175
火腿羹……………………………………175
猪蹄通乳羹………………………………175
海参鸭羹…………………………………176
猪肝羹……………………………………176
三七藕蛋羹………………………………176
磁石肾羹…………………………………176

第二十三章 糖果、蜜饯、糖渍食品……177
丁香姜楂…………………………………177
柿霜糖……………………………………177
薄荷糖……………………………………178
山楂软糖…………………………………178
香砂糖……………………………………178
桑椹糖……………………………………179
橘红糖……………………………………179
马勃糖……………………………………179
姜豉饴糖…………………………………180
花生糖蘸…………………………………180
蜜饯山楂…………………………………180
蜜饯雪梨…………………………………180
蜜饯百合…………………………………181
加味蜜饯黑枣……………………………181
蜜饯黄精…………………………………181
冰糖话梅…………………………………182
糖橘饼……………………………………182
糖渍金橘…………………………………182
糖渍橘皮…………………………………182

第二十四章　米面食品 …………………184

糖渍柠檬 …………………………183
扁豆花馄饨 ………………………184
鸡子饼 ……………………………184
锅焦饼 ……………………………185
茭白饼 ……………………………185
荆芥馄饨 …………………………185
鸡肠饼 ……………………………185
期颐饼 ……………………………186
益脾饼 ……………………………186
栝楼饼 ……………………………186
山药茯苓包子 ……………………187
山药汤圆 …………………………187
山药面 ……………………………187
莲肉糕 ……………………………187
蚕豆糕 ……………………………188
藕粉糕 ……………………………188
小麦麸饼 …………………………188
肉麸汤圆 …………………………189
炒黄面 ……………………………189
川椒面 ……………………………189
炒荞麦粉 …………………………189

第二十五章　菜肴 …………………190

韭菜炒胡桃仁 ……………………190
凉拌莴苣 …………………………191
素烧面筋 …………………………191
饭蒸火腿 …………………………191
玄参拌猪肝 ………………………191
莲子猪肚 …………………………192
参归山药猪腰 ……………………192
豆豉猪心 …………………………193
芫荽溜肥肠 ………………………193
葱炖猪蹄 …………………………193
花生炖猪蹄 ………………………194
归地烧羊肉 ………………………194
玫瑰烤羊心 ………………………194
地骨爆两样 ………………………194
生炒羊肝 …………………………195
荸荠头蹄 …………………………195
参归炖母鸡 ………………………195
虫草蒸老鸭 ………………………196
泥鳅炖豆腐 ………………………196
酒炖鳗鱼 …………………………196
清蒸茶鲫鱼 ………………………197
姜醋煮鲤鱼 ………………………197
白烧鳝鱼 …………………………197
红烧龟肉 …………………………197
佘蛎黄 ……………………………198
杜仲猪腰 …………………………198
炒对虾 ……………………………198
酒炒螺蛳 …………………………198
火腿烧海参 ………………………199
蜜蒸百合 …………………………199
枸杞头炒鸡蛋 ……………………199
白果莲子炖乌鸡 …………………200
豆蔻草果炖乌鸡 …………………200
醋煮蛋 ……………………………201
大蒜煮蛏肉 ………………………201
辣椒拌腐皮 ………………………201
绿豆藕 ……………………………201
冰糖炖月季 ………………………202
蜜炙萝卜 …………………………202
米酒煮鲤鱼 ………………………202
炒肺片 ……………………………202
糯米猪胞炖猪肚 …………………203

食物名索引

上篇 总 论

第一章 概 述

第一节 中医饮食营养学的概念和内容

中医饮食营养学，是在中医理论指导下，应用食物来保健强身，预防和治疗疾病，或促进机体康复以及延缓衰老的一门学科。它和药物疗法、针灸、推拿、气功、导引等学科一样，都是中医学的重要组成部分。在某种意义上讲，中医饮食营养学在预防医学、康复医学和老年医学领域中占有重要地位。

中医饮食营养学的内容，从历代有关文献记载和临床实际情况分析，基本包括四个方面，即饮食养生、饮食治疗、饮食节制和饮食宜忌。前二者是指饮食在生活与临床中的应用范围；而后二者是指在生活与临床中应用饮食的方式方法。四者密切相关，不可分离和孤立。

中医饮食养生，习称"食养"、"食补"，是泛指利用饮食来达到营养机体、保持健康或增进健康的活动。《素问·五常政大论》所说的："谷肉果菜，食养尽之"。这是"食养"概念较早的记载。

营养，系指机体摄取、消化、吸收和利用食物或养料，以维持正常生命活动的过程。早在两千年前，中国医家就认识到饮食对人的作用。认为饮食是人必不可缺的营养物质。《素问·平人气象论》指出："人以水谷为本，故人绝水谷则死"。

食养的内容按历代中医中药有关文献统计。常用的近百种食物的补益养生作用，计有聪耳、明目、乌发、生发、增力、益智、安神、健肤、美容、轻身、固齿、肥人、强筋、壮阳、种子（助孕）、益寿……等二十余种。这些作用在提高人体健康素质和预防保健方面有着重要意义，构成了中医养生学的一个组成部分。

中医饮食治疗，习称"食疗"、"食治"，是泛指利用饮食来治疗或辅助治疗疾病的活动。中医饮食疗法的理论和实际应用方法十分丰富，是为中医天然疗法的一个重要方面。早在一千四百多年前，《千金要方》一书就辟有"食治篇"。之后有《食疗本草》等饮食疗法专著相继问世。

饮食疗法的作用和药物疗法基本一致，主要体现在祛邪与扶正两方面。正如孙思邈在《千金要方·食治篇》中所说："食能祛邪而安脏腑，悦神，爽志，以资气血"。他同时还指出药疗与食疗不同之处："药性刚烈，犹若御兵"，"若能用食平疴，适性遣疾者，可谓良工。"他并引用扁鹊语："为医者当须先洞晓病源，知其所犯，以食治之，**食疗不愈，然后命药。**"

中医食疗内容广泛渗透在中药学、方剂学和临床各学科之中。食疗方法和食疗方剂丰富多采，为中医治疗学增添了内容和特色。近年来，中医食疗不少成果也逐渐被现代科学所证实，被众多的当代医学工作者所接受。如临床应用芹菜防治高血压病；应用燕麦防治高血脂症；应用红枣防治贫血症；应用木耳防治眼底动脉出血症以及用百合、马齿苋、苦瓜等防治病毒和细菌性感染疾患等，取得了一定的成绩。

中医饮食节制，习称"食节"、"食用"，是泛指饮食的方法、方式，包括饮食的合理习俗、饮食卫生制度等。《素问·生气通天论》所说的"食饮有节，谨和五味"是有关提倡"食节"的较早记载。

中医的食节内容极为丰富，它体现了中华民族的饮食文明和古代卫生学水平。是中国饮食文化和医药文化的结晶，如中医所提倡的全面膳食，而不偏食；不暴食暴饮，食量有限度；讲究食物卫生清洁；食前食后要有良好卫生习惯；进茶进酒要适量，把茶活动、酒活动纳入饮食文化范围之中，以达到情志养生的效果。食节内容除在医药著作中有所记载外，尚记载于养生学，居家、民俗、民情等学科之中。

中医饮食宜忌内容，言"忌"较多，"宜"为常而在不言之中。对饮食禁忌方面，习称"食忌"或"食禁"。

任何事物都有正反两面。中医饮食营养学认为，食物的应用也有宜与忌（禁）两个方面。在食忌方面，中医认为常人或病人的饮食内容不应该也不可能是一个固定的模式。这里有因人、因地、因时、因病而有所不同的问题。饮食的宜与忌的实质是强调饮食的针对性。得当则为宜，而失当则为忌，因此，要求在生活和临床中能做到"审因用膳"。古人的饮食营养观念是建立在得当与否方面。正如汉代医家张仲景在《金匮要略》中所说的那样："所食之味，有与病相宜，有与身为害。若得宜则益体，害则成疾。"后世医家对此观点极为拥护，甚至有所发挥。如孙思邈说："安生之本，必资于食。不知食宜者，不足以存生也。"因此，中医营养理论认为，在生活和临床中品评饮食的营养价值，不论是用于食补，还是食疗都不应以珍、奇、名、贵出发，而应着眼于其使用是否得当。应注意饮食的宜与忌。

在中医饮食营养学中，饮食禁忌内容在生活和临床应用方面有一些具体要求，如饮食与季节、与体质、与地域不同在应用方面的禁忌；如食物与食物，食物与药物之间的配伍禁忌；饮食调配制备方面禁忌，以及患病期间的饮食禁忌等。这些内容丰富了中医饮食营养学，具有一定科学意义。

第二节　中医饮食营养学的基本观点

中医饮食营养学和其他中医学科一样，它的发生与发展，因受历史条件的影响，其理论与中国古代朴素的哲学理论紧密地结合在一起。其特点体现于宏观与整体观方面。

一、天人相应整体营养观

中医认为，人处在天地之间，生活于自然环境之中，作为自然界的一部分。因此，人和自然具有相通相应的关系，共同受阴阳法则的制约，并遵循同样的运动变化规律。这种人和自然息息相关的关系也体现在饮食营养方面。早在两千年前，古代医者就认识到饮食的性质对机体的生理和病理方面的影响。例如，《素问·宣明五气篇》所载的"五味所入"和《素问·阴阳应象大论》所指出的"五味所生"等皆说明作为自然界产物的"味"对机体脏腑的特定联系和选择作用。除此,食物对脏腑尚有"所克"、"所制"、"所化"等作用。

中医也常据天人合一的整体营养观运用食物来达到补虚、泻实,调整阴阳目的。自古以来,以养生益寿,防治疾病的古代道、佛、儒、医、武各家学说,无不用人体内部与自然界的协调统一的理论来阐述人体的生、老、病、死规律,同时也无不应用天人相应的法则来制订各种休逸劳作,饮食起居措施,对须臾不可离的饮食内容,以及进食方式方法提倡既要注意全面膳食"合而服之",同时又主张因时、因地、因人、因病之不同,饮食内容也应有所变化。做到"审因用膳"和"辨证用膳"。

二、调理阴阳营养观

分析历代食养与食疗著作不难看出,掌握阴阳变化规律,围绕调理阴阳进行食事活动,使机体保持"阴平阳秘",乃是传统营养学理论核心所在。正如《素问·至真要大论》所说:"谨察阴阳之所在,以平为期"。

中医理论认为,机体失健或罹患疾病,究其原因,无一不是阴阳失调之故。如阴阳之偏盛,或阴阳之偏衰。因此,饮食养生,治疗与康复手段,和药物疗法、针灸、气功、按摩、导引等一样,无一不是在调理阴阳这一基本原则指导下确立的。《素问·骨空论》说:"调其阴阳,不足则补,有余则泻"。传统饮食养生与治疗可概括为补虚与泻实两大方面。例如益气、养血、滋阴、助阳、填精、生津诸方面可视为补虚;而解表、清热、利水、泻下、祛寒、祛风、燥湿等方面则可视为泻实。或补或泻,无一不是在调整阴阳,以平为期。

对饮食的宜与忌,中医也是从阴阳平衡方面作为出发点的,有利于阴平阳秘则为宜,反之为忌。例如痰湿质人应忌食油腻;木火质人应忌食辛辣;对阴不足,而阳有余的老年人,则应忌食大热峻补之品;对发育中的儿童,如无特殊原因也不宜过分进补;对某些患者,如皮肤病、哮喘病人应忌食虾、蟹等海产品发物;对胃寒患者忌食生冷食物等。其实质均从防止造成"实其实"、"虚其虚"而导至阴阳失调的弊病为目的。总之,在平人或病人饮食调理方面要体现"虚则补之"、"实则泻之"、"寒者热之"、"热者寒之"等原则。做到如《素问·上古天真论》所说的:"其知道者,法于阴阳,和于术数,食饮有节"。

另外,在食物搭配和饮食调剂制备方面,中医也是注重调和阴阳的,使所用膳食无偏寒、偏热、偏升、偏降等缺陷。例如烹调鱼、虾、蟹等寒性食物时总要佐以姜葱酒醋类温性的调料,以防止本菜肴性偏寒凉,食后有损脾胃而引起脘腹不舒之弊。又如食用韭菜助阳类菜肴常配以蛋类滋阴之品,也是为了达到阴阳互补之目的。

三、食药一体营养观

中医学历史表明,食物与药物同一来源,二者皆属于天然产品。食物与药物的性能相通,具有同一的形、色、气、味、质等特性。因此,中医单纯使用食物或药物,或食物与药物相结合来进行营养保健,或治疗康复的情况是极其普遍的。

食与药同用,除基于二者系同一来源的原因外,主要基于食物和药物的应用皆由同一理论指导,也就是食药同理。正如金代《寿亲养老书》所说:"水陆之物为饮食者不管千百品,其五气五味冷热补泻之性,亦皆禀于阴阳五行,与药无殊……人若知其食性,调而用之,则倍胜于药也……善治药者不如善治食。"数千年来,在中医发生与发展过程中,食药同源,食药同理,食药同用已经成为不可否认的现实,成为中医饮食营养学的一大特点。

同属天然产物的中药和食物,某些气质,特别是补益或调整人体的阴阳气血之功能本来相通,有着水乳交融,密不可分的关系。从众多的本草、方剂典籍中不难发现食药同用的例证，古代医者博采禽、畜、蛋、蔬，如乌鸡、羊肉、驴皮、猪肤、鸟卵、葱、姜、枣等为补益阴、阳、气、血之用，或调补胃气之用，以达到防治疾病之功效。而从大量古代食谱、菜谱、茶谱中又不难发现其中也有不少药物，如枸杞、淮山、北芪、茯苓、丁香、豆蔻、桂皮之类，从而提高食品保健强身和防治疾病的功效。今日中华民族的传统保健医疗食品在海内外得到不断发展，受到广大民众之欢迎，便是明证。这是中医饮食营养学今后值得重视发展的一个方面。

四、全面膳食与审因用膳相结合营养观

数千年来的饮食文化历史表明，中华民族的饮食习惯从整体来看，是在素食的基础之上，力求荤素搭配，全面膳食的。其营养观正如《素问·五常政大论》所说的：“谷肉果菜，食养尽之”和《素问·藏器法时论》所说的"五谷为养，五果为助，五畜为益，五菜为充，气味合而服之，以补精益气"。

所谓全面膳食，就是要求长期，或经常的在饮食内容上应尽可能做到多样化，要讲究荤素食、主副食、正餐和零散小吃，以及食与饮等之间的合理搭配。对常人来讲，不主张偏食，更不提倡过量与废食。对一味追求山珍海味、鸡鸭鱼肉、美酒名茶、大吃大喝，或过分茹苦清素，乃至为追求体型苗条而厌食、长期减食或辟谷绝食等做法，都是中医所反对的。但另一方面，对特殊人与患者，也不主张采用与常人一样的饮食模式。可根据其不同的体质、职业、信仰与病情，做到审因用膳和辨证用膳。做到饮食内容的合情、合理。

第三节 中医饮食营养学的学习要求与方法

中医饮食营养学为中医养生与康复专业的专业基础课程。其任务是通过本课程的学习，使学生掌握、熟悉或了解中医饮食营养学的基本理论、知识和应用技能，为中医养生学、中医康复学、老年病学、以及内、妇、儿、外等临床课程奠定基础。

本课内容丰富，涉及面广。有的内容已在中医学基础、中药学、方剂学、内经、伤寒论、金匮要略、营养与食品卫生学等课程中出现过。因此在学习本课时应与上述课程内容有机联系起来，以加深理解。

中医饮食营养学与现代营养学是属于两个不同的医学体系。相同之处都是研究饮食在机体中的摄取、吸收和利用等过程，着重讨论饮食对机体的保健和防治疾病作用。所不同之处，前者是以中医的阴阳、五行、脏腑、经络、气、血、精、津等宏观理论进行论述；而后者则是着眼于食物的内在成分，如营养素、热量、维生素、常量与微量元素等微观理论进行论述。在学习过程中应以中医内容为主体，适当参考现代医学内容，但绝不可牵强附会，生搬硬套，以保持中医饮食营养学特色。

对食物与保健医疗食品部分，根据教学大纲要求，学生重点掌握一部分，要求领会要点，举一反三。对次要内容则要求做到熟悉或了解，以备将来在临床应用中加以参考，逐渐掌握。

在应用能力方面，要求学生在生活和临床中，对常用食物和保健医疗食品的性能、宜忌与应用方面，区别其异同点，做到鉴别应用。对保健医疗食品的制做工艺，重点了解其原则、主要程序和产品设计方法。对直观性和操作性较强的内容，如食物、食品的形态和制做工艺等，可通过图片、幻灯、录像以及实习等教学环节来进行学习。对此也要求学生在日常生活中多接触食事活动，身体力行，尽可能做到用眼观察、动手操作、动口品尝和动脑思考。借此对食物和食品的色、香、味、形、质、效等方面加深印象，增强食事活动方面的实际能力。

第二章 中医饮食营养学发展简史

我国的食疗,源远流长,从现有资料估计,距今至少已有三千年以上历史。现将我国古代食疗的萌芽;各朝代食疗的发展;以及近代食疗概况,分别介绍于后。

饮食治疗是整个医学的一部分,从历史唯物主义的观点来看,一切科学的产生,都来自人类的社会实践和物质生产的需要。恩格斯说过:"科学的发生和发展从开始起便是由生产所决定的。"医学也是如此。我国的饮食治疗,来源极古,从来有"医食同源"的说法。因此,食疗的起源也被认为与医药的起源是一致的。我们认为"医食同源"一说是可信的。原始人类在寻找食物的过程中,发现了有治疗作用的食物,可作为食,也可作为药。同时,通过进一步的实践(这个过程是很长的),将一些食物中营养价值不大,但治疗作用明显的分了出来,而成为专门治病的药。因此,药实来源于食。《书经·说命篇》有:"若药弗瞑眩,厥疾弗瘳"的记载。可见初期发现和应用的药,是作用比较强烈的所谓"毒药"。在由原始社会进入奴隶社会的过程中,生产力有了发展,特别是农业的发展,人们有了余粮可以酿酒。《战国策》记载夏禹时(公元前2205～2198年)仪狄开始作酒。《书经》记载商代人嗜酒。殷墟发掘出来的青铜器,大多为酒器,祭祀用酒,治病也用酒。酒既是防病治病之品,同时也是日常的饮料。酿酒用的曲,已记载有用于治病的。如鲁宣公12年(公元前59年)曾记载用麦曲治胃病,后来因其治消化不良有神效,故名神曲。酒与曲都是食药兼用之品,也是食药同源之例。

上古时代的人由吃生食(寒食)进步到吃熟食(饔食)是食疗由萌芽到形成雏型的一个重要因素。谯周《古史考》中谓:"太古之初,人吮露精,食草木实,穴居野处。山居则食鸟兽,衣其羽皮,饮血茹毛;近水则食鱼鳖螺蛤,未有火化,腥臊多害胃肠。于是圣人造作钻燧出火,教民熟食,民人大悦,号曰燧人。"《韩非子·五蠹篇》:"民食果蓏蜯蛤,腥臊恶臭,而伤害胃肠,民多疾病。有圣人作钻燧取火,以化腥臊,而民悦之,使王天下,号之曰燧人氏。"这些记载,说明了上古时代人类从吃生食进步到吃熟食这一历史过程。在农畜牧业发展的基础上,人类开始利用火以烧煮食物,从而有了烹调技术的发展,这与后来食疗的发展具有密切关系。恩格斯说过:"蒸汽机的发明,毫无疑义地决没有象摩擦生火发明那样大的解放意义。"农业的发展,火的应用,人们开始能吃熟食,这不仅避免了胃肠病,也使食物中的蛋白质易于吸收。这就大大保证了古代人民身体的健康和强壮。部落间的战争和联盟,扩大了人们的交往,促使了交通的日益发展,能被人利用的食物品种的日益增多,烹调技术便受到重视。汤液始于伊尹的传说就是在这样的历史条件下产生的。《通鉴》云:"伊尹佐汤伐桀,放太甲于桐宫,悯生民之疾苦,作汤液本草,明寒热温凉之性,苦辛甘咸淡之味,轻清重浊,阴阳升降,走十二经络表里之宜,今医言药性,皆祖伊尹。"《甲乙经》序上说:"伊尹亚圣之才,撰用神农本草以为汤液。"有了较为丰富的食物和火,就可能加以烹调,配制为各种汤液。考伊尹为商汤的宰相,精于烹调。在《吕氏春秋·本味篇》中,引伊尹和商汤的谈话时,就讲了许多烹调问题,其中就有"阳朴之姜,招摇之桂"的话。姜桂既是肴馔中的调味品,也是发汗解表的常用药物。所以有人认为"桂枝汤"是从烹调里分出来的最古处方之一。因"桂枝汤"中的五味药如桂枝、白芍、甘草、生姜、大枣都是厨房里的调味品。相传《汤液论》为伊尹所作,可惜失传,若属实,则为我国最早最古的食疗著作了。

总之,食疗的萌芽是在古代原始人类寻找食物的过程中出现的。人类对火的利用,熟食的烹煮,促进了它的形成。人类在长期与自然和疾病的斗争中,采取了各种各样的方式和方法,食疗和药疗是与疾病作斗争中常用和比较重要的方法。生产的发展,食物品种的增多,与疾病作斗争经验的积累,同源的医食逐渐分化,食疗与药疗渐渐分开。早期的食疗,虽然内容简单,略具雏型,对各种现象和不同食物作用的认识还很幼稚,常不可避免地发生错误,但基本上还是根据纯朴的唯物世界观,不附加任何外来的成分,按照自然界本来面目加以认识和反映的。因此,我国古代食疗的开端,为以后食疗的发展奠定了良好的基础。

从上可知,饮食治疗经过原始社会和奴隶社会的漫长岁月,由萌芽而渐趋形成雏型。到达周代,当时统治阶级为了保护他们的健康和调制适宜的饮食,开始设置食医和食官以专司其事。《周礼·天官》记有:"医师上士二人,下士二人,府二人,史二人,徒二人,掌医之政令,聚毒药以供医事。""食医中士二人,掌和王之六食、六饮、六膳、六羞、百酱、八珍之齐。"王昭禹说:"齐者调和其味,使多寡厚薄,各适其节也。"此事约在公元前1066年间,当时食医专管调和食味,注意营养,防止疾病,确定四时的饮食,是专为王家服务的。可见当时已将食治提到很高的地位,且逐渐成为专业。除了夏禹时已可制酒外,酒变酸即成醋,古时叫醯或酢,或苦酒,为《周礼》五味之一。酒和醋除作为饮料和调味外,也广泛用于医药中。酱也是一种发酵制品。在《周礼》中也有记载。当时已能造多种的酱,故称为"百酱"。由于酱的食用和制成豆酱、豆豉、酱油等制品,也发现了它的治疗作用,如用豆豉作健胃解毒剂等。《诗经》有"堇荼如饴"的记载,饴为《周礼》的五味之一,亦即麦芽制成的糖。公元前二世纪刘安所著的《淮南子》已有制造豆腐的记载。酱、酒、糖、豆腐等食品的制成,说明当时已从简单直接食用动植物食品,发展到制成多种经过化学变化的食品,提高了食品营养成分的利用,丰富了食物的品种,是营养学上一个很大的发展和飞跃。

西周至春秋战国时期,医药已比较发达,同时也注意到饮食调养和饮食卫生。《周礼·天官·疾医》载:"以五味、五谷、五药养其病。"五味五谷就是饮食疗法,五药则为草、木、虫、石、谷是也。在当时成书的《山海经》记载药品116种,其中植物品52种,动物品61种,矿物品3种,其中不少是食疗性质的。在《论语》一书中,我们可知当时学者的饮食卫生观。如:"食不厌精,脍不厌细。食饐(音衣)而餲(音遏),鱼馁而肉败不食,色恶不食,失饪不食,不时不食,割不正不食,不得其酱不食,肉虽多,不使胜食气。惟酒无量不及乱。沽酒市脯不食,不撤姜食不多食。"看来其饮食卫生要求几乎与现代相差无几,是比较严格的。在食治食养方面确定了明确的原则和实施的方法。如:"阴之所生,本在五味,阴之五宫,伤在五味。是故味过于酸,肝气以津,脾气乃绝;味过于咸,大骨气劳,短肌,心气抑;味过于甘,心气喘满,色黑,肾气不衡;味过于苦,脾气不濡,胃气乃厚;味过于辛,筋脉沮弛,精神乃殃。是故谨和五味,骨正筋柔,气血以流,腠理以密。如是则骨气以精,谨道如法,长有天命。"这是说饮食的五味必须调和,不能偏胜,偏胜则能引起种种疾患。若能五味调和,饮食合宜,则健康能获保证,寿命就长。又说:"毒药攻邪,五谷为养,五果为助,五畜为益,五菜为充,气味合而服之,以补益精气。"这就是药治要与食治结合起来。尤其在应用猛药时,要注意饮食成分的全面完整。这和现代营养学的观点是完全吻合的。

随着医学的发展,本草学也有了发展。据考证,《神农本草经》的编辑成书约在汉代。西汉时本草学中所载药物日见增广。这是由于汉武帝（公元前140～87年）南征北讨,扩展版图,南方的热带植物药和北方的寒带植物药在战争中都有所交流所致。公元122年前后,张骞出使西域,带回石榴、胡桃、胡瓜、苜蓿、蒜葫、葫荽、西瓜、无花果等多种种子。后汉马援又从交趾带回薏苡种子。这样就大大增加了食物和入药的品种。《汉书·艺文志》载经方共十一家,其中除内科、外科、妇儿科等内容外,也可看到食疗科的内容。湖南马王堆出土的《五十二病方》一书,以大量的食物入药,方载药品247种。其中谷类15种,菜类10种,果类5种,禽类6种,兽类23种,鱼类3种,共计61种,占全部药品数的四分之一。且其中绝大部分是日常食品。其他如矿物药类中的食盐,人部药类中的乳汁,器物、物品类药中的蜜、猪脂、牛脂等又都是食物。而书中所载50余种病,半数左右疾病可以食治之,或以食养之。如载"以水一斗煮胶一升,米一升,熟而啜之"即以食疗瘙疾（癃闭）；"煮鹿肉、野彘肉……"以食调养蚖疾（蛇咬伤）等,即是其例。在甘肃武威县出土的"医简",记载治疗时的饮食忌宜,和以食物为药引与赋形剂。服药的药引有酒饮、米汁饮、酢浆饮、豉汁饮、含咽汁、醇酒和饮等。泡制方法如用醇酒渍之、鸡子中黄"挠之三百"咬咀等。如用白蜜、脂肪、乳汁、骆酥等作赋形剂,同时还指出服药时的禁忌。如忌鱼肉、荤菜、酒辛等。《五十二病方》和《医简》据考证都属东汉时代作品。东汉杰出医家张仲景在《伤寒论》和《金匮要略》中采用不少食物,用以治病,如书中提出的"猪肤汤"和"当归生姜羊肉汤"都是典型的食疗处方。三国时期魏武帝曹操,对"食疗"也颇有研究,他亲自撰写了《四时御食制》,可惜此书大部已佚散。当时著名神医华佗,用蒜泥加醋治疗严重蛔虫呕吐病例获愈,开了食疗用于急症的先例。

秦汉之际,方士蠢起,顺应统治阶级帝王们的愿望,寻求长生登仙之道。如秦时的安期生,汉时的李少君,至晋代的葛洪,他们对饮食营养、卫生、化学都有相当阐发,其中虽有不合理的成分,但对食治食养都有或多或少的贡献。魏晋南北朝时期,曾有《食经》等书,**系统地阐述了食疗的功效。该书虽已失传,但对食疗的发展起到承先启后的作用。在《随书·经籍志》上,所收载《食经》有刘休《食方》一卷,《太官食经》五卷,《太官食法》十二卷,《黄帝杂饮食忌》二卷,《崔氏食经》四卷,《膳羞养疗》二十卷,《马琬食经》三卷等,与饮食养生有关书名不下四十余种,现已全部佚失。其中某些书的片断资料尚可从《医心方》（日本丹波康赖于公元984年著）中找到所引内容。西晋末年政府南迁,从此时起,我国的文化中心由黄河流域移往长江流域,文化医药也有了发展。若干由营养素缺乏所致的疾病,如甲状腺肿、脚气病、夜盲症等都能认识,并用有关食物来进行治疗,晋葛洪在其所著《肘后方》中,首先记载用海藻酒治瘿病（甲状腺肿）以及用猪胰治消渴病（糖尿病）。东晋医家支法存对脚气病（维生素B_1缺乏病）很有研究,拟医方多条治疗。方中药物颇多含有维生素B_1。以后孙思邈在支氏的基础上进一步认识脚气病为食米区疾病,并提出食用谷皮和米熬粥来预防。后来,《诸病源候论》记载了用羊靥治甲状腺肿,蟾酥治创伤,羚羊角治中风。《千金方》首用猪肝治夜盲症。"以脏补脏"的原则也就产生了。总之,当时食疗已被医家们充分重视,孙思邈在《千金翼方》中就强调"若能用食平疴,释情遣疾者,可谓良工,长年饵生之奇法,极养生之术也。夫为医者,当需先洞晓病源,知其所犯,以食治之,食乃不愈,然后命药。"他还引扁鹊的话说："不知食宜者,不足以存生也,不明药忌者,不能以除病也,……若能用食平疴释而遣疾者,可谓良工。"

食疗经过前代的发展,到了唐朝集其大成,而出现了专著。孙思邈《千金方》中存食治专篇,列于第二十六卷,除序论外,分"果实、菜蔬、谷米、鸟兽虫鱼"四门来叙述,是现存最早的营养疗法专篇。唐显庆时（公元659年间）,孟诜所著《食疗本草》问世,他搜集民间所传,医家所创,加以己见,集食物药于一书,成了我国第一本"食物疗法"专著。同代昝殷著《食医心鉴》,此书约成于公元853年,《宋史·艺文志》著录作二卷,今已佚失。现本为日本人从《高丽医方类聚》中采辑而成,虽不能复原本之旧观,然已得其大半,1901年(光绪辛丑)罗振玉从东京卷耑有青山求精堂藏书中得之携归,由东方学会印行(1924)。本书以食治方为主,共列有十五类食方。杨晔撰《膳夫经手录》,此书成于唐大中十年(公元856年),载有植物18种、鱼2种、兽2种、禽5种,除记其性味食法外,如记刺结绞汁饮治鼻衄,灌萎蒿汁治疗鹕鹉鱼中毒,以干鱼汁、梨汁饮服治食菌中毒等。特别对茶的不同产地品种特色描述甚详。南唐陈士良著《食性本草》,此书载食医诸方及五时调养藏府之术,评者认为此书总集旧说,无甚新义。王焘的《外台秘要》载有多种食治疾病的方法。唐人对食物与药物的区分已有明确认识。"食疗"形成专科,有了蓬勃的发展。

南朝齐梁间的陶宏景总结前人本草,写成《本草经集注》,首创把药物分成八类,其中就有三类,即果、菜、米食属于食疗食物。

宋代以饮食治病防病已很普遍,且有进一步发展。皇家编纂的医学巨著,如《太平圣惠方》中,记载28种疾病都有食治方法。《圣济总录》专设食治一门,共有30条,详述各病的食治方法。陈达叟著《本心斋蔬食谱》载蔬食二十谱,别具一格。林洪著《山家清供》载各种食品102种,有荤有素,有茶点饮料、糕饼羹菜、粥饭果品等,琳琅满目,美不胜收,确是不但治病,且可赏心悦目,促进食欲。且本书所载都以食物为主,用于治病和养身,是真正的食疗学,与以前食药合用的著作不同。娄居中的《食治通说》著录于陈振孙的《直斋书录解题》中,其论点为"食治则身治",指食疗为"上工医未病一术。"其他,如《梦梁录·茶肆》中载有"……插四时花,挂名人画,装点店面,四时卖奇茶异汤。……暑天添卖雪泡梅花酒,或缩脾饮暑药之属。"中,其"缩脾饮"的药物成分为:砂仁、草果、乌梅、甘草、扁豆、葛根六味,都是具有抑杀胃肠道病原菌、健脾胃、助消化作用的药物,是一张防治两用保健饮料的好处方,并且既芳香,又酸甜,暑天饮服确是非常合适的。《水浒传》小说记载郓城县王公挑担卖药汤,给宋江吃醒酒"二陈汤",也是宋代食治普及,小贩走街窜巷叫卖保健饮料的社会实况的一个写照,确非向壁虚构之辞。齐梁时的《荆楚记》等,记元日饮屠苏酒,有保健防病之意,也是一种保健饮料。神宗时(1085年)陈直撰《养老奉亲书》,这是一本老年疾病治疗保健学,记有食疗方剂162首,对老人的食治贡献甚大。

金元时代(十三世纪)医家李杲(1180～1251)极力提倡营养疗法的重要,主张用甘温一类药如人参、黄芪等补养脾胃,培养元气,著有《脾胃论》一书。金人张从正(1156～1228)著《儒门事亲》一书,主张食养补虚谓:"养生当论食补","精血不足当补之以食"。他虽有攻下派之名,但实际上是攻补兼施的。如说:"盖汗、下、吐以若草本治病者也,补者,以谷肉果菜养口体者也。"并记载有关以食治病的病案不少。元代饮膳太医忽思慧(蒙古人)于天历三年(1331年)著《饮膳正要》一书,开始从健康人的饮食方面立论。这是我国第一部有名的营养学专著,全书共三卷,它继承了食、养、医结合的传统,对每一种食品都同时注意它的养生和医疗效果,因此本书所载的基本上都是保健食品。且对所载各种食品,均详述其制作方法,烹调细则,实属难能可贵。同代(1367年)贾铭著《饮食须知》一书,共8卷,本书特色,正如作者卷首所述:"历观诸家本草疏注,各物皆损益相半,令人莫可适从。药专选其反忌,汇成一编,俾尊生者,日用饮食中,便于检点耳。"此外吴瑞著有《日用本草》,也是我国营养学的名著。元代蒙古人统治了欧亚两洲,将全世界各民族的文化交流起来,使我国在原有文明的基础上,吸取了其他民族的优点,进步较快。如《饮膳正要》一书也反映了这种情况,记有西域或少数民族的食品和内容。

明代李时珍的伟大著作《本草纲目》共载药1892种,增加新药347种,其中不少是食物。有许多药是要经过生物变化才能制成的,如酥、乳腐、鱼鲊等,大大丰富了食治的食品。朱橚所撰(1525年)的《救荒本草》大都为前人未经记载的可食植物,直接增广了人类利用植物的范围。同代汪颖著有《食物本草》,宁源著《食鉴本草》,锺惺辑《饮馔服食谱》,周履清辑《茹草编》等,都对食疗作出了重要和有益的贡献。鲍山曾备尝黄山的野蔬诸味,别其性味,详其调制,著《野菜博录》四卷,别具一格。对热性病的食疗亦受到了重视,如吴有性所著《温疫论》即有"论食"一节,如谓:"时疫有首尾能食者,此邪不传胃,切不可绝其饮食,但不宜过食耳。有愈后数日微热不思食者,此微邪在胃,正气衰弱,强与之,即为食复。有下后一日,便思食,食之有味,当与之,先与米饮一小杯,加至茶瓯,渐进稀粥,不可尽意,饥则再与。"

清代的食疗著作很多,食疗受到医家的普遍重视。较早的著作,如康熙时(1691年)杭州人沈李龙所编的《食物本草会纂》,全书共12卷,且有附图。其自序中说:"一切知病由口入,故于日用饮食间,殊切戒严。但若纲目太繁,而他本太简,用广辑群书,除近时坊刻十余种外,博录往古,如淮南王崔浩之《食经》、孙思邈之《古今食治》等一一穷搜,摘其精要,益以见闻,著为是编。"这是一本搜集前人著作的食疗著作。袁子才的《随园食单》别具风格,且注意烹调技术。张英著《饮食十二合论》,章杏云著《调疾饮食辨录》,陈修园著《食物秘书》。较后而有名的食疗著作,有王士雄(孟英)的《随息居饮食谱》,成书于咸丰十一年(1861年)。书的前序中谓:"人以食为养,而饮食失宜或以害身命""颐生无元妙,节其饮食而已。"强调了食养、调节饮食对生命的重要性。本书共载食物等340味,论述其性味、主治、烹制甚详。清代温病学说创立,对热性病的食治积有不少经验。如叶天士《温热论》中养胃阴以善后的"五汁饮"应用甘蔗、雅梨、鲜芦根、生荸荠、生藕的汁来治疗阴虚津涸,就是典型的食治方子。孟河费伯雄撰有《费氏食养》三种,即《食鉴本草》、《本草饮食谱》及《食养疗法》。尤以"食养疗法"一词为费氏首先明确提出者。黄鹄辑的《粥谱·附广粥谱》共载药粥方二百多个,成为药粥现存的第一本专著。赵学敏的《串雅内编》及《本草纲目拾遗》也有很多食疗的记载。许克昌在他的《外科证治全书》中用生动的病例,介绍了外科食疗的验例。如"误吞铜钱,多食荸荠,即可化坚为软,从大便出。""多食胡桃自化而出。""误食银,用韭菜一把,入滚水略煮,不切断,淡食之,少顷,菜抱银呕出,或从大便出"。在《医学衷中参西录》中,也载有食治验例。

总之,食疗一门在上古时代与医药同时萌芽和发生,至商周而渐渐形成雏型,受到了统治阶级的重视,设官专司其事。复经周、秦、汉、晋逐渐充实,至唐而集其大成,达繁荣昌盛之境。宋、金、元、明、清各代皆有发展,而更臻完善,形成了较为完整的食疗食养理论学说,积累了非常丰富的运用日常饮食物来进行保健和治病的经验。

我国传统的食养食疗学术,作为祖国医学遗产之一,从清末至今,仍有发展提高。民国后医学家丁福保评译了日本的《食物新本草》,1932年张拯滋著《食物治病新书》,1937年杨志一等编《食物疗病常识》、《补品研究》等书。杨志一还主编了《食物疗病月刊》,提倡我国传统食疗甚力。此外,朱仁康著《家庭食物疗法》,1938年程国树编《疾病饮食指南》。他们继承前人经验,各有阐发。

近年来,随着祖国医学的发展,中医饮食营养学也得到了相应的发展。在著作方面出现许多专业工具书,如食养食疗、保健医疗食品类书和辞书等。同时,大量科学普及书也相继问世。在中医教育方面，1976年国家正式批准成立中医养生康复专业，在本专业中设"中医饮食营养学"课程，从而使传统营养学术与技术得到延续与传播。现在，不少中医单位开展了食疗的临床工作，研制了药膳和疗效食品。个别中医院设立食疗科或食疗门诊，中医的传统保健食品也被广泛地推广应用。

此外，不少大城市还建立了传统保健餐馆、御膳餐厅，药膳饭店不仅在国内，而且在东南亚国家和地区，以及欧美各国如雨后春笋般建立起来，受到广大民众欢迎。

李时珍曾说："饮食者，人之命脉也"，俗语也说："药补不如食补，药疗不如食疗"。几千年来，中医营养学术与技术对中国人民的保健养生，防治疾病和延年益寿，以及对中华民族的繁衍昌盛都起到了重要作用。今后，随着天然医学、预防、康复医学，以及老年医学的发展，它也必将得到更大的发展。

第三章 食物的性能和饮食的作用

第一节 食物的性能

食物的性能概念来自长期的生活与临床实践。它是中医对食物的保健和医疗作用的经验总结。连同对药物应用的认识，逐渐上升为理论。古代医家把食物的多种多样的特性和作用加以概括，建立了食物的性能概念，并在此基础上建立了中医食疗理论。这一理论是与阴阳、五行、脏腑、经络、病因、病机、治则、治法等中医基础理论紧密地结合在一起的。

食物的性能，古代简称为"食性"、"食气"、"食味"等，和药物性能一致，也包括气（性）、味、升浮沉降、补泻等内容。

食物"气"或"性"与药性"四气"或"四性"说相一致。古人按寒、凉、（平）温、热基本上把食物分为三大类气质或性质，即寒凉一类，平一类，温热一类。以常见三百多种食物统计数字来看，平性食物居多，温热性次之，寒凉性更次之。从生活与临床应用食物经验看，寒凉性质食物多有滋阴、清热、泻火、凉血、解毒作用。温热性质食物有温经、助阳、活血、通络、散寒等作用。

食物的"味"，即是指食物的具体口感味觉，又是性质的抽象概念。仍概括为"五味"，即：酸（涩）、苦、甘（淡）、辛、咸五味的作用与药物"味"的作用相一致。为酸收、苦降、甘补、辛散、咸软等。以常见三百多种食物统计数字来看，甘味食物最多，咸味与酸味次之，辛味更次之，苦味较少。从生活经验来看，食物不同于药物"味"的作用方面，尚有：辛味食物（如辣椒、胡椒）；苦味食物（如苦瓜、苣荬菜），尚有健胃作用；咸味食物（如鱼、虾、蟹），尚有补肾，养血分作用。

对食物而言，五味之外尚有"芳香"概念。系指食物的特殊嗅味。芳香性食物以水果、蔬菜居多（如橘、柑、佛手、芫荽、香椿、茴香等）。历代本草学也常把"芳香"概念包括在"味"的性能概念之中。中医认为，芳香性食物一般具有醒脾、开胃、行气、化湿、化浊、辟秽、爽神、开窍、走窜等作用。

食物的"归经"理论，应用较多的是与"味"的关系。实际这是古人对食物作用选择性的认识，是一种效用的抽象归类的方法，是食物作用的内在规律。正如《素问·至真要大论》所说的："夫五味入胃，各归其所喜……物化之常也。"生活与临床应用食物的经验表明，用辛味发散性食物（如葱、姜、芫荽等）治疗表证，肺气不宣咳嗽症状，用苦味食物（如苦瓜、绿茶等）治疗心火上炎，或移热小肠证，用甘味补虚性食物（如红枣、王浆、山药等）治疗贫血、体弱症状，用酸味食物（如乌梅、山楂等）治疗肝胆脏腑等方面疾患，用咸味食物（如甲鱼、昆布、海藻等）治疗肝肾不足，消耗性疾患（如甲亢、糖尿病等疾患），皆取得一定的疗效。

关于中医的"以脏补脏"，"取类比象"理论（如以心补心、以肝补肝、以肾补肾等），近代开始有所争议。对此，采取是或否态度还是应以临床实际为依据。目前，以脏补脏的做法，不仅限于中医,而在世界医学领域内还在应用。如用肝粉治肝病,用心粉、脑粉治疗心、脑方面疾患,用胎盘治疗贫血体弱等。此外还有利用胸腺、脑下垂体、甲状腺、肾上腺……等腺体应用于治疗相关的内分泌器官疾患等,仍具有实效和科学性。

食物的升浮沉降性能概念与食物的气与味有密切关系。食物的气味性质与其阴阳属性决定食物作用趋向。凡食性温热、食味辛甘淡的食物,其属**性**为阳,其作用趋向多为升浮(如姜、蒜、花椒等);凡食性寒凉,食味酸苦咸的食物,其属性为阴,其作用趋向多为沉降(如杏仁、梅子、莲子、冬瓜等)。正如《素问·至真要大论》所言:"辛甘发散为阳,酸苦涌泄为阴,咸味涌泻为阴,淡味渗泄为阳。"根据三百多种常用食物统计数字表明,其沉降趋向的食物多于升浮趋向的食物。

食物性能的"补"与"泻"概念,一般是泛指食物的补虚与泻实两方面作用,这也是食物的两大特性。补性食物一般分别具有补气、助阳、滋阴、养血、生津、填精等功效;泻性食物一般分别具有解表、开窍、辟秽(防疫)、清热、泻火、燥湿、利尿、祛痰、祛风湿、泻下、解毒、行气、散风、活血化瘀、凉血等功效。根据常用的三百多种食物统计数字分析泻性食物大于补性食物,由此看来,中医营养手段不仅为补虚扶正,更大程度是为了泻实祛邪。

[附] 常用食物性能归类

1. 按食性归类

寒性食物 淡豆豉、马齿苋、公英、酱、苦瓜、苦菜、莲藕、蟹、蕹菜、食盐、甘蔗、蕃茄、**柿子**、茭白、蕨菜、荸荠、紫菜、海藻、海带、陈皮、竹笋、慈菇、西瓜、甜瓜、香蕉、猪肠、桑椹、蛏肉、柚、瓠瓜、冬瓜、黄瓜、田螺。

热性食物 芥子、鳟鱼、肉桂、辣椒、花椒。

温性食物 韭菜、小茴香、刀豆、生姜、葱、芥菜、香菜、油菜子、韭子、香花菜、大蒜、南瓜、木瓜、高粱、糯米、酒、醋、龙眼肉、杏子、杏仁、桃、樱桃、石榴、乌梅、荔枝、栗子、大枣、胡桃仁、鹿肉、雀、鳝鱼、淡菜、虾、蚶、鳙鱼、鲢鱼、海参、熊掌、鸡肉、羊肉、羊乳、狗肉、猪肝、猪肚、火腿、猫肉、鹅蛋、香橼、佛手、薤白。

凉性食物 莙达菜、茄子、白萝卜、冬瓜子、冬瓜皮、丝瓜、油菜、菠菜、苋菜、芹菜、小米、大麦、绿豆、豆腐、小麦、柑、苹果、梨、枇杷、橙子、西瓜皮、枸果、橘、槐花、菱角、薏仁、茶叶、**蘑菇**、猪皮、鸭蛋、荞麦。

平性食物 洋葱、萝卜子、白薯、藕节、南瓜子、土豆、黄花菜、香蕈、荠菜、香椿、青蒿、**大头菜**、元白菜、芋头、扁豆、豌豆、胡萝卜、白菜、豇豆、黑大豆、赤小豆、蚕豆、黄豆、粳米、玉米、陈仓米、落花生、白果、百合、橄榄、白砂糖、桃仁、李仁、酸枣仁、莲子、黑芝麻、榛子、荷叶、无花果、李子、葡萄、白木耳、木耳、海蜇、黄鱼、泥鳅、鲳鱼、青鱼、鳗鱼、塘凤鱼、鲤鱼、猪肺、猪心、猪肉、猪肾、鹅肉、龟肉、鳖肉、猪蹄、白鸭肉、鲫鱼、鸡蛋、鸽蛋、燕窝、鳗鲡鱼、鹌鹑、鹌蛋、蜂蜜、蜂乳、榧子、芡实、牛肉、牛奶。

2. 按食味归类

酸性食物 蕃茄、木瓜、马齿苋、醋、赤小豆、蜂乳、柑、橄榄、**柠檬**、杏、梨、枇杷、橙子、桃、山楂、椰子瓤、石榴、乌梅、荔枝、橘、柚、枸果、李子、葡萄、鳟鱼、猫肉、香橼、佛手。

苦性食物 苦瓜、苦菜、大头菜、香椿、淡豆豉、公英、槐花、香橼、佛手、薤白、慈菇、**酒、**

醋、荷叶、茶叶、杏仁、百合、白果、桃仁、李仁、海藻、猪肝。

辛性食物 生姜、葱、芥菜、香菜、白萝卜、洋葱、芥子、油菜子、香花菜、油菜、萝卜子、大蒜、青蒿、大头菜、芋头、芹菜、韭子、肉桂、辣椒、花椒、茴香、韭菜、薤白、香橼、陈皮、佛手、酒。

甘性食物 莙达菜、莲藕、茄子、蕹菜、蕃茄、茭白、蕨菜、白萝卜、冬瓜子、丝瓜、洋葱、竹笋、香花菜、萝卜子、藕节、土豆、菠菜、荠菜、黄花菜、青蒿、大头菜、南瓜、洋白菜、芋头、扁豆、豌豆、胡萝卜、白菜、芹菜、瓠瓜、冬瓜、冬瓜皮、黄瓜、豇豆、肉桂、豆腐、黑大豆、绿豆、赤小豆、黄豆、薏仁、蚕豆、刀豆、荞麦、高粱、粳米、糯米、玉米、小米、陈仓米、大麦、小麦、木耳、蘑菇、白薯、蜂蜜、蜂乳、白木耳、牛奶、羊乳、甘蔗、柿子、橄榄、柑、苹果、荸荠、杏仁、百合、梨、落花生、白砂糖、白果、陈皮、桃仁、西瓜、西瓜皮、甜瓜、菱角、山楂、李仁、香蕉、桃、椰子瓢、罗汉果、樱桃、桑椹、荔枝、黑芝麻、榛子、橘、柚、杧果、栗子、大枣、无花果、酸枣仁、莲子、李子、葡萄、胡桃子、龙眼肉、百合、黄鱼、泥鳅、鲳鱼、青鱼、鳙鱼、鲢鱼、鳗鲡鱼、鳆鱼、龟肉、鳖肉、塘凤鱼、鲤鱼、鲫鱼、田螺、鳝鱼、虾、海马蚣、酒、猪肺、猪肠、猪肉、猪髓、猪皮、猪蹄、猪肝、猪肚、羊肉、鹿肉、猫肉、鸡肉、鹅肉、蛏肉、牛肉、白鸭肉、紫河车、雀、鸽蛋、猪心、鹌鹑、鹌鹑蛋、熊掌、火腿、鸭蛋、燕窝、枸杞子、榧子、南瓜子、芡实、香蕈。

咸性食物 苋菜、大酱、食盐、小米、大麦、紫菜、海蜇、海藻、海带、蟹、海参、田螺、猪肉、猪髓、猪肾、猪蹄、猪血、猪心、鳆鱼、淡菜、火腿、熊掌、蛏肉、龟肉、白鸭肉、狗肉、鸽蛋。

3. 按归经归类

归心经的食物 芥菜、莲藕、藕节、辣椒、绿豆、赤小豆、陈仓米、瓠瓜、小麦、蘑菇、酒、荷叶、柿子、百合、桃仁、西瓜、甜瓜、龙眼肉、酸枣仁、莲子、猪皮、海参。

归肝经的食物 马齿苋、蕃茄、丝瓜、油菜、油菜子、荠菜、香椿、青蒿、木瓜、韭子、韭菜、酒、醋、枇杷、桃仁、山楂、杏仁、樱桃、乌梅、桑椹、荔枝、黑芝麻、杧果、无花果、李子、酸枣仁、海蜇、青鱼、鳗鲡鱼、鳝鱼、虾、淡菜、蛏肉、蚌肉、鳖肉、蟹、猫肉、紫河车、公英、槐花、香橼、佛手、蘑菇、荷叶、枸杞子。

归脾经的食物 生姜、香菜、马齿苋、莙达菜、大酱、苦菜、莲藕、藕节、茄子、蕃茄、豆腐、茭白、油菜子、香花菜、油菜、荠菜、大头菜、南瓜、芋头、木瓜、扁豆、豌豆、胡萝卜、冬瓜皮、豇豆、肉桂、辣椒、花椒、荞麦、白薯、大蒜、高粱、粳米、糯米、小米、陈仓米、大麦、小麦、黑大豆、薏仁、蚕豆、黄豆、苹果、枇杷、落花生、西瓜皮、荷叶、山楂、罗汉果、乌梅、荔枝、橘、杧果、栗子、大枣、无花果、龙眼肉、葡萄、酸枣仁、莲子、白砂糖、蜂蜜、藕节、火腿、猪肉、猪肝、猪血、猪肚、牛肉、鸡肉、鹅肉、羊肉、狗肉、猪心、海藻、泥鳅、鲢鱼、鲤鱼、鲫鱼、鳝鱼、香橼、陈皮、芡实、藕节。

归肺经的食物 生姜、葱、芥菜、香菜、淡豆豉、莙达菜、茭白、白萝卜、冬瓜子、洋葱、芥子、油菜子、香花菜、油菜、萝卜子、藕节、大蒜、青蒿、胡萝卜、芹菜、瓠瓜、冬瓜、冬瓜皮、花椒、蘑菇、蘑菇、紫菜、海藻、酒、茶叶、薏仁、糯米、蜂蜜、落花生、甘蔗、柿子、荸荠、杏仁、百合、梨、枇杷、白果、香蕉、椰子瓢、罗汉果、乌梅、橘、柚、葡萄、胡桃仁、百合、猪肺、猪皮、鹅肉、鸭蛋、燕窝、白鸭肉、羊乳、香橼、陈皮、薤白、榧子、鲢鱼。

归肾经的食物 大蒜、荠菜、香椿、豇豆、韭子、花椒、小茴香、韭菜、盐、大酱、蚕豆、小米、小麦、海蜇、海藻、鳗鲡鱼、海参、鲤鱼、鳝鱼、淡菜、虾、海马、黄鱼、火腿、猪肉、猪肾、猪肝、猪血、猪髓、猪耳、鹌鹑蛋、燕窝、熊掌、白鸭肉、羊乳、羊肉、狗肉、紫河车、鸽蛋、蛏肉、蚌肉、黑大豆、白薯、樱桃、石榴、芡实、桑椹、黑芝麻、薏仁、栗子、李子、葡萄、枸杞子、胡桃仁、肉桂、莲子、猪心。

归胃经的食物　生姜、葱、淡豆豉、苦瓜、苦菜、莲藕、茄子、蕹菜、蕃茄、白萝卜、丝瓜、竹笋、白菜、芹菜、黄瓜、胡椒、小茴香、韭菜、蘑菇、甜瓜、萝卜子、南瓜子、高粱、土豆、香蕈、菠菜、糯米、扁豆、豌豆、小米、陈仓米、绿豆、酱、盐、豆腐、荞麦、酒、醋、大麦、公英、木耳、甘蔗、柠檬、苹果、荸荠、梨、佛手、西瓜、西瓜皮、山楂、桃、樱桃、榛子、橘、柚、栗子、大枣、牛奶、鸡肉、猪肉、猪蹄、猪肝、猪血、猪肚、猪心、火腿、狗肉、牛肉、燕窝、熊掌、青鱼、鲭鱼、鲫鱼、田螺、黄鱼。

归膀胱经的食物　蕨菜、小茴香、刀豆、玉米、冬瓜、田螺、西瓜、肉桂。

归大肠经的食物　土豆、菠菜、苋菜、白菜、冬瓜、芥菜、马齿苋、苦瓜、苦菜、茄子、蕹菜、刀豆、豆腐、蕨菜、冬瓜子、薤白、竹笋、胡椒、菱角、南瓜子、蘑菇、榧子、荞麦、豆腐、槐花、木耳、盐、黄豆、玉米、乌梅、无花果、柿子、杏仁、桃仁、菱角、香蕉、桃、石榴、蜂蜜、鲫鱼、田螺、猫肠。

归小肠经的食物　盐、赤小豆、苋菜、瓠瓜、冬瓜、黄瓜、羊乳。

第二节　饮食的作用

饮食的作用是由它自身的"性"、"味"、"归经"、"升浮沉降"及"补泻"等特性决定的。它体现在以下几个方面。

一、　饮食的预防作用

身体早衰和疾病发生的根本原因就在于人体自身。人体正气旺盛，而又能避免邪气的侵袭，就会保持健康状态，反之则发生疾病。一切有利于维护正气、抗御邪气的措施都能预防疾病；一切损害正气、助长邪气的因素都能引起疾病，从而导致早衰和死亡。预防思想是中医理论体系中重要内容之一。

广义地说，所有关于饮食的保健措施都是以预防疾病、延年益寿为目的的。饮食对人体的滋养作用，本身就是一项重要的保健预防措施。合理安排的饮食可保证机体的营养，使五脏功能旺盛、气血充实，恰如《内经》所言："正气存内，邪不可干。"现代研究证明，人体如缺乏某些食物成分，就会导致疾病。如缺少蛋白质和碳水化合物就会引起肝功能障碍；缺乏某种维生素就会引起夜盲症、脚气病、口腔炎、坏血病、软骨症等；缺乏某些微量元素，如缺少钙质会引起佝偻病，缺乏磷质会引起神经衰弱，缺乏碘会引起甲状腺肿，缺乏铁质会引起贫血，缺少锌和钼则会引起身体发育不良等。而通过食物的全面配合，或有针对性的增加上述食物成分就会预防和治疗这些疾病。中医学早在1000多年以前，就有用动物肝脏预防夜盲症，用海带预防甲状腺肿大，用谷皮、麦麸预防脚气病，用水果和蔬菜预防坏血病等记载。

除了从整体观出发的饮食全面调理和有针对性的加强某些营养食物来预防疾病外，中医学还发挥某些食物的特异性作用，直接用于某些疾病的预防。如用葱白、生姜、豆豉、芫荽等可预防感冒；用甜菜汁或樱桃汁可预防麻疹；用鲜白萝卜、鲜橄榄煎服可预防白喉；用大蒜可预防癌症；用绿豆汤预防中暑；用荔枝可预防口腔炎、胃炎引起的口臭症状；用红萝卜粥可预防头晕等。

现代研究表明，中医所述的某些食物的预防保健作用确有科学道理。除了食物对人体整体的影响外，有的食物如大蒜能杀菌和抑制病毒，故可防治呼吸道感染和肠道传染病等。生山楂、红茶、燕麦品能够降低血脂,故可预防动脉硬化。近年来,人们还主张用玉米粉粥预防**心血管病**,用薏苡粥预防癌症等。

食物对疾病的预防作用,也越来越受到国际医学界的重视。科学家们已经发现有很多食物能够预防各种疾病。如发现苦瓜、芦笋、马齿苋等有防癌**抗癌**作用。另外,对于饮食习惯和饮食方法在疾病预防中的作用,也日益引起科学家们的关注。

二、饮食的滋养作用

《难经》中载:"人赖饮食以生,五谷之味,熏肤(滋养肌肤),充身,泽毛。"说明我国在两千多年以前,已十分重视饮食的营养作用。

饮食的滋养是人体赖以生存的基础。一个人一生中摄入的食物要超过自己体重的1000～1500倍,这些食物中的营养素(中医称为"水谷精微")几乎全部转化成人体的组织和能量,以满足生命运动的需要。

中医学认识饮食对人体的滋养作用是从整体观出发的。它认为各种不同的食品分别可以入某脏某经,从而滋养脏腑、经脉、气血,乃至四肢、骨骼、皮毛等。饮食进入人体,通过胃的吸收,脾的运化,然后输布全身,成为水谷精微,而滋养人体。这种后天的水谷精微和先天的真气结合,形成人体的正气,从而维护正常的生命活动和抗御邪气(致病因素)。此外还形成维持机体生命的基本物质"精"。"精"藏于五脏,是脏腑功能活动和思维、意识活动,即"神"的基础。"气、精、神"为人体之三宝,生命之所系。而它们都离不开饮食的滋养。所以,战国时期的名医扁鹊曾经说:"安身之本必资于饮食。不知食宜者,不足以存生。"

常用的食补方法,有以下几种,现分别介绍如下:

平补法　有两种意义,一种是应用不热不寒,性质平和的食物。多数的粮食、水果、蔬菜,部分禽、蛋、肉、乳类食物,如粳米、玉米、扁豆、白菜、鹌鹑、鹌鹑蛋、猪肉、牛奶等。一种是应用既能补气,又能补阴或既能补阳,又能补阴的食物。如山药、蜂蜜既补脾肺之气,又补脾肺之阴。枸杞子既补肾阴,又补肾阳等,这些食物适用于普通人保健。

清补法　是应用补而不滋腻碍胃,性质平和或偏寒凉的食物,有时也以泻实性食物祛除实证,如清胃热,通利二便,加强消化吸收,推陈而致新,以泻中求补。常用的清补食物有萝卜、冬瓜、西瓜、小米、苹果、梨、黄花菜等,以水果、蔬菜居多。

温补法　是应用温热性食物进行补益的方法。适用于阳虚或气阳亏损,如肢冷、畏寒、乏力、疲倦、小便清长而频或水肿等症患者,也常作为普通人的冬令进补食物。如核桃仁、大枣、龙眼肉、猪肝、狗肉、鸡肉、鲇鱼、鳝鱼、海虾等。

峻补法　是应用补益作用较强,显效较快的食物来达到急需补益的目的。此法的运用,应注意体质、季节、病情等条件,需做到既达到补益目的,而又无偏差。常用的峻补食物有羊肉,狗肉、鹿肉、鹿胎、鹿尾、鹿肾、甲鱼、熊掌、鳟鱼、黄花鱼、巴鱼等。

历代本草文献所载具有保健作用的食物归纳如下:

聪耳(指增强或改善听力)**类食物**　莲子、山药、荸荠、蒲菜、芥菜、蜂蜜。

明目(指增强或改善视力)**类食物**　山药、枸杞子、蒲菜、猪肝、羊肝、野鸭肉、青鱼、鲍鱼、螺蛳、蚌、蚬。

生发(指促进头发的生长)**类食物**　白芝麻、韭菜子、核桃仁。

润发(指润发、美发)**类食物**　鲍鱼。

乌须发(指头发早白早黄者得以恢复)**类食物**　黑芝麻、核桃仁、大麦。

长胡须（指不生胡须的男性）类食物　鳖肉。

美容颜（指润肌肤、助颜色等）类食物　枸杞子、樱桃、荔枝、黑芝麻、山药、松子、牛奶、荷蕊。

健齿（指使牙齿坚固、白洁）类食物　花椒、蒲菜、莴笋。

轻身（指消肥胖）类食物　菱角、大枣、榧子、龙眼、荷叶、燕麦、青粱米。

肥人（指改善瘦人体质，增加肥胖）类食物　小麦、粳米、酸枣、葡萄、藕、山药、黑芝麻、牛肉。

增智（指益智、健脑等）类食物　粳米、荞麦、核桃、葡萄、菠萝、荔枝、龙眼、大枣、百合、山药、茶、黑芝麻、黑木耳、乌贼鱼。

益志（指增强志气感）类食物　百合、山药。

安神（指使精神安静、利睡眠等）类食物　莲子、酸枣、百合、梅子、荔枝、龙眼、山药、鹌鹑、牡蛎肉、黄花鱼。

增神（指增强精神，减少疲倦）类食物　茶、荞麦、核桃。

增力（指健力，善走等）类食物　荞麦、大麦、桑椹、榛子。

强筋骨（指强健体质，包括筋骨、肌肉、以及体力）类食物　栗子、酸枣、黄鳝、食盐。

耐饥（指使人耐受饥饿，推迟进食时间）类食物　荞麦、松子、菱角、香菇、葡萄。

能食（指增强食欲、消化等能力）类食物　葱、姜、蒜、韭菜、芫荽、胡椒、辣椒、胡萝卜、白萝卜。

壮肾阳（指调整性机能，使阳痿、早泄等复常）类食物　核桃仁、栗子、刀豆、菠萝、樱桃、韭菜、花椒、狗肉、狗鞭、羊肉、羊油脂、雀肉、鹿肉、鹿鞭、燕窝、海虾、海参、鳗鱼、蚕蛹。

种子（指增强助孕能力，也称续嗣，包括安胎作用）类食物　柠檬、葡萄、黑雌鸡、雀肉、雀脑、鸡蛋、鹿骨、鲤鱼、鲈鱼、海参。

三、食物的延缓衰老作用

中医理论认为，生、长、壮、老、死，是人类生命的自然规律。生命的最终衰亡是不可避免的。但是，如注重养生保健，及时消除病因，使机体功能协调，而使衰老延缓，所谓"延年益寿"还是可能的。

中医在应用饮食调理进行抗衰防老方面，除因时、因地、因人、因病之不同，做到辨证用膳，虚则补之，实则泻之外，还常注意对肺、脾、肾三脏的调理。因为这三脏在生命过程中，特别在机体与自然界的物质交换、新陈代谢过程中，起着极为重要的作用。早在两千年前古人就认识到，肺"司呼吸"、"天气通于肺"，脾为"水谷之海"、"气血生化之源"，肾为机体的"先天之本"，因为"肾藏精"，"受五脏六腑之精而藏之"。临床实际表明，肺、脾、肾三脏的实质性亏损，以及其功能的衰退，常导致若干老年性疾患，如肺虚或肺肾两虚所致的咳喘，脾肺两虚的痰饮喘咳，脾虚或脾肺双虚的气短、倦怠、消化不良，营养障碍，和肾虚腰酸腿疼，小便失常，水肿，低热，消瘦，以及健忘、牙齿松动、须发早白或脱落等未老先衰的征象。

另外，从中医养生抗衰防老所确立的治则治法来看，也多以补益肺、脾、肾方面入手，对历代保健医疗食谱中所含食物成分进行统计，发现其功效也以调补肺、脾、肾三方面为多。食补、食疗方中以抗衰老为主要功效，出现率较高。基本归肺脾肾三经方面的食物有以下几种：

扁豆、豌豆、薏苡米、蚕豆、粳米、糯米、小米、稻米、大麦、黑大豆、荞麦、黄豆、小麦、核桃、大枣、栗子、龙眼、荔枝、莲子、山药、藕、芡实、桑椹、山楂、乌梅、落花生、百合、白果、杏仁、荸荠、橘、梨、罗汉果、橄榄、黑芝麻、枸杞子、生姜、芫荽、萝卜、芋头、冬瓜、大蒜、西瓜、苹果、荷叶、枣仁、白砂糖、蜂蜜、橘皮、蘑菇、银耳、木耳、紫苏叶、茶叶、苜荚菜、苜蓿、香椿、茼蒿、木瓜、韭菜子、南瓜、紫菜、海带、海藻、淡菜、海参、猪肤、牛乳、鹌鹑蛋、猪肝、牛肉、鹿肉、鹿胎、鹿鞭、鸡肉、鸭肉、鲤鱼、鲫鱼、鳝鱼；蛏肉、牡蛎肉等。

四、饮食的治疗作用

食物与药物都有治疗疾病的作用。但食物每人每天都要吃，较药物与人们的关系更为密切，所以历代医家都主张"药疗"不如"食疗"。古代医者如此想，也是如此做的。在治疗过程中，确实先以食疗，后以药疗。只有食疗不能取效时，才以药疗。古时人们称道能用食物治病的医生为"上工"。如宋代《太平圣惠方》中有这样一段记载："夫食能排邪而安脏腑，清神爽志以资气血，若能用食平疴，适情遣疾者，可谓上工矣。"

饮食治疗作用有三个方面：

补——补益脏腑　人体各种组织、器官和整体的机能低下是导致疾病的重要原因。中医学把这种病理状态称为"正气虚"，其所引起的病证称为"虚证"。根据虚证所反映的症状和病机的不同，还可分为肝虚、心虚、脾虚、肺虚、肾虚、以及气虚、血虚等等。主要表现如心悸气短，全身乏力，食欲不振，食入不化，咳嗽虚喘，腰膝痠软等。

中医主张体质虚弱或慢性虚证患者可用血肉有情之品来滋补。如鸡汤可用于虚劳，当归羊肉汤可用于产后血虚，牛乳饮用于病愈后调理，胎盘粉用于补肾强身，猪骨髓用于补脑益智，动物脏器用于滋补相应的脏腑等。

米面果菜等也有改善人体机能，补益脏腑气血的作用，如粳米可补脾，和胃，清肺；荔枝甘温能益血，益人颜色，身体虚弱、病后津伤都可用它们来滋养调摄；花生能健脾和胃，滋养调气，营养不良、乳汁缺乏皆可用以补虚益气；黑芝麻有补血、生津、润肠、乌发的作用；银耳有益气生津等作用，可用于肺脾两虚、津亏阴虚体弱之人等。

泻——泻实祛邪　外部致病因素侵袭人体，或内部功能的紊乱和亢进，皆可使人发生疾病。如果病邪较盛，中医称为"邪气实"，其证候则称为"实证"。如果同时又有正气虚弱的表现，则是"虚实错杂"。此时既要针对病情进行全面的调理，又要直接去除病因，即所谓"祛邪安脏"。如大蒜治痢疾，山楂消食积，鳗鱼治肺痨，薏米祛湿，藕汁治咳血，赤豆治水肿，猪胰治消渴，蜂蜜润燥等。

有些食物有多方面的治疗作用，如鸡蛋除营养作用外，还有调节脏腑功能、清解热毒等作用。李时珍说："鸡子黄补阴血，解热毒，治下痢甚验。"

调——调整阴阳　人体的生理机能只有在和谐协调的情况下，才能得以维持，从而处于健康状态，免受病邪的侵袭。生活中，饮食得当则可起到维持阴阳调和的作用。另外，对因为阴阳失调所导致的疾病状态，利用饮食的性味也可进行调节。根据阴阳失调的不同情况，可有扶阳抑阴、育阴潜阳、阴阳双补等很多方法。如阳虚的人可用温补，选牛肉、羊肉、狗肉、干姜等甘温、辛热类食品补助阳气；而阴虚的人当用清补，选百合、淡菜、甲鱼、海参、银耳等甘凉、咸寒类食品养阴生津。

在日常生活中，偏热的体质或热性疾病，可选用性质属寒的食品。瓜果、蔬菜中性寒者偏多，如梨汁、藕汁、橘汁等，可用于清热、止渴、生津；西瓜、茶水等，可清热、利尿；萝卜、甘草可治外感喉痛；芫荽、荆芥能清热、解毒；赤小豆、白扁豆可清热除湿等。

偏寒的体质或寒性疾病，可选用性质属热的食品。调味品中性热者偏多，如胡荽面、姜糖汤可温中发汗；辣椒、生姜能通阳健胃；胡椒、茴香可治胃寒痛；小茴香和石榴皮煎服可用于治疗痢疾；葱白合生姜煎服可用于治疗风寒外感；大茴香炒焦研末，红糖调合，黄酒冲服可用于治疗疝气疼痛等。

历代本草文献所载具有治疗作用的食物归纳如下：

散风寒类(用于风寒感冒病症)食物　生姜、葱、芥菜、芫荽。

散风热类(用于风热感冒病症)食物　茶叶、豆豉、杨桃。

清热泻火类(用于内火病态)食物　茭白、蕨菜、苦菜、苦瓜、松花蛋、百合、西瓜。

清热生津类(用于燥热伤津病症)食物　甘蔗、番茄、柑、柠檬、苹果、甜瓜、甜橙、荸荠。

清热燥湿类(用于湿热病症)食物　香椿、荞麦。

清热凉血类(用于血热病症)食物　藕、茄子、黑木耳、蕹菜、向日葵子、食盐、芹菜、丝瓜。

清热解毒类(用于热毒病症)食物　绿豆、赤小豆、豌豆、苦瓜、马齿苋、蓟菜、南瓜、莙达菜、酱。

清热利咽类(用于内热咽喉肿痛病症)食物　橄榄、罗汉果、荸荠、鸡蛋白。

清热解暑类(用于暑热病症)食物　西瓜、绿豆、赤小豆、绿茶、椰汁。

清化热痰类(用于热痰病症)食物　白萝卜、冬瓜子、荸荠、紫菜、海蜇、海藻、海带、鹿角菜。

温化寒痰类(用于寒痰病症)食物　洋葱、杏子、芥子、生姜、佛手、香橼、桂花、橘皮。

止咳平喘类(用于咳嗽喘息病症)食物　百合、梨、枇杷、落花生、杏仁、白果、乌梅、小白菜。

健脾和胃类(用于脾胃不和病症)食物　南瓜、包心菜、芋头、猪肚、牛奶、枇果、柚、木瓜、栗子、大枣、粳米、糯米、扁豆、玉米、无花果、胡萝卜、山药、白鸭肉、醋、芫荽。

健脾化湿类(用于湿阻脾胃病症)食物　薏苡仁、蚕豆、香椿、大头菜。

驱虫类(用于虫积病症)食物　榧子、大蒜、南瓜子、椰子肉、石榴、醋、榛子、乌梅。

消导类(用于食积病症)食物　萝卜、山楂、茶叶、神曲、麦芽、鸡内金、薄荷叶。

温里类(用于里寒病症)食物　辣椒、胡椒、花椒、八角茴香、小茴香、丁香、干姜、蒜、葱、韭菜、刀豆、桂花、羊肉、鸡肉。

祛风湿类(用于风湿病症)食物　樱桃、木瓜、五加皮、薏苡仁、鹌鹑、黄鳝、鸡血。

利尿类(用于小便不利、水肿病症)食物　玉米、赤小豆、黑豆、西瓜、冬瓜、葫芦、白菜、白鸭肉、鲤鱼、鲫鱼。

通便类(用于便秘病症)食物　菠菜、竹笋、番茄、香蕉、蜂蜜。

安神类(用于神经衰弱、失眠病症)食物　莲子、百合、龙眼肉、酸枣仁、小麦、秫米、蘑菇、猪心、石首鱼。

行气类(用于气滞病症)食物　香橼、橙子、柑皮、佛手、柑、荞麦、高粱米、刀豆、菠菜、白萝卜、韭菜、茴香菜、大蒜、火腿。

活血类(用于血瘀病症)食物　桃仁、油菜、慈菇、茄子、山楂、酒、醋、蚯蚓、蚶肉。

止血类(用于出血病症)食物　黄花菜、栗子、茄子、黑木耳、刺菜、乌梅、香蕉、莴苣、枇杷、藕节、槐花、猪肠。

收涩类(用于滑脱不固病症)食物　石榴、乌梅、芡实、高粱、林檎、莲子、黄鱼、鲶鱼。

平肝类(用于肝阳上亢病症)食物　芹菜、番茄、绿茶。

补气类(用于气虚病症)食物　粳米、糯米、小米、黄米、大麦、山药、莜麦、籼米、马铃薯、大枣、胡萝卜、香菇、豆腐、鸡肉、鹅肉、鹌鹑、牛肉、兔肉、狗肉、青鱼、鲢鱼。

补血类(用于血虚病症)食物　桑椹、荔枝、松子、黑木耳、菠菜、胡萝卜、猪肉、羊肉、牛肝、羊肝、甲鱼、海参、平鱼。

助阳类(用于阳虚病症)食物　枸杞菜、枸杞子、核桃仁、豇豆、韭菜、丁香、刀豆、羊乳、羊肉、狗肉、鹿肉、鸽蛋、雀肉、鳝鱼、海虾、淡菜。

滋阴类(用于阴虚病症)食物　银耳、黑木耳、大白菜、梨、葡萄、桑椹、牛奶、鸡蛋黄、甲鱼、乌贼鱼、猪皮。

第四章 饮食的应用

第一节 食物、传统食品和中医保健医疗食品的概念与分类

一、食物的概念与分类

食物系指供人食用的天然物质。它具有提供人体必需的营养素和生理与心理方面的要求,如饱腹感和色、香、味、形的食欲享受感等。食物,一般不具备剂型、剂量、用量和用法方面的限制。如粮食、水果、蔬菜等。

中医对食物的分类法,古代多与药物混合在一起,多按其自然属性而分。后世,食物专著出现后仍采用此法直至今日。

先秦时期食物已有谷、肉、果、菜……的分类法。如《素问·五常政大论》载"谷肉果菜,食养尽之"。晋代《南方草木状》一书将80种植物分为"草、木、果"三大类。梁代《神农本草经集注》把730种食物与药物分为玉石、草木、虫兽、果、菜、米食、有名未用7类。明代《本草纲目》对1892种药物、食物和天然营养品等分为水、火、土、金石、草、谷、菜、果、木、服器、虫、鳞、介、禽、兽、人16部。清代,饮食专著《随息居饮食谱》把330种食物分为水饮、谷食、调和、蔬食、果食、毛羽、鳞介7类。到现代,国家规定《食物成分表》(中国科学院卫生研究所编1985年版)把446种食物分为20类,计:谷类及其制品、干豆类及其制品、鲜豆类、根茎类、嫩茎、叶、苔、花类、瓜类、茄果类、咸菜类、菌藻类、鲜果及干果类、硬果类、畜肉类及其制品、乳类和乳制品、代乳品及其婴儿食品、禽肉类、蛋类和蛋制品及骨粉、鱼类、软体动物类、虾蟹类及其他、调味品及其他。

二、传统食品的概念与分类

食品,系指由食物加工而成的,便于食用的成品。其所具备的条件与食物相同。如饮料、粮食加工品、菜肴等。

中国地域广大,各地区物产、风土习俗各异,因此所吃的食品和传统加工食品,不但品类众多,而且各具特色。传统加工食品中有各种谷类加工的主食品,如各种面条、粉条、糕饼、包子、馒头、面包等等,也有可作副食品的各种腌制菜、肉、鱼、腊肠、火腿、乳腐、酱、豆豉等,以及可以保存较久的许多熏制品如熏肉、熏禽、熏鱼等,还有可供作消闲食品的各种炒货如瓜子、豆类、花生与各种糖食、蜜饯等,许多饮料如酒、露也在内。各种传统加工食品不但因历史悠久,风味独特,且不少品种色味俱佳,有较高的营养价值和食养与食治作用。

传统食品分类,目前尚无统一标准。商业部门按饮食的生产与供销情况,大体分为:茶、饮料、露酒、糖果、糕点、小食品(蜜饯、糖渍、盐渍品)、肉食品、面食品、米食品、豆制品、果品(干鲜加工品)、调味品等。

三、中医保健医疗食品的概念与分类

传统保健医疗食品,系指按传统食品风味加工制做的具有一定保健医疗作用的食物加

工品。俗称:"药膳"、"寿膳"、"御膳"等。其分类按食型和应用习惯大体可分为饮料、主食品和副食品三大类。

1. **保健医疗饮料** 古代常用的饮料有汤、饮、酒、浆、乳、茶、露、汁等。如元代葛可久的《十药神书》中的"大枣人参汤"用人参和大枣隔水炖服。《千金翼方》中的"耆婆汤"用酥、生姜、薤白、酒、白蜜、油、椒、胡麻仁、橙叶、豉、糖共煮沸,冷却后装入瓷器中密封以备饮服。酒剂是将药或有药效的食物经浸泡过滤后制成。《寿亲养老新书》中的桂心酒,用清酒加温,后下桂末加以调制,可频频服用。清代费伯雄的《食鉴本草》中所载的"猪肾酒"以童便二盏,加酒一盏,猪肾一副,用瓦瓶泥封,日晚时慢火养熟,至五更初,火温开瓶食腰子、饮酒,可治肾虚腰痛。乳品则常用人乳、牛、羊、马等乳以及酥酪醍醐等乳类制品。茶类用以作食治的如《饮膳正要》中的枸杞茶、玉磨茶、金字茶、紫笋雀舌茶、川茶、藤茶、西番茶、燕尾茶等多种,多为单独的茶叶或与某些药物混合所制成,可用于某些食治食养的目的。近代所制的"减肥茶"、"降压茶"等都属传统药茶的发展。露的制法为:凡谷菜果瓜草木花叶诸品具有水性之物(即含有水分之意),皆取其新鲜及时,依法入甑,蒸馏得水,名之为露。《随息居饮食谱》中谓:"诸露生津解热,诚为妙品。"如目前常用的金银花露、地骨皮露等属之。汁是新鲜水果或甘蔗、芦根等所榨的汁,如"五汁饮"中之甘蔗、雅梨、鲜芦根、生荸荠、生藕等的汁即是。

2. **保健医疗主食品** 此类食品的种类较多,散见于中医或食事典籍之中。如《饮膳正要》一书中的"聚珍异馔"中所载的就是粉、面、馒头、包子、馄饨、棋子、饼、盏蒸、围象、水晶角儿、酥皮奄子等等不同名称的食治点心。常用的有以下几种:

(1) 饼类:有索饼、煎饼、药烧饼、䭔饼等品种。索饼原意指素饼,后引伸为普通的面饼。《圣济总录》中的羊肉索饼方以羊肉面粉等为原料制成,可治脾胃气弱。煎饼是以少量的油煎成的饼。宋《山家清供》一书中所述"寒具"系由蜜面油煎而成,即属此类。药烧饼是一种圆形的馅饼,如《太平圣惠方》中的"药烧饼"用羊肉加苁蓉、附子等药物,以白面制成馅饼等属之。䭔饼由白面、小油、小椒、茴香等做成饼,入笼内蒸熟而成。

(2) 糕类:多用米粉制成,如治小儿伤食脾胃虚弱的"八仙糕",即由人参、茯苓等药物加白糖、糯米粉等蒸煮而成。《山家清供》中的蓬糕、大耐糕、广寒糕等属之。

(3) 馎饦:为面粉制成的汤饼或长寿面类食物。《圣济总录》中的薄荷馎饦,可治反胃呕吐。

(4) 䭔䭈:是以药及动物内脏(如肝)为馅,包以面粉,煨熟而成。如《圣济总录》中猪肝䭔䭈可治虚劳气痢。

(5) 馄饨:也甚常用,如《圣济总录》中的胡椒馄饨可治气痢。《饮膳正要》中的鸡头粉馄饨可补中益气。

(6) 馒头、包子类:如《饮膳正要》中的仓馒头、茄子馒头、鹿脂肪馒头、天花包子等属之。

(7) 棋子:也是一种面食,为面、菜、肉类、药等混和制成。面粉混和后搓切成棋子大小块状,与他物同下汤中煮熟服食。如《饮膳正要》中的"水龙棋子"就是用羊肉、白面、鸡子、山药、胡萝卜、瓜齑等制成的。

(8) 粉类:常用米粉、豆粉或鸡头粉加入肉菜类及药物制成粉条状,和汤或作料拌食。如《饮膳正要》中的"糯米粉扨粉"、"鸡头粉扨粉"等属之。

(9) 面类:如《饮膳正要》中的春盘面、皂羹面、山药面以及《山家清供》中的百合面、菜菔面等皆属之。

(10) 粥类：是最为多用的一种食疗食品。清代黄云鹄有《粥谱》一书，专记治病防疾的各种药粥。

(11) 饭类：一般是药与饭同煮，如《圣济总录》中的葛根饭方，可治中风狂邪惊走。《山家清供》中的青精饭、玉井饭、蟠桃饭等皆属之。

(12) 其他：不少果脯、蜜饯、糖食品也可作食治之用。如《山家清供》中的蜜渍梅花、梅花脯、石榴粉等灌藕，是将糯米加药末灌入藕孔中封没蒸熟食用的一种食疗食品。还有在宋《养老奉亲书》中有"煨梨方"，是把梨打孔并填入川椒，再以面粉裹之，放在炉灰中煨熟后服食。

3. 保健医疗副食品 基本包括具有保健医疗功效的菜肴类食品。从其调制加工的方法来看，则有炙、蒸、煎、烩、炒、烧、煮、炸、炖、爆、熬、溜、渍、腌等多种。从其形式来看又有汤、羹、脍、灌、肠、鸡、鸭、鱼、肉等经过加入药物或其他食品作料烹调的肴馔等等。如宋代《太平圣惠方》中的"猪肚炙方"，用洗净的猪肚以火熏烤后切成角状，再与炮附子、酒、葱、椒、盐、酱拌和煮熟服之。清代的《本草述钩元》一书中的葱白冬瓜炆鲤鱼，以葱六根，冬瓜一斤、鲤鱼一斤重一条，洗净去肠留鳞，同炆熟，加油盐调味，佐餐食之。这些特殊菜肴都具有不同的食治作用，因此它们是一种食疗菜肴，祖国医学文献中，这类食疗菜肴的记载非常丰富，且其治疗作用也是很明显的。

近年来在国内外流行的滋补药膳，也多源于传统保健医疗食品，以菜肴为主体。这类食品是以滋补药为主，或其它特定药物作为原料，按照一定的组方，经过精心炮制加工，再与特定的食物配合烹调而成。它是取药物之性，用食物之味，食借药力，药助食威，相辅相成，相得益彰的一种食疗方法。药膳建立在中医的理论基础上，符合中医的阴阳五行，辨证施治学说。我国中药资源甚为丰富，是提供作药膳的良好条件。在目前常用的五千种中草药药材中，可供作药膳食品就有五百种左右，如冬虫夏草、天麻、人参、贝母、黄芪、山药、茯苓、当归、白术、首乌、熊掌、燕窝等。药膳有四季五补之分。如春天万物生发向上，适宜升补，可食用首乌肝片、人参米肚、乌发汤等药膳制品。夏天炎热，人喜凉快，适宜清补，可服用解暑益气汤、当归墨鱼、二仁全鸡、荷叶风脯等药膳制品。秋天气候凉爽，适宜平补，可食用雪花鸡、参麦团鱼、贝母雪梨等药膳制品。冬天气候寒冷，适宜滋补，以服鹿肾长龟汤、龙马童子鸡、返本牛肉汤、乾坤蒸狗、双鞭壮阳汤等药膳为宜。如四季通补的则有豆蔻馒头、茯苓包子，人参汤元、银耳羹、十全大补汤等。此外许多药粥、羹剂等也属药膳范畴之内。

第二节 食物的配伍应用

在生活和临床中单独应用一种食物来保持营养或进补或治疗的情况是很少的。人们为了增强食物的效用和可食性，常常把不同的食物搭配起来应用。另外，在中医疗效食品中，还存在着食物与天然营养品，食物与药物等配伍的情况。这种搭配关系，称为食物的配伍，或食药配伍。根据食药同理、同用的原理，食物的配伍，或食药配伍，基本依照药物配伍的"七情"理论。

食物的配伍，基本分为协同与拮抗两个方面。食物的协同配伍方面包括"相须"和"相使"，拮抗方面包括"相畏"、"相杀"、"相恶"和"相反"。

相须配伍 同类食物相互配伍使用,起到相互加强的功效。如百合炖秋梨,百合与梨共奏清肺热、养肺阴之功效。雪羹汤中的荸荠与海蜇共奏清热化痰之功效等。

相使配伍 一类食物为主,另一类食物为辅,使主要食物功效得以加强。如五加皮酒,辛散活血的酒,加强了祛风湿五加皮的功效。如姜糖饮,温中和胃的红糖,增强了温中散寒生姜的功效。

相畏配伍 一种食物的不良作用能被另一种食物减轻或消除。如扁豆中植物血凝素的不良作用能被蒜减轻或消除。某些鱼类的不良作用,如引起腹泻、皮疹等,能被生姜减轻或消除。

相杀配伍 一种食物能减轻或消除另一种食物的不良作用,如上例。实际上,相畏和相杀是同一配伍关系从不同角度的两种说法。

相恶配伍 一种食物能减弱另一种食物的功效。如萝卜能减弱补气类食物(如鹌鹑、燕窝、山药、山鸡等)的功效。

相反配伍 两种食物合用,可能产生不良作用,形成了食物的配伍禁忌。据前人的经验,食物的配伍禁忌比药物的配伍禁忌(十八反、十九畏)还多。如柿子忌茶、白薯忌鸡蛋、葱忌蜂蜜等。但对食物禁忌的经验,目前尚缺少科学实验的结论,有待今后加以重视和研究。

依据配伍"七情"精神,在保健食品配制上前人也作了不少发展。举例如下：

升降并举：升浮性质食物和沉降性质食物并用。以防止升降过偏之弊。如葱豉汤中加食盐,以防止葱、豉过于辛温发散之性。

散收同用：补益类食物常调以发散性食物,以防止滋腻之性。如芫爆里脊中的芫菜,可防止猪肉滋腻碍胃之性。

寒热并调：即寒凉性质食物和温热性质食物并用,以防止寒、热过偏之弊。如炒苦瓜佐以少量辛热的辣椒,可防止苦瓜苦寒过偏之性。

攻补兼施：即泻实祛邪性食物和补虚扶正性质食物并用,以**防止攻邪而伤正之偏**。如薏苡粥中添加红枣,即可防止薏苡仁清热利湿过偏之性。

其他尚有表里兼顾、动静相调等配伍方法,也都是"七情"配伍的发展应用。

第三节 饮食应用禁忌

祖国医学是很重视饮食宜忌的,对临床也确有实际意义。有关饮食宜忌的最早根据为《素问·宣明五气篇第二十三》,载"五味所禁"以及《素问·五藏生成篇》所载的,"五味之所伤"等。后世医家在实践中不断加以发展总结,形成了一套为大家所遵循的理论和学说。汉代《金匮要略·禽兽鱼虫禁忌并治第二十四》中说:"所食之味,有与病相宜,有与身为害,若得宜则补体,害则成疾。"故用相宜食味治病养病,谓之食养或食疗。而不相宜食品则禁之。谓之食禁或食忌,俗称"禁口"或叫"忌口"。元代《饮食须知》更强调:"饮食藉以养生,而不知物性有相宜相忌,纵然杂进,轻则五内不和,重则立兴祸患。"祖国医学根据几千年来的实践,在治病防病中提出不同的饮食宜忌,其总的原则是以食物的四气五味,来调整人体的阴阳偏胜,以达到治疗疾病和保护健康的目的。

祖国医学也早已注意到过分强调忌口,可能引起营养不良,因此主张忌口要根据具体的情况来定。如金代医家张从正已认识到过分忌口的不对,在其所著《儒门事亲》一书中曾记载一例久泻患者,给服羊肝而愈,他认为病人的高度消瘦与病情迁延难愈是"忌口太过之罪也"。明代医家陈实功说:"饮食何须戒口,冷硬腻物休餐。"清代叶桂也说过:"食入自适者,即胃喜为补。"都是主张灵活掌握饮食宜忌的实例。

中医所指的饮食宜忌包括广义和狭义两种概念。广义的饮食宜忌概念涉及到食物与体质、地域、季节、年龄、病情,以及饮食调配、用法、用量等方面。而狭义的饮食宜忌概念仅包涵饮食与病情方面的禁忌。

一、患病期间饮食禁忌

病症的饮食宜忌是根据病症的寒热虚实、阴阳偏胜,结合食物的五味、四气、升降浮沉及归经等特性来加以确定的。早在秦汉时代就有《神农黄帝食禁》、《神农食忌》、《老子禁食经》等著作的出现,但原著佚失,内容不详。

《内经》曾对各种不同疾病的饮食禁忌进行了阐述,如除禁忌饮食五味过偏等外,《素问·热论篇第三十》还具体地指出:"病热少愈,食肉则复,多食则遗(腹泻),此其禁也。"汉代的《五十二病方》及《武威医简》都有服药饮食宜忌的记载。唐代孙思邈《千金要方》第一中即指出:"凡诸恶疮差后,皆百日慎口,不尔,即疮发也。"

中医学对病人的饮食禁忌方面积累了很多经验,并有系统的理论指导。根据中医文献记载,古代医家把患病期间所忌食的食物高度概括为以下几大类:

(1) 生冷:冷饮、冷食、大量的生蔬菜和水果等。为脾胃虚寒腹泻患者所忌。

(2) 粘滑:糯米、大麦、小麦等所制的米面食品等。为脾虚纳呆,或外感初起患者所忌。

(3) 油腻:荤油、肥肉、油煎炸食品、乳制品(奶、酥、酪)等,为脾湿或痰湿患者所忌。

(4) 腥膻:海鱼、无鳞鱼(平鱼、巴鱼、带鱼、比目鱼等)、虾、蟹、海味(干贝、淡菜、鲍鱼干等)、羊肉、狗肉、鹿肉等。为风热证、痰热证、斑疹疮疡患者所忌。

(5) 辛辣:葱、姜、蒜、辣椒、花椒、韭菜、酒、烟等,为内热证患者所忌。

(6) 发物:指能引起旧疾复发,新病增重的食物。除上述腥、膻、辛辣等食物外,尚有一些特殊的食物,如荞麦、豆芽、苜蓿、鹅肉、鸡头、鸭头、猪头、驴头肉等。为哮喘、动风、皮肤等病患者所忌。

另外,个别疾患,如麻疹初起可适量食用发物,如豆芽、芫荽等,以利透发等,均属例外情况。

临床上常见的寒、热、虚、实的饮食宜忌如下:

寒证:宜忌的原则为益气温中、散寒健脾。宜食温性热性饮食物,忌用寒凉、生冷食物。

热证:宜忌的原则为清热、生津、养阴。宜食寒凉平性食物,忌食温燥伤阴食物。

虚证:阳虚者宜温补,忌用寒凉,阴虚者宜滋补,清淡,忌用温热,一般虚证病人忌吃耗气损津、腻滞难化的食物。阳虚病人不宜过食生冷瓜果、冷性及性偏寒凉的菜肴食物。阴虚病人则不宜吃一切辛辣刺激性食物,如酒、葱、大蒜、辣椒、生姜之类。由于虚证患者多数有脾胃功能的减退,难于消化吸收,因此也不宜吃肥腻、油煎、质粗坚硬的食物,食物应采用清淡而富于营养的为宜。

实证:是指病实邪实而言,如热证、寒证中都有实证,在虚证中也有正虚邪实的。**饮食宜**

忌也要根据辨证情况标本兼治或者急则治其标,缓则治其本,抓住主要矛盾才能配合药治而获良效。常见实证如水肿忌盐、消渴忌糖,是最具针对性的食治措施。

二、服药饮食禁忌

清代章杏云所著《调疾饮食辩》一书"发凡"中云:"病人饮食,藉以滋养胃气,宣行药力,故饮食得宜足为药饵之助,失宜则反与药饵为仇。"这一认识是颇为正确的。病人服中药时有些食物对所服之药有不良的影响,则应忌服,也有某些食物可以增进药物作用的发挥。《伤寒》、《金匮要略》中指出服药时忌生冷、粘腻、肉、面、五辛、酒、酪、臭物等。服药期间对某些食物的禁忌,前人称为服药禁忌,也就是通常所说的忌口。在古代文献上有甘草、黄连、桔梗、乌梅忌猪肉;薄荷忌鳖肉;茯苓忌醋;鳖鱼忌苋菜;鸡肉忌黄鳝;蜜忌葱;天门冬忌鲤鱼;白术忌大蒜、桃、李;人参忌萝卜;土茯苓忌茶等。

但对饮食宜忌不能绝对化,要具体病情具体分析,如水肿忌盐,中医列为五不治之一,但有时也由此引起钠减体倦而虚损,即长期忌盐引起的低钠血症。进一步正气不足而病情难以好转,故水肿不重的病人不宜绝对忌盐。小儿麻疹忌食过度,可致营养不良。还要注意个体差异,如有些患者罹皮肤病,因某种饮食而发作或加重,即应禁忌。饮食经调制或配制后是可以改变其性质而改变其宜忌的。

三、孕期和产后饮食禁忌

孕期和产后,母体处于特殊生理阶段,饮食调养有着重要意义。妊娠期,母体脏腑经络之血注于冲任经脉,以养胎元。此期母体多表现阴虚阳亢状态,因此应避免食用辛辣、腥膻之品,以免耗伤阴血而影响胎元,可进食甘平、甘凉补益之品。对妊娠恶阻孕妇应避免进食油腻之品,可食用健脾、和胃、理气之类食物。妊娠后期,由于胎儿逐渐长大,影响母体气机升降,易产生气滞现象,故应少食胀气和涩肠类食物如荞麦、高粱、番薯、芋头等。

中医学认为,"产后必虚"。产妇多表现阴血亏虚,或瘀血内停等症象。另一方面产妇还要以乳汁喂养婴儿。因此,产后的饮食原则应以平补阴阳气血,尤以滋阴养血为主,可进食甘平、甘凉类粮食、畜肉、禽肉和蛋乳类食品,慎食或忌食辛燥伤阴,发物、寒性生冷食物。正如《饮食正要》所说:"母勿太寒乳之,母勿太热乳之,……乳母忌食寒凉发病之物。"《保婴家秘》云:"乳子之母当节饮食,慎七情,调六气,养太和。益母强则子强,母病则子病,故保婴者必先保母,一切酒、面、肥甘、热物、瓜果、生冷寒物皆当禁之。"总之,古人对孕乳期的饮食是甚为重视并严格要求的。

中篇 常用食物

第五章 饮水类

  天地间,未有万物先有水,水为万物之源。人体的组织细胞中,含有大量水分,离开了水,人是无法生存的。水为气所生,气又为水所生。气聚而为云雨霜露,行于地,则为江河湖海。

  由于水的种类不同,水的性味也各异,功用各有所别。按《本草纲目》的分类,水可分为天水、地水两类。天水有露水、雪水、雨水等,地水有井水、泉水、江河水等。

冰 (《本草纲目拾遗》)

【基原】 为水凝成的无色透明的固体。
【异名】 凌、夏冰。
【性味归经】 甘,大寒。
【功效】 去热消暑,解渴除烦。
【应用】
1. 高热:用冰水灌肠。(《中国食疗学》)
2. 酒后烦渴:以冰一块置于膻中。(《本草纲目》)
3. 暑热:适量食冰块。
【使用注意】 不可过食,以免伤脾胃。
【按语】 我国古代将冰冬月藏于窖,至盛夏炎热时取出,作为退热、消暑之品饮用。现代冰的应用更为广泛,用冰制成各种冷饮食品,如冰棒、雪糕、冰淇淋等,供人们防暑降温食用。

雪 (《嘉祐本草》)

【基原】 为冬季及寒带天空落下的白色冰的结晶体。
【异名】 腊雪。
【性味归经】 甘,冷。
【功效】 清热解毒,解酒止渴。
【应用】
1. 发热口渴:以雪水煎茶煮粥。(《本草纲目》)
2. 天行时气温疫,小儿热痫狂啼:以雪水小温服之。(《本草纲目》)

3．酒后暴热、黄疸：雪水小温服之。(《本草拾遗》)

【按语】 雪水甘冷无毒，李时珍说"腊前三雪，大宜菜麦，又杀虫蝗"。因此古人往往收集腊雪密封阴处使用。而春雪认为"有虫"而易败，所以不收集。

井　　水 (《嘉祐本草》)

【基原】 为井中之水。

【异名】 井泉水、井华水。

【性味归经】 甘，平。

【功效】 清热解毒，利水。

【应用】

1．小便赤热，赤涩不畅：常饮井水。(《本草纲目》)

2．烧酒醉死：急以新汲井华水，细细灌之，至苏乃已。(《濒湖集简方》)

【按语】 井水因甘平无毒，古人常用于止血。如金疮出血、犬咬出血、衄血不止，均以井水洗之。此外，反胃、热痢、热淋等也用井水治疗或以井水煎药服用。

【参考文献】 《本草纲目》："井水新汲，疗病利人，平旦第一汲，为井华水，其功极广，又与诸水不同，主治酒后热痢，洗目中肤翳……宜煎补阴之药，宜煎一切痰火气血药。"

泉　　水 (《本草纲目拾遗》)

【基原】 为山岩土石间所流出之水。

【异名】 山岩泉水。

【性味归经】 甘，平。

【功效】 和胃止呕。

【应用】 霍乱烦闷，呕吐腹空，转筋恐入腹：宜多服泉水。(《本草纲目》)

【使用注意】 身冷力弱者不宜服。

【按语】 泉水因地区不同，所含成分也不同。研究表明，我国许多地方泉水中含有许多人体所需的微量元素。常饮这样优质矿泉水，对人体健康有益。

【参考文献】 《本草纲目》："其泉源远清冷或山有玉石美草木者为良，其山有黑土毒石恶草者不可用。"

第六章 粮 食 类

粮食是谷物的泛称,即稻、麦、高粱、玉米等,多为植物之种仁,为我国人民的主食。油是指从粮食(如芝麻)、蔬菜(如油菜)、干果或硬果(如花生)、豆类(如大豆)等的种仁、种子中提炼出来的植物脂肪。食油将列入调味佐料中论述。

粮食富含糖类、蛋白质、B族维生素(特别是硫胺素和尼克酸的重要来源),含脂肪较低,多集中于谷胚和谷皮部分,无机盐也较少。粮食制成的食品供人们膳食,既供给营养,又是供给热能最主要、最经济的来源。

粮食类食物中少数性味略偏凉(如荞麦、薏苡仁)或偏温(如糯米),大多数性味甘平,采用合理的制作方法制出的食品可治疗脾胃病。按照中医基础理论,脾胃为后天之本,脾胃健则正气足,故粮食能起到强壮益气之功效。对病人则需按其病情寒热虚实注意选用,平时既可养生,病时即可养病。病人脾胃必逊于平人,故伤寒、热病之后,米饭易以滋软为好。平时爱食炙煿面饭者,患内伤虚热之症者,尤不宜。以面粉发酵制作或隔水蒸煮而食为好。对于寒湿虚泻者,可将粮食类食物先炒,再制作成食品食用。

豆类包括大豆、豌豆、蚕豆、绿豆、红豆等。

豆类食物在我国人民膳食中占有特殊的地位,尤其是目前在我国动物性食物的供应尚不充足的条件下,豆类食品有其重要的意义。豆类食品营养丰富,其中大豆(黄豆、黑豆、青豆等)含有较多的优质蛋白质、脂肪、不饱和脂肪酸(高达85%以上)、碳水化合物等。豆油是植物油中的优质油,且大豆抗氧能力较强。

多数豆类性味甘平。具有补益气血,健脾和胃之功能。脾胃虚弱者常食用,则便秘能通,泄泻可止,食积呕吐可除,能获强壮之功效。其中以黄大豆,白扁豆补益之功最明显。多数豆类食物还能化湿利尿,如赤小豆有较强的利水功能,治疗水肿。有些豆类食物(如黑豆、红豆)除具上述功能外,还可治疗遗精、尿频、腰痛等症,有补肾之功。此外,还可治疗药食中毒、火毒痈疖(如绿豆、赤小豆)以及痹症、中风(如黑豆)等多种病症。

豆类制品甚多,常见的有豆浆、豆腐、黄酱、豆豉、腐乳、豆芽、植物蛋白肉等。烹饪中用豆类及豆制品制作的菜肴不仅味美,且可强身及治疗疾病。如大豆种仁煮食或熬汤饮之,是食疗常用之法;白扁豆加入适量补宜药物(如黄芪、当归)或动物食品(如猪蹄、羊肝),可作为体虚者的补品。豆类食品若食之不当则易引起腹胀、呕吐、便秘等症状。

第一节 谷 类

粳 米 (《名医别录》)

【基原】 为禾本科植物稻(粳稻)Oryza sativa L.的种仁。

【异名】 大米、粳米。

【性味归经】 甘,平。入脾、胃经。
【功效】 补中益气,健脾和胃,除烦渴。
【应用】

1．婴儿吐奶(脾胃虚弱):粳米炒焦,水煎服汁。(《常见病验方研究参考资料》)
2．霍乱狂闷,烦渴,吐泻无度:淡竹沥一合(约20ml),粳米一合(约20g),炒黄,以水同研,去滓取汁。上二味,和匀顿服之。(《圣济总录》)

【使用注意】 粳米营养丰富,并大多存在于谷皮中,故平时不宜多食细粮,以免由于谷皮的丢失,而减少无机盐和维生素的摄入。此外,粥饭虽是补人之物,但是过量与偏食也不适宜。

【现代研究】 粳米含有淀粉、蛋白质、维生素等物质。其中磷含量略高于糯米,而糊精含量略低于糯米。

【按语】 粳米煮成的粥饭是我国及东南亚等地人民的主食,为机体热量的主要来源。稻有水生、陆生之别。按其粘性可分粳稻、籼稻、糯稻三种。

粳稻:植株较矮,秆硬,叶幅狭,谷粒短圆,米的粘性较强,但比糯米差,胀性小,有除烦止渴的作用。

籼稻:植株较高,秆硬叶幅宽,谷粒细长,米的粘性差,胀性大。

糯稻:谷粒有较短圆型的,有细长型的,其米粒中含大量的糊精,粘性最强,胀性小。

【参考文献】
1．《别录》:"主益气,止烦,止泄。"
2．《食鉴本草》:"补脾,益五脏,壮气力,止泄痢。"

糯　　米　(《千金·食治》)

【基原】 为禾本科植物稻(糯稻)Oryza sativa L.的种仁。
【异名】 元米、江米。
【性味归经】 甘,温。入脾、胃、肺经。
【功效】 补中益气,健脾止泻。
【应用】

1．三消渴利:糯米(炒爆)、桑根白皮等分,煮取半碗,渴则饮不拘时。(《三因方》梅花汤)
2．自汗不止:糯米、小麦麸(同炒)为末,每服9g,米汤送下或猪肉点食。(《本草纲目》)
3．脾虚泄泻:糯米、淮山药共煮粥,熟后加白糖食之。(《刘长春经验方》)
4．虚劳不足:糯米入猪肚内蒸干,捣作丸子,日日服之。(《本草纲目》)

【使用注意】 糯米糯性粘滞难化,故病人忌食。
【现代研究】 糯米中含有脂肪油、淀粉(主要为支链淀粉)、糊精等物质,其中磷的含量比粳米低。

【按语】 因性极柔粘,故名。可煮粥饭酿酒熬汤,若作糕饼,性难消化。糯稻根须,煎汤可止渴、止虚汗。

【参考文献】
1．《仁斋直指方》:"痘疹用糯米,取其解毒,能酿而发之也。"

2.《本草纲目》:"暖脾胃,止虚汗泄痢,缩小便,收自汗。"
3.《本草经疏》:"补脾胃,益肺气之谷,脾胃得补,则中自温,大便亦坚实。温能养气,气充则身自多热,大抵脾肺虚寒者宜之。"

小 麦 (《本草经集注》)

【基原】 为禾本科植物小麦 Triticum aestivum L. 的种子。

【异名】 淮小麦。

【性味归经】 甘,凉。入心、脾、肾经。

【功效】 养心,益肾,除热,止渴,通淋,止泻。

【应用】

1. 脏躁,心神不宁:小麦500g,甘草90g,大枣10枚,上三味加水煮,温服。(《金匮要略》)

2. 心悸失眠:小麦50g,甘草9g,百合15g,生地18g,大枣10枚,生龙骨18g(先煎),水煎服,日1剂。

3. 老人五淋,身热腹满:小麦500g,通草60g,水煎服。(《养老奉亲书》)

4. 肠胃不固慢性泄泻:小麦面炒令焦黄,温水调服,每日2次,每次一汤匙。(《饮膳正要》)

【现代研究】 种子含淀粉、蛋白质、糖类、糊精、粗纤维。脂肪油中主要为油酸、亚油酸等不饱和脂肪酸为多。尚含有谷甾醇、卵磷脂,及各种消化酶、维生素 B 等。麦麸皮中含有丰富的维生素B_1和蛋白质,有和缓神经的功效,可治脚气病及末梢神经炎。

【按语】 小麦可分为冬小麦和春小麦,以冬小麦为主。小麦胚芽油中含有丰富维生素 E,可抗老防衰,宜老年人食用。浮小麦(为未成熟的嫩麦,淘洗时飘浮于水面)性味甘,寒,有镇静,止盗汗、虚汗,生津液,养心气的功效。常用于治疗虚热多汗、盗汗,口干舌燥,心烦失眠等症。

【参考文献】

1.《本草拾遗》:"小麦面,补虚,实人肤体,厚肠胃,强气力。"

2.《本草再新》:"养心,益肾,和血,健脾。"

大 麦 (《本草经集注》)

【基原】 为禾本科植物大麦 Hordeum vulgare L. 的果实。

【异名】 稞麦、饭麦、赤膊麦、乌麦。

【性味归经】 甘、咸,凉。入脾、胃经。

【功效】 利尿通淋,和脾胃。

【应用】

1. 脾胃不和:取大麦,拣去杂质,清水浸泡,发芽约0.5cm长,取出干燥,并炒黄,膨胀鼓起,透出香气。取10g,去外壳,研末吞服,或煎汤服。(《中药炮制学》)

2. 小便淋沥涩痛:大麦150g,以水煎取,去滓取汁100ml,入生姜汁20ml,蜜20ml,食前分三次服之。(《圣惠方》)

【现代研究】 大麦中含尿囊素,可用于胃溃疡,其溶液局部应用能促进化脓性创伤及顽固性溃疡愈合。

【按语】 大麦功用与小麦相似,而其性更甘凉滑腻。大麦面性胜于小麦,无燥热,常佐粳米同食,其益气补中,实五脏,厚肠胃之功,不亚于粳米。

【参考文献】
1．《别录》:"主消渴、除热、益气、调中。"
2．《唐本草》:"大麦面平胃,止渴,消食,疗胀。"

荞 麦 (《千金·食治》)

【基原】 为蓼科植物荞麦 Fagopyrum esculentum Moench 的种子。

【异名】 乌麦、花荞、甜荞、荞子。

【性味归经】 甘,凉。入脾、胃、大肠经。

【功效】 下气消积,止带浊,消瘰疬。

【应用】

1．慢性泄泻,肠胃积滞:荞麦面作饭,连食三、四次。(《简便方》)

2．男子白浊或女子赤白带下:荞麦炒焦为末,鸡子白和,丸梧子大。每服五十丸,盐汤下,日三服。(《本草纲目》)

3．瘰疬:荞麦(炒,去壳)、海藻、白僵蚕等分为末。白梅浸汤,取肉减半,和丸绿豆大。每服六、七十丸,食后及临卧时米汤下。(《本草纲目》)

【使用注意】 脾胃虚寒者忌用。不可与平胃散及矾同食。

【现代研究】 荞麦全草中,尤其在秧叶中含多量芦丁,做食或煮水,常服可预防高血压引起脑溢血,对外伤出血,有止血作用。荞麦对皮肤可产生某些刺激,花中,含有红色荧光色素,对某些人可产生各种过敏症状。

【按语】 荞麦能消积,俗称净肠草。荞麦的蛋白质中缺少精氨酸,酪氨酸,而牛奶富含有此两种氨基酸,故二者搭配食用为好。

【参考文献】
1．《本草纲目》:"降气宽肠,磨积滞,消热肿风痛,除白浊白带,脾积泄泻。"
2．《本草求真》:"荞麦、味甘性寒,能降气宽肠,消积去秽,凡白带、白浊、泄痢、痘疮溃烂,汤火灼伤,气盛湿热等症,是其所宜。"

高 粱 (《本草纲目》)

【基原】 为禾本科植物蜀黍 Sorghum vulgare Pers 的种仁。

【异名】 木稷、蜀秫。

【性味归经】 甘,涩,温。入脾、胃经。

【功效】 健脾益胃。

【应用】 脾胃虚弱,小儿消化不良:高粱60g,炒香;大枣10个,去核,炒焦存性,共研细末,加入适量白糖,混合均匀。每次6~12g。每日二次温开水送服。(《内蒙古中草药新医疗法资料选编》)

【现代研究】 高粱的糠皮内含大量鞣酸与鞣酸蛋白,故具有较好的收敛止泻作用。

【按语】 本品坚实,有红、白两种。红高粱粒大,黄白者坚实。其中性粘者,可和糯米酿酒作饵;不粘者,可作糕煮粥。且高粱的谷壳,浸水色红,可用作酿制红色酒的色素。

【参考文献】

1．《食物本草》:"蜀黍,北地种之,以备缺粮,余及牛马,谷之最长者。"

2．《四川中药志》:"益中,利气,止泄,去客风顽痹。治霍乱,下痢及湿热小便不利。"

粟　米　（《名医别录》）

【基原】　为禾本科植物粟 Setaria italica L.Beau V.的种仁。

【异名】　小米。

【性味归经】　甘、咸,凉。入脾、胃、肾经。

【功效】　健脾和胃。

【应用】

1．脾胃气弱,食不消化,呕逆反胃:粟米半升,杵如粉,水和丸如梧子,煮令熟,点少盐,空腹和汁吞下。(《食医心镜》)

2．胃热消渴:粟米煮饭。(《食医心镜》)

【使用注意】　粟米不宜与杏仁同食,食则令人呕吐腹泻。

【现代研究】　粟米中含蛋白质及脂肪量较高,蛋白质中含多量谷氨酸、脯氨酸、丙氨酸和蛋氨酸,有补益作用。

【按语】　粟米,山东最多,五谷中最硬,谓之硬粟,但得浆水则易化。小米煮的焦饭锅巴,又名黄金粉。性味甘平,能补中益气,健脾消食,止泄。北方产妇多喜服粟米粥,亦是婴幼儿良好食品。此外,发芽的粟米称为粟芽,内含淀粉酶、维生素B、淀粉、蛋白质等,有良好的消化作用,可晾干研末服用。

【参考文献】

1．《本草衍义补遗》:"粟,陈者难化。所谓补肾者,以其味咸之故也。"

2．《随息居饮食谱》:"粟米功用与籼米略同,而性较凉,病人食之为宜。"

玉　蜀　黍　（《本草纲目》）

【基原】　为禾本科植物玉蜀黍 Zea mays L.的种子。

【异名】　玉米、苞米。

【性味归经】　甘,平。入大肠、胃经。

【功效】　调中和胃,利尿排石,降脂,降压,降血糖。

【应用】

1．尿路结石或慢性肾炎水肿:玉米1份、水3份,煎汤代茶或同玉米须煎服。(《中华医药杂志》1956,10)

2．高血压,高血脂症:玉米油烹菜,玉米须煎汤代茶。(《中医验方汇编》第一辑)

3．糖尿病:玉蜀黍500g,分四次煎服。(江西《锦方实验录》)

4．小便不利、水肿:玉米粉 90g,山药 60g,加水煮粥。(《食疗粥谱》)

【使用注意】　脾胃虚弱者,食后易腹泻。

【现代研究】　玉米油含不饱和脂肪酸,是胆固醇吸收的抑制剂。玉米须含维生素K、谷固醇、木聚糖、葡萄糖、有机酸等,有利尿、降压、促进胆汁分泌、增加血中凝血酶原和加速血液凝固等作用。

【按语】 玉米中含大量B族维生素,能增食欲,健脾胃。利尿以玉米须为佳,降脂作用以玉米油为佳。

【参考文献】
1．《本草推陈》："煎服有利尿之功。"
2．《本草纲目》："调中和胃。"

薏 苡 仁 (《神农本草经》)

【基原】 为禾本科植物薏苡 Coix lachryma-jobi L. 的种仁。

【异名】 薏米、米仁、苡米、六谷子、解蠡、起实。

【性味归经】 甘、淡,凉。入脾、肺、肾经。

【功效】 利水渗湿,健脾止泻。

【应用】
1．风湿痹痛:薏苡仁粉,同曲米酿酒或袋盛煮酒饮之。(《本草纲目》)
2．脾虚泄泻:薏苡仁为末,同粳米煮粥,日日食之。或薏苡仁、白扁豆各30g同煎服。(《本草纲目》)
3．水肿喘急:郁李仁50g研,以水滤汁,煮薏苡仁饭,日二食之。(《独行方》)
4．肠痈:薏苡仁100g,附子20g,败酱50g,上三味杵为末,以水500ml煎减半,顿服,小便当下。(《金匮要略》)
5．脾肺虚弱:山药60g,薏苡仁60g,柿饼30g,加水煮粥。(《医学衷中参西录》珠玉二宝粥)

【使用注意】 大便燥结、滑精、孕妇及精液不足、小便多者不宜服用。

【现代研究】 薏苡仁中,除含有一般蛋白质、脂肪、碳水化合物、少量维生素及无机物质外,并含有薏苡仁酯、薏苡仁素、谷甾醇、生物碱等有效成分。薏苡仁脂对动物的子宫和骨骼肌及运动神经末梢有作用,在低浓度时呈兴奋状态,高浓度时能产生麻痹。

【按语】 薏苡仁作用缓和,微寒而不伤胃,益脾而不滋腻。除治腹泻用炒苡仁外,其它均用生苡仁入药。因为薏米营养丰富,所以常用于久病体虚,病后恢复期。对老人、儿童均是好的药用食物。

【参考文献】
1．《本草纲目》："健脾益胃,补肺清热,去风胜湿。"
2．《中国药植图鉴》："治肺水肿,湿性肋膜炎,排尿障碍,慢性胃肠病,慢性溃疡。"

第二节 豆 类

绿 豆 (《开宝本草》)

【基原】 为豆科植物绿豆 Phaseolus radiatus L. 的种子。

【异名】 青小豆。

【性味归经】 甘,凉。入心、胃经。

【功效】 清热解毒,清暑利水。

【应用】

1. 暑热:绿豆淘净。下锅加水,大火一滚,取汤停冷,色碧食之。如多滚则色浊,不堪食矣。(《遵生八笺》)

2. 消渴,小便如常:绿豆二升,净淘,用水一斗,煮烂研细,澄滤取汁,早晚食前各服一小盏。(《圣济总录》)

3. 小便不通,淋沥:青小豆半升,冬麻子三合(捣碎,以水二升淘,绞取汁),陈橘皮一合。上至冬麻子汁煮橘皮及豆令熟食之。(《圣惠方》)

4. 黄药子等植物中毒:将绿豆砸碎,放入锅中煮二十分钟,取汁服用。(《南方主要有毒植物》绿豆汤)

【使用注意】 脾胃虚寒滑泄者忌食。

【按语】 绿豆汤是家庭常备的夏季清暑饮料。我国民间传统食品有绿豆糕、绿豆酒、线粉、粉皮,均为食中佳品。清暑开胃老少皆宜。绿豆清热之力在皮,解毒之功在肉。近年证明能解斑蝥中毒,对敌敌畏、有机磷农药中毒也有辅助治疗效果。民间由于接触有毒、有害化学物质和气体,常服绿豆汤和茶叶有一定的防治效果。

【参考文献】

1. 《本草纲目》:"绿豆,消肿治痘之功虽同赤豆,而清热解毒之力过之,且益气、厚肠胃、通经脉,无久服枯人之忌。"

2. 《本草求真》:"绿豆味甘性寒,据书备极称善,有言能厚肠胃、润皮肤、和五脏及资脾胃。按此虽用参、芪、归、术,不是过也。"

绿 豆 芽 (《本草纲目》)

【基原】 为豆科植物绿豆 Phaseolus radiatus L. 的种子浸罨后发出的嫩芽。

【异名】 豆芽菜。

【性味归经】 甘,寒。归心、胃经。

【功效】 清热解毒。

【应用】 解酒毒、热毒:绿豆芽150~200g,煎汤。(《本草纲目》)

【使用注意】 脾胃虚寒者不宜久食。

【现代研究】 绿豆经浸发后增加了维生素C的含量,平时有心胸烦闷或肝气郁滞者食之宜。

【参考文献】 《本草纲目》:"诸豆生芽,皆腥韧不堪,惟此豆之芽,白美独异,今人视为寻常,而古人未知者也。但受湿热郁泡之气,故颇发疮动气,与绿豆之性,稍有不同。"

赤 豆 (《日华子本草》)

【基原】 为豆科植物赤豆 Phaseolus angularis Wight 或赤小豆 Phaseolus calcaratus Roxb. 的种子。

【异名】 赤小豆、红豆。

【性味归经】 甘、酸,平。入心、小肠经。

【功效】 利水除湿,消肿解毒。

【应用】

1. 大腹水病：白茅根一大把，小豆3kg，煮取干，去茅根食豆，水随小便下。(《补缺肘后方》)

2. 脾阳不振，水肿消长反复，以腰下为甚：赤小豆30～50g，粳米100g，白糖适量。(《遵生八笺》)

3. 瘾疹瘙痒：赤小豆、荆芥穗等份为末，鸡蛋清调食。(《本草纲目》)

【按语】 时常用于煮赤豆汤、赤豆粥或研成细沙作豆沙馅，加工成各种食品。民间赤豆汤用来补血，与红枣、桂圆同煮。赤豆叶、花、芽均可为药。叶能涩小便，治疗小便频数之症。赤豆花主治痢疾、伤酒头痛、疔疮、丹毒等症。赤豆芽主治便血和妊娠胎漏。

【参考文献】

1. 《内经》："主下水，排痈肿脓血。"

2. 《药性论》："能令人美食；末与鸡蛋白调涂热毒痈肿；通气，健胃。"

3. 《本草纲目》："辟瘟疫，治产难，下胞衣，通乳汁，和鲤鱼、蠡鱼、鲤鱼、黄雌鸡煮食，并能利水消肿。""此药治一切痈疽疮疥及赤肿，不拘善恶，用水调之，无不愈者。"

刀　豆　(《救荒本草》)

【基原】 为豆科植物刀豆 Canavalia gladiata (Jacq.) DC.、洋刀豆 Canavalia ensiformis (L.) DC. 嫩的种子和果壳。

【异名】 挟剑豆。

【性味归经】 甘，温。入肺、脾、肾经。

【功效】 温中下气，益肾补元。

【应用】

1. 气滞呃逆，膈闷不适：刀豆取老而绽者，每服6～9g，开水下。(《医级》刀豆散)

2. 肾虚腰痛：刀豆子二粒，包于猪腰子内，外裹叶，烧熟食。(《重庆草药》)

【使用注意】 胃热盛者慎服。

【按语】 刀豆嫩时煮食或制酱菜，味美有温补作用。老刀豆入药对呃逆治疗有一定效果。此外，刀豆壳嫩时可食，老时入药，功同刀豆，但力稍逊。

【参考文献】

1. 《本草备要》："温中止呃，煅存性服，胜于柿蒂。"

2. 《食物本草会纂》："温中下气，利肠胃止呃逆，益胃补元。"

蚕　豆　(《救荒本草》)

【基原】 为豆科植物蚕豆 Vioia faba L. 的种子。

【异名】 胡豆。

【性味归经】 甘，平。入脾、胃经。

【功效】 健脾利湿。

【应用】

1. 膈食：蚕豆磨粉，红糖调食。(《指南方》)

2. 水胀：生胡豆250g，炖黄牛肉服。(《民间常用草药汇编》)

【使用注意】 老蚕豆多食易腹胀,需煮烂食用。少数人食入蚕豆后,可发生急性溶血性贫血(蚕豆黄病)。

【现代研究】 蚕豆中除含蛋白质、碳水化物及少量脂肪等物质外,尚含巢菜碱甙,这是6-磷酸葡萄糖的竞争性抑制物,为引起蚕豆黄病的因素之一。

【按语】 据载蚕豆由汉张骞自西域带回栽种。中医传统主治浮肿症。蚕豆的叶、梗、荚壳均含D-甘油酸,它的叶可治肺结核出血、消化道出血、外伤出血。其花有凉血、止血之功,治咳血、衄血、带下、高血压。其茎可止血、止泻,治各种内出血。其种皮有利尿渗湿作用,治水肿脚气,小便不利。

【参考文献】

1．《本草从新》:"补中益气,涩精,实精。"
2．《随息居饮食谱》:"健脾开胃,浸以发芽,更不壅滞。"

豌　豆　(《绍兴校定证类本草》)

【基原】 为豆科植物豌豆 Pisum sativum L.的种子。

【异名】 寒豆、青豆。

【性味归经】 甘,平。入脾、胃经。

【功效】 补中益气,利小便。

【应用】

1．中气不足:每 50g 此豆捣去皮,同羊肉食之。(《饮膳正要》)
2．糖尿病:豌豆或豌豆苗煮食均可,或榨汁饮服。(《食物与治病》)
3．气虚血亏,尿少:豌豆60g,粳米60g,煮粥食用。(《食疗粥谱》)

【按语】 豌豆自胡地转入,嫩豆做菜,色香味俱佳,糖尿病者可常食,还可增加哺乳期奶量。其嫩苗当蔬菜食用,有清热利尿之功。

【参考文献】

1．《随息居饮食谱》:"煮食,和中生津,止渴下气,通乳消胀。"
2．《日用本草》:"煮食下乳汁,可作酱用。"
3．《本草拾遗》:"消渴,淡煮食之良。"

豇　豆　(《救荒本草》)

【基原】 为豆科植物豇豆 Vigna sinensis(L.) Savi.的嫩荚壳及种子。

【异名】 长豆、饭豆。

【性味归经】 甘,平。入脾、肾经。

【功效】 健脾和胃,补肾止带。

【应用】

1．食积,腹胀,嗳气:生豇豆适量,细嚼咽下。(《成都常用草药治疗手册》)
2．白带,白浊:豇豆、藤藤菜,炖鸡肉服。(《四川中药志》)
3．肾虚遗精,带下:豇豆60g,切段,与粳米60g,加水煮粥食用。(《食疗粥谱》)

【使用注意】 气滞便结者忌用。

【按语】 豇豆红者多,江南有多种食法,如煮豇豆、酱红豆、豇豆饭等,能帮助消化。且豇豆叶、壳、根均可药用,叶治淋症,壳治腹痛和乳少,根治小儿消化不良。

【参考文献】

1. 《本草纲目》:"理中益气,补肾健胃,和五脏,调营卫,生精髓,止消渴、吐逆、泄痢、小便数,解鼠莽(断肠草)毒。"

2. 《四川中药志》:"滋阴补肾,健脾胃,消食。治食积腹胀,白带,白浊及肾虚遗精。"

扁 豆 (《名医别录》)

【基原】 为豆科植物豆角 Dolichos lablab L.的嫩荚壳及种子。

【异名】 娥眉豆、茶豆。

【性味归经】 甘,平。入脾、胃经。

【功效】 健脾和中,化湿。

【应用】

1. 脾胃虚弱,饮食不进而呕吐泄泻:白扁豆750g(姜汁浸、去皮微炒),人参、白茯苓、白术、甘草、山药各1000g,莲子肉(去皮)、桔梗(炒)、薏苡仁、砂仁各500g,上为细末,每服6g,枣汤调下。小儿按岁数加减服。(《和剂局方》)

2. 脾虚有湿,赤白带下:白扁豆用米泔水浸后去皮,加红糖淮山药同煮,熟后,每日2次,连续服用,或扁豆炒熟为末,每服6~12g,糯米酒或温水送服。(《永类钤方》)

【现代研究】 扁豆中含血球凝集素A,为一种毒蛋白,加热后毒性可大为减弱。凝集素B为胰蛋白酶抑制剂,在体内不易消化,并能抑制凝血酶而延长凝血时间。豆荚哌啶—Z为溶血素,高温才能破坏。

【按语】 扁豆的种子有白、黑、红褐色数种。白扁豆可食可药;黑扁豆古名鹊豆,供食不入药;红扁豆广西民间作清肝药,治眼生翳膜。扁豆子入药,健脾清暑化湿,能治疗急性和慢性腹泻,带下诸症;叶中含胡萝卜素和叶黄素,治吐泻、疮毒、跌打损伤,便血、痔漏、淋浊;扁豆衣(种皮)功效同扁豆,力稍逊。

【参考文献】

1. 《药性辨疑》:"扁豆专清暑,故和中而止霍乱;极补脾,故治痢而止脓血,消水湿,治热泄。"

2. 《药品化义》:"扁豆,味甘平而不甜,气清香而不窜。性温和而色微黄,与脾性最合。"

3. 《本草纲目》:"止泄泻,消暑,暖脾胃,除湿热,止消渴。"

黑 大 豆 (《本草图经》)

【基原】 豆科植物大豆Glycine max (L.) Merr.的黑色种子。

【异名】 乌豆、黑豆。

【性味归经】 甘,平。入脾、胃经。

【功效】 活血利水,解毒。

【应用】

1. 身面浮肿:黑大豆一升,水五升,煮汁三升,入酒三升,更煮三升,分温三服,不瘥再合。(《本草纲目》)

2. 肾虚弱:炒黑大豆,天花粉各等分,为末,面糊丸梧子大,每服70丸,煮黑豆汤送下,

一日二次。(《普济方》救活丸)

3．小儿胎热：黑大豆6g,灯芯七寸,甘草3g,淡竹叶一片水煎服。(《全幼心鉴》)

4．妊娠腰痛：黑大豆一升,酒三升,煮七合空心饮汁。(《本草纲目》)

5．斑蝥中毒：黑大豆煮浓汁饮,又可解草乌、附子毒。(《急救方》)

【使用注意】 《本草经集注》:"恶五参、龙胆。得前胡、乌喙、杏仁、牡蛎良。"

【按语】 黑大豆皮又名黑豆衣,性味甘平,能养血平肝,除热止汗。

【参考文献】

1．《本经》:"除痈肿；煮汁饮,止痛。"

2．《食疗本草》:"主中风脚弱,产后诸疾,若和甘草煮汤饮之,去一切热毒气,治风毒脚气。煮食之,主心痛,筋挛,膝痛,胀满。杀乌头、附子毒。"

黄 大 豆 (宁原《食鉴本草》)

【基原】 为豆科植物大豆 Glycine max (L.)Merr.的黄色种子。

【异名】 黄豆。

【性味归经】 甘,平。入脾、大肠经。

【功效】 健脾宽中,益气。

【应用】

1．单纯消化不良：黄大豆500g,血藤1kg。血藤煮取汁,与黄大豆汁混合煮沸二十分后浓缩去渣,烘干研粉备用,小儿日服四次,一次0.5g。(《广西中草药新医疗法处方集》)。

2．脾气虚弱：黄大豆30g,籼米60g,先将黄大豆用清水浸泡过夜,淘洗干净,再与洗净的籼米一同下锅,加水煮粥。(《食疗粥谱》)

【按语】 黄大豆富含蛋白质,且所含氨基酸较全,尤其富含赖氨酸,正好补充了谷类赖氨酸不足的缺陷,故我国人民一向以谷豆混食,使蛋白质互补,为科学的膳食方法。黄大豆中含胆固醇少,且黄豆中富含皂草甙这种纤维素,它有减少体内胆固醇作用。其中所含的钙、磷对预防小儿佝偻病、老年人易患的骨质脱钙及神经衰弱和体虚者很相宜。其中所含的铁,不仅量多且容易被人体吸收,对生长发育的小孩及缺铁性贫血病人很有益处。黄大豆经加工可制出很多豆制品,是高血压、动脉硬化、心脏病等心血管病人的有益食品。

【参考文献】

1．《名医别录》:"逐水胀,除胃中热痹,伤中淋露,下瘀血,散五脏结积内寒。"

2．《本草纲目》:"治肾病,利水下气,制诸风热,活血,解诸毒。"

黄 豆 芽

【基原】 为黄大豆浸水发芽而得。

【性味归经】 甘,寒。入脾、胃、膀胱经。

【功效】 清热,利湿祛疣。

【应用】

1．寻常疣：黄豆芽清水煮熟,连汤淡食,每日三餐,吃饱为止,连食3天为一疗程。治疗期间不吃其它任何谷粮及油菜。从第四天起,改为普通饮食,并可继续以豆芽菜佐膳。(《浙江中医杂志》1963年)

2．胃有积热：黄豆芽250g，猪血250g，煮汤食。此方对防治矽肺亦有效。(《家庭食疗手册》)

【按语】 黄豆发芽后，不但保存了黄豆原有的营养物质，还消除了吃黄豆引起腹胀气的现象。有碍于食物吸收的植物凝血素也几乎全消失。黄豆发芽后，由于酶的作用，更多的磷锌等矿物质易被人体吸收。维生素变化很大，核黄素(Vit B_2)、胡萝卜素、尼克酸全增加，氰钴素(Vit B_{12})增高10多倍，还增添了大量维生素C。另外豆芽中不含胆固醇，为不宜多吃肉者的理想食物。春天维生素容易缺乏，多吃黄豆芽可以预防阴囊炎、舌炎、口角炎等疾病的发生。发芽制作时生芽不可过长，在烹调时要加少量的醋，以防止维生素的破坏。素食的鲜味有"三霸"，就是蘑菇、笋和黄豆芽，而特别是黄豆芽汤。

豆 腐 (《本草图经》)

【基原】 豆腐Bean curd，为豆浆用盐或石膏点后，凝成豆腐花，再用布包裹，滤去部分水分，即成。

【性味归经】 甘，凉。入脾、胃、大肠经。

【功效】 生津润燥，清热解毒，催乳。

【应用】

1．下痢：醋煎白豆腐食之。(《普济方》)

2．小儿夏季发烧不退，口渴饮水多：豆腐500g，黄瓜250g，煮汤代茶饮。(《食物与治病》)

3．小儿麻疹出齐后清热用：豆腐250g，鲫鱼二条，煮汤饮。(《食物与治病》)

4．产后乳少：豆腐500g，炒王不留行20g，煮汤。喝汤吃豆腐。(《食物与治病》)

【使用注意】 疔疮病患者忌食。

【按语】 豆腐能清火，肺热痰黄、咽痛、胃热口臭、便秘者较适宜。水土不服、遍身作痒、皮疹，每天食豆腐，可协助适应水土。过食豆腐有腹胀、恶心反应，莱菔可解。

【参考文献】

1．《本草纲目》："清热散血。"

2．《食鉴》："宽中益气，和脾胃，下大肠浊气，消胀满。"

3．《随息居饮食谱》："清热润燥，生津，解毒，补中，宽肠，降浊。"

豆 腐 皮 (《本草纲目》)

【基原】 为豆腐浆煮沸后浆面所凝结之薄膜。

【异名】 豆腐衣、腐竹。

【性味归经】 甘、淡，平。入肺、胃经。

【功效】 清肺养胃，止咳消痰，敛汗。

【应用】

1．胃热嘈杂：豆腐皮二张，粳米100g，冰糖50g，清水1kg，将豆腐皮切成小方块，加米煮成粥。(食疗粥语)

2．虚劳及自汗：豆腐皮一张，热黑豆腐浆送下。(《本草纲目拾遗》)

3．冷嗽：干豆腐皮烧灰存性为末，热陈酒调下，吃四、五十张。(《本草纲目拾遗》)

【按语】 豆腐皮江南制成薄膜状,称豆腐衣,可包肉泥。北方制成竹杆状,称腐竹,可炒菜。病人不忌,能养胃气,病后及孕妇尤宜。
【参考文献】
1．《本草纲目拾遗》:"养胃、滑胎、解毒。"
2．《饮食辨》:"不但无油,更精华之萃也。诸病宜之,热病精液枯少,病后大便常结及孕妇尤宜。素患产难者,孕妇宜多食,黑豆作者尤良。"

豆腐浆 (《纲目拾遗》)

【基原】 为黄大豆或黑大豆加工而成。先以水浸一天左右,将浸胖之豆,带水磨碎,滤去渣,入锅煮沸即成。原汁浓者名豆奶,用水稀释者名豆浆。
【性味归经】 甘,平。入肺、胃经。
【功效】 补虚,清火,化痰。
【应用】
1．虚证:豆腐浆煮粥食。(《本草纲目拾遗》甜浆粥)
2．痰火吼喘:豆腐浆一碗,饴糖50g,煮化顿服。(《经验广集》)
【现代研究】 豆浆为高蛋白低胆固醇的食物。据研究表明豆浆与动物蛋白食品合用,可提高蛋白质的吸收率。豆浆是碱性食品,对肉类、米饭、面包等酸性食品有中和作用,有助于消化吸收和预防老年病。另外它还有助于幼儿大脑皮层等中枢神经组织的发育,促进儿童牙齿蛋白质组织的生长并能使儿童少生龋齿。豆浆还可以使人的淋巴系统活跃,以增强人体的免疫力。
【按语】 长期饮用豆浆可以预防贫血、低血压、血小板减少等疾病,对孕妇还有促进泌乳的作用。每天的适用量为:成人200～400ml,儿童200ml,对人体十分有益。
【参考文献】 《本草纲目拾遗》:"清咽,祛腻,解盐毒。"

豆腐乳

【基原】 由豆腐腌制而成。以红曲制为红乳腐,以酒糟制为糟乳腐,以盐卤制为臭乳腐。尚有辣乳腐、玫瑰乳腐等。
【异名】 腐乳、乳腐、菽乳。
【性味归经】 甘,平。入胃、脾经。
【功效】 养胃调中。
【应用】 病后纳食不香、小儿食积:每日早餐,豆乳腐过粥食。
【按语】 乳腐民间极为普遍,以苏州玫瑰乳腐、绍兴臭乳腐较有特色。病中、病后,脾胃虚弱,纳食不香,乳豆腐、新粳米粥,开胃醒脾,能助胃气,使消化功能早日恢复。
【参考文献】 《本草纲目拾遗》:"以豆腐腌过,以酒糟或酱制者,味甘、性平。养胃调中。"

第七章 蔬菜类

蔬菜乃佐膳之品。凡可做副食品的大部分草木植物,及少部分木本植物均称为蔬菜,一般指人工栽培之品。

蔬菜营养价值已为人们所公认。菜汁、菜泥常用作婴儿辅助食物。可分为叶茎类:芹菜、菠菜、洋白菜等;根茎类:胡萝卜、芋艿、藕等;瓜茄类:冬瓜、南瓜、茄子等。豆类蔬菜如豌豆、豇豆、扁豆等,已在豆类中讲述。

《尔雅》云:"凡草菜可食者,通名为蔬。"《辞海》称"菜"为"蔬类植物的总称"。李时珍说:"凡草木之可茹者谓之菜,韭、薤、葵、葱、藿,五菜也。"《素问》中曾有"五菜为充"的记载,是补充"五谷"的不足,辅助谷气,疏通壅滞。实际上,蔬菜的种类很多,由于生长的四时不同,产地的早、水差异,所以蔬菜有多种营养功能。蔬菜中含有大量水分,丰富的碳水化合物,维生素C、B,无机盐和芳香物质,是人体内某些维生素、无机盐、糖类等的重要来源。

蔬菜是防病治病的良药。少数蔬菜性温暖(如香菜、大蒜等),能起到温中散寒,开胃消食的作用。大多数蔬菜性寒凉(如苦瓜、芹菜、茭白、藕等等),以清热除烦通利大小便,化痰止咳等功能为多见。

第一节 叶、茎、苔类

水 芹 (《千金翼方》)

【基原】 为伞形科植物水芹 Oenan the javanica(BL.) DC. 的茎。

【异名】 芹菜、水英。

【性味归经】 甘、辛,凉。入肺、胃经。

【功效】 清热利水,止血止带。

【应用】

1. 小便淋痛:水芹菜白根者,去叶捣汁,井水和服。(《圣惠方》)

2. 小便出血:水芹捣汁,日服六、七合。(《圣惠方》)

3. 小儿发热:水芹菜、大麦芽、车前子,水煎服。(《滇南本草》)

4. 白带:水芹12g,景天6g。水煎服。(《湖南药物志》)

【使用注意】 脾胃虚弱,大便溏薄不宜多食。

【现代研究】 芹菜含铁量较高,每百克中含8.5mg,所以为缺铁性贫血患者的佳品。芹菜叶所含的胡萝卜素和维生素C比茎多,可以食用。

【按语】 芹菜食嫩茎,冬春间作各种菜肴,味香美。久食能清火,阴虚火旺者适宜。芹菜有青茎旱芹(根茎青绿色、短小)和白茎水芹(根茎色白、粗而高大)两种,药效以青茎者为优。

【参考文献】

1.《千金要方·食治》：益筋力，去伏热，治五种黄病，生捣绞汁冷服一升，日二。"
2.《随息居饮食谱》："清胃涤热，祛风，利口齿咽喉头目。"

旱　芹　（《履巉岩本草》）

【基原】　为伞形科植物旱芹 Apium graveolens L. var. dulce DC. 的全草。茎供食用。

【异名】　药芹、香芹。

【性味归经】　甘、苦，凉。入肝经。

【功效】　平肝清热，利湿治淋。

【应用】

1. 高血压：生芹菜绞汁，加入等量蜂蜜，日服三次，每次40ml。（《中药大辞典》）或芹菜浆水加糖少许，每日当茶饮，或芹菜根60g，水煎服，或芹菜500g，苦瓜90g，水煎服。（《陕西草药》）

2. 乳糜尿：青茎旱芹下半部分之茎及全根，每次10根，加水500ml，文火煎至200ml，每日二次，空腹服用。（《上海第二医学院科学研究技术革新资料汇编》(2)：79，1959年）

【使用注意】　慢性腹泻者不宜多食。

【现代研究】　茎叶含芹菜甙、佛手柑内酯、有机酸、胡萝卜素、维生素C、糖类，挥发油中含特殊气味的丁基苯酞等多种苯酞衍生物成分，旱芹菜含酸性的降压成分。有报道旱芹有明显的降压作用，主要通过主动脉弓化学感受器所致。

【按语】　药芹气浓，清利头目，降压降脂较水芹为良，患高血压、高血脂者宜经常食用。凡有淋浊、尿路感染、前列腺炎者宜食。

【参考文献】

1.《本草推陈》："治肝阳头晕，面红目赤，头重脚轻，步行飘摇等症。"
2.《本经逢原》："清理胃中湿浊。"

苋　菜　（李当之《药录》）

【基原】　为苋科植物苋 Amaranthus mangostanus L. 的茎叶。

【异名】　苋。

【性味归经】　甘，凉。入大、小肠经。

【功效】　清热利尿，透疹。

【应用】

1. 产前后赤白痢：紫苋菜一握，取汁去滓，粳米三合煮粥，空心食之。（《本草纲目》）

2. 麻疹不透：红苋菜30g，水煎服。（《食物与治病》）

3. 尿道炎，膀胱炎，小便涩痛：带子及根的苋菜适量，生甘草9g，水煎服。（《家庭食疗手册》）

【使用注意】　慢性腹泻、脾弱便溏者慎服。

【按语】　古代将苋菜分为白苋、赤苋、紫苋、五色苋、人苋、马齿苋，统称六苋。六苋均能当蔬菜食用亦能药用。其红苋药用性更好。苋菜的种子含高浓度赖氨酸，可补充谷物氨基酸组成的缺陷。对人体尤对青少年的成长发育具有重要意义。我国民间一向视苋菜为补血佳蔬，故又有"长寿菜"之称。

【参考文献】

1．《随息居饮食谱》："苋通九窍。其实主青盲明目，而苋字从见"。

2．《本草衍义补遗》："苋，下血而又入血分，且善走，与马齿苋同服下胎，妙，临产时者食，易产。"

3．《滇南本草》："治大小便不通，化虫，祛寒热，能通血脉，逐瘀血。"

白　菜　（《饮膳正要》）

【基原】　为十字花科植物白菜 Brassica pekinensis Rupr. 及其变种山东大白菜、浙江黄芽菜的叶球。

【异名】　菘菜。

【性味归经】　甘，平。入胃、肠、肝、肾、膀胱经。

【功效】　清热除烦，通利肠胃，利尿。

【应用】

1．发热口渴，大小便不利：白菜用开水煮汤食。（《食物与治病》）

2．发背：菘菜汁 1000ml，每日服之。（《伤寒类要》）

【使用注意】　气虚胃寒者不宜多食。

【按语】　白菜古称为菘，以其青白高雅，凌冬不凋，有松之操故名。其性甘淡平和，作菜肴与肉同煮则味美，养胃益人，治疗作用较弱，久食也无明显副反应。

【参考文献】

1．《食疗本草》："白菜，发诸风冷，有热食之，亦不发病。"

2．《滇南本草》："主消痰，止咳嗽，利小便，清肺热。"

包心菜　（《中国蔬菜栽培学》）

【基原】　为十字花科植物甘蓝 Brassica oleracea L. var. capitata L. 的叶。

【异名】　甘蓝、洋白菜、卷心菜。

【性味归经】　甘，平。入肝、肠、胃经。

【功效】　清热散结，健胃通络。

【应用】　胃溃疡疼痛：用浓厚的甘蓝汁（甘蓝绞汁），每次半茶杯内服。（《食物与治病》）

【按语】　包心菜四季皆有，冬季煮食，夏季生拌作成酸辣菜，为佐餐佳肴。常食补益，对慢性胆囊炎和慢性溃疡病患者为宜，对甲亢患者以拌吃为好。

【参考文献】

1．《千金要方·食治》："甘平，无毒，久食大益肾，填髓脑，利五脏，调六腑。"

2．《本草拾遗》："利五脏六腑，利关节，通经络中结气，明耳目，健人，少睡，益心力，壮筋骨，……去心下结伏气。"

蕹　菜　（《本草拾遗》）

【基原】　为旋花科植物蕹菜 Ipomoea aquatica Forsk. 的茎叶。

【异名】　空心菜、空心苋、蓊菜、瓮菜。

【性味归经】　微甘，寒。入肠、胃经。

【功效】 清热凉血,解毒。
【应用】
1. 妇女白带:鲜蕹菜连根500g,鲜白槿花250g(干品100g),与猪肉或鸡蛋同煮,吃肉喝汤。(《家庭食疗手册》)
2. 尿浊便血:鲜蕹菜洗净捣取汁,和适量蜂蜜服之。(《闽南民间草药》)
3. 食物中毒:蕹菜捣汁一大碗,或煎服,解蕈类及野葛中毒。(《食物与治病》)
4. 鼻衄:蕹菜数根,和糖捣烂,冲入沸水服之。(《岭南采药录》)
【使用注意】 对脾虚泄泻者不宜多食。
【按语】 蕹菜可作汤,可煮面,可炒,可开水烫后凉拌,亦可用做泡菜。与猪肉同煮,可使肉色紫,质嫩。蕹菜食用,生熟咸宜,荤素皆美,并且具有多种食疗效能。紫色蕹菜中含有胰岛素样成分。常吃能增进食欲,糖尿病患者较为适合,能清胃肠热,润肠通便,对口臭便秘者更为适宜。
【参考文献】
1. 《医林纂要》:"介砒中毒,补心血,行水。"
2. 《岭南采药录》:"食狗肉中毒,煮食之。"
3. 《饮食辨》:"性滑利,能和中解热,大便不快及闭结者宜多食,叶妙于梗。"

菠　菜　(《履山巉岩本草》)

【基原】 为藜科植物菠菜 Spinacia oleracea L. 的带根全草。
【异名】 菠薐、赤根菜、波斯菜。
【性味归经】 甘,凉。入肠、胃经。
【功效】 清热除烦,解渴,通便。
【应用】
1. 消渴引饮:菠菜根、鸡内金等分。为末,米汤饮服,日三次。(《经验方》)
2. 夜盲:鲜菠菜250g,猪肝200g,煮熟淡食。(《食物与治病》)
3. 小便不通、肠胃积热、胸膈烦闷、便秘:鲜菠菜煮汤淡食。(《食物与治病》)
【使用注意】 体虚便溏者不宜多食。肾炎和肾结石患者不宜食用。
【现代研究】 菠菜所含的酶,对胃和胰腺的分泌功能起良好作用。菠菜所含的铁和钙也比较多,但人体吸收率并不高。
【按语】 古书记载,菠菜由颇陵国传入,故名菠薐。菠菜根可治糖尿病。
【参考文献】
1. 《食疗本草》:"利五脏,通肠胃热,解酒毒。"
2. 《本草纲目》:"甘冷、滑、无毒。通血脉,开胸膈,下气调中,止渴润燥,根尤良。"
3. 《本草求真》:"菠菜,何书皆言能利肠胃。盖因滑则通窍,菠菜质滑而利,凡人久病大便不通,及痔漏关塞之人,宜用之。"

茼　蒿　(《千金·食治》)

【基原】 为菊科植物茼蒿 Chrysanthemum coronarium L. var spatiosum Bailey. 的茎叶。

【异名】 蒿子杆。

【性味归经】 辛、甘,平。入肝、肺经。

【功效】 消痰饮,降压。

【应用】

1. 咳嗽痰浓:鲜茼蒿150g,水煎去滓,加入冰糖适量熔化后饮服。(《食物与治病》)

2. 高血压、头昏脑胀:鲜茼蒿一把,切碎,捣烂取汁,每次一酒杯,温开水冲服,一日二次。(《食物与治病》)

【使用注意】 泄泻者禁用。

【现代研究】 本品含有多种氨基酸,尤以胡萝卜素含量值得重视。此外,茼蒿还含一种挥发性的精油以及胆碱等物质,因此具有开胃健脾、降压补脑等效能。

【按语】 常食茼蒿,对咳嗽痰多,脾胃不和,记忆力减退,习惯性便秘等均有裨益。但由于茼蒿中的芳香精油遇热易挥发,从而减弱健胃作用,所以烹调时应注意方法,入汤或凉拌有利于胃肠功能不好的患者,与肉、蛋等荤菜共炒,可提高其维生素 A 的利用率。

【参考文献】

1. 《千金要方·食治》:"安心气,养脾胃,消痰饮,利肠胃。"

2. 《本草逢原》:"茼蒿气浊,能助相火,多食动风气,熏人心,令人气满。"

洋 葱 (《药材学》)

【基原】 为百合科植物洋葱 Allium cepa L. 的鳞茎。

【异名】 洋葱头、玉葱、球葱。

【性味归经】 辛,温。入肺经。

【功效】 清热化痰。

【应用】

1. 胸闷脘痞,咳嗽痰多浓稠:洋葱洗净,切碎炒食或煮熟食。(《实用中医营养学》)

2. 高血脂症:洋葱60g,素油炒,每日食。(《家庭食疗手册》)

【使用注意】 多食易目糊和发病,热病后不宜进食。

【现代研究】 洋葱中不含脂肪,但含有挥发油,而挥发油中又含有可降胆固醇的物质。洋葱中还含有前列腺素样物质及能激活血溶纤维蛋白活性的成分。这些物质均为较强的血管舒张剂,能减少外周血管和心脏冠状动脉的阻力,对抗人体内儿茶酚胺等升压物质的作用,又能促进钠盐的排泄,从而使血压下降。对高血脂、高血压等心血管患者尤益。

【按语】 洋葱与大蒜关系密切,有相近的辛辣。放在白酒或牛奶里,作为西菜高级调味底料,法国葱头汤和炸法国葱头驰誉世界。我国近代从西方引入栽培,民间作为利尿剂和祛痰剂,有开胃化湿,降脂降糖,助消化的功效。

【参考文献】 《药材学》:"新鲜的捣成泥剂,治疗创伤、溃疡及妇女滴虫性阴道炎。"

韭 菜 (《滇南本草》)

【基原】 为百合科植物韭菜 Allium tuberosum Rottler 的叶。

【异名】 壮阳草。

【性味归经】 辛,温。入肝、胃、肾经。

【功效】 温阳下气,宣痹止痛,散血,降脂。
【应用】
1. 阳虚肾冷,腰膝冷痛:韭菜白 400g,胡桃肉(去皮)100g,用脂麻油炒熟,日食之,服一日。(《方脉正宗》)
2. 反胃:韭菜汁 60g,牛乳一盏。上用生姜汁 15g,和匀,温服。(《丹溪心法》)
3. 吐血、呕血、衄血、淋血、尿血及一切血证:韭菜捣汁,生地黄浸韭菜汁内,烈日下晒干,以生地黄黑烂,菜汁干为度;入石臼内,捣数千下,如烂膏无渣者,为丸,弹子大。每早晚各服二丸,白萝卜煎汤化下。(《方脉正宗》)
4. 胸痹急痛:生韭菜捣汁服之。(《食疗本草》)
【使用注意】 阴虚内热及疮疡、目疾患者均忌食。
【现代研究】 研究证明,韭菜对高血脂及冠心病人有好处,其中除纤维素发挥作用外,挥发性精油及含硫化合物更具有降血脂的作用。另外据报道,韭菜对离体子宫有兴奋作用;对痢疾、伤寒、大肠变形杆菌和金黄色葡萄球菌有抑制作用。
【按语】 本品对于食道癌梗阻、滴水不入之症,可用鲜韭菜汁开道,能使痰液减少,渐能进食,可取一时之效。
【参考文献】
1. 《本草逢原》:"韭,昔人言治噎膈,惟死血在胃者宜之。若胃虚而噎,勿用,恐致呕吐也。"
2. 《日华子本草》:"止泄精尿血,暖腰膝,除心腹痼冷、胸中痹冷、痰癖气及腹痛等。"

金 针 菜 (《滇南本草》)

【基原】 为百合科植物萱草Hemerocallis fulva L.、黄花萱草H. flava L.或小萱草H. minor Mill. 的花蕾。
【异名】 黄花菜、萱草花、忘忧草。
【性味归经】 甘,凉。入肝、肾经。
【功效】 养血止
【应用】
1. 血痔:金针菜 60g,黄精 45g,煎服。(《食物疗法精萃》)
2. 月经少,贫血,胎动不安,老年性头晕,耳鸣,营养不良性水肿:金针菜 30～60g 炖肉(或鸡)服。(《云南中草药》)
【使用注意】 食用黄花菜,以加工的干品为好,不要食鲜黄花菜及腐烂变质品,也不要单炒食,以防中毒。
【按语】 本品水浸洗净后,宜煎炒熟食,有养血补虚的作用。与肉炖食可补虚下奶,治贫血,胎动不安。对情志不舒,烦热少寐者,常食可清热除烦,令人安睡。
【参考文献】
1. 《日华子本草》:"煮食治小便赤涩,身体烦热,除酒疸。"
2. 《本草纲目》:"甘、微苦微寒,无毒。通结气,利肠胃。"
3. 《云南中草药选》:"镇静,利尿,消肿。治头昏心悸,小便不利,水肿,尿路感染,乳汁分泌不足,关节肿痛。"

椿　叶　（《本草纲目》）

【基原】 为楝科植物香椿 Toona sinensis (A. Juss.) Roem. 的嫩芽。

【异名】 香椿、香椿芽、香椿头。

【性味归经】 苦,平。入肝、胃、肾经。

【功效】 清热化湿,解毒。

【应用】

1．唇上生疗:取本品嫩叶,捣烂,和酒服之。(《岭南采药录》)

2．赤白痢疾:椿叶 100～200g,加水煎服。(《福建民间草药》)

【使用注意】 慢性病者不宜食用。

【按语】 椿叶自古为时令名品。可作摊鸡蛋,盐渍、凉拌食用,均具风味。

【参考文献】

1．《唐本草》:"主洗疮疥、风疽。"

2．《陆川本草》:"健胃,止血,消炎,杀虫。治子宫炎、肠炎、痢疾、尿道炎。"

1．《食疗本草》:"动风,多食令人神昏,血气微。"

芥　菜　（《千金·食治》）

【基原】 为十字花科植物芥菜 Brassica juncea (L.) Czern. Etcoss. 的嫩茎叶。

【异名】 大芥、雪里蕻。

【性味归经】 辛,温。入肺、大肠经。

【功效】 宣肺豁痰,温胃散寒。

【应用】

1．风寒束表:芥菜与番薯同煮食。(《食物与治病》)

2．痰湿中阻:芥菜籽研末,拌菜食用。(《中医食疗营养学》)

【使用注意】 凡疮疡、目疾、痔疮、便血及平素热盛之患者忌食。

【按语】 鲜芥菜辛辣,盐腌制后可作炒菜,多食目糊。芥菜子温中散寒,消肿通络。本品有发汗、散气、刚介之意,感冒无汗,腹胀气滞,痰气闭塞者均可食用。

【参考文献】

1．《本草纲目》:"通肺开胃,利气豁痰。"

2．《本草求真》:"芥性辛热,凡因阴湿内壅而见痰气闭塞者,服此痰无不除,气无不通,故能使耳益聪、目益明也。"

莴　苣　（《食疗本草》）

【基原】 为菊科植物莴苣 Lactuca sativa L. 的根和叶。

【异名】 莴笋。

【性味归经】 甘、苦,凉。入肠、胃经。

【功效】 清热利水,通乳。

【应用】

1．小便不利:莴苣捣泥作饼食之。(《海上方》)

2. 产后无乳：莴苣三枚，研作泥，好酒调开服。

【使用注意】 多食使人目糊，停食自复。

【按语】 莴笋品种较多，有白莴笋、尖叶莴笋，还有紫叶、花叶莴笋，食用方法也多，可生拌、炒菜、晒干盐渍、酱制等。对于乳腺炎初期，食之有效。鲜叶煎汤后可以通利大小便，可治疗浮肿。

【参考文献】

1.《日用本草》："味苦，寒平。利五脏，补筋骨，开膈热，通经脉，祛口气，白牙齿，明眼目。"

2.《本草纲目》："通乳汁，利小便，杀虫蛇毒。"

3.《滇南本草》："治冷积虫积，痰火凝结，气滞不通。"

大　　蒜 (《本草经集注》)

【基原】 为百合科植物大蒜 Allium sativum L. 的鳞茎。

【异名】 胡蒜。

【性味归经】 辛，温。入脾、胃、肺经。

【功效】 解毒杀虫，止咳祛痰，宣窍通闭。

【应用】

1. 夜啼腹痛，面青冷：大蒜一枚（煨、研、晒干），乳香1.5g，捣，丸芥子大，每服七丸，乳汁下。（《世医得效方》）

2. 臌胀：大蒜，入至黑鱼肚内，湿纸包，火内煨熟，同食之，忌用椒、盐、葱、酱。多食自愈。（《食疗本草》）

3. 脏毒：鹰爪黄连末，用独头蒜一颗，煨香烂熟，研和入白治丸，如梧子大。每服三、四十丸，陈米饮下。（《本事方》蒜连丸）

4. 痰涌喉间：捣蒜灌之，吐痰数升而愈。（《续名医类案》）

【使用注意】 阴虚火旺者，目、口、齿、喉、舌诸病和时行病后及内有积热者忌食。

【现代研究】 大蒜中含有蒜素及蒜辣素，具有广谱抗菌、杀菌和抗原虫作用。近代研究证明，大蒜可以降低血清胆固醇、甘油三脂及防治动脉粥样硬化；还可以降低血糖，减少胰岛素用量。医学家还发现，严重环境污染的今天，吃大蒜可以防止铅中毒，可以抑制亚硝酸等致癌物在人体内的合成和吸收，减少胃、食管、大肠、乳腺、卵巢、胰腺、鼻咽等处癌变的发生率。

【按语】 由于大蒜中的有效成分遇热会失去作用，食疗以生食为佳。

【参考文献】

1.《本草衍义》："大蒜，性热喜散，喜化肉，故人喜食，多用于暑月。其伤脾伤气之祸，积久自见，化肉之功，不足言也。"

2.《本草纲目》："葫蒜，其气熏烈，能通五脏，达诸窍，去寒湿，辟邪恶，消痈肿，化癥积肉食，此其功也。"

茭　　白 (《本草图经》)

【基原】 为禾本科植物菰 Zizania caduciflora (Turcz.)Hand.-Mazz. 的花茎，经茭白黑粉刺激而形成的纺锤形肥大的菌瘿。

【异名】 菰首、菰笋、菱瓜。
【性味归经】 甘,寒。入肺、脾经。
【功效】 清热除烦,催乳。
【应用】
1．产后无乳：茭白15g～30g,通草9g,猪脚煮食。(《湖南药物志》)
2．便秘,心胸烦热,高血压：鲜茭白60g,加旱芹菜30g,水煎服。(《食物与治病》)
【使用注意】 脾胃虚冷作泻者忌食。
【按语】 茭白以粗壮白嫩为佳。性寒,对于阴虚内热,便秘溲赤、咽干等热病相宜。
【参考文献】
1．《本草拾遗》："去烦热,止渴,除目黄,利大小便,止热痢,解酒毒。"
2．《食疗本草》："利五脏邪气,酒皶面赤,白癞,疬疡,目赤,热毒风气,卒心痛,可盐、醋煮食之。"

芫　荽 (《食疗本草》)

【基原】 为伞形科植物芫荽 Coriamdrum sativum L. 的带根全草。
【异名】 胡荽、香菜。
【性味归经】 辛,温。入肺、脾经。
【功效】 发汗透疹,消食下气,清热,利尿。
【应用】
1．小儿痘疹令速出：芫荽150g,水煎服。(《圣惠方》)
2．小肠积热,小便不通：葵根一大握,芫荽60g,滑石30g(为末)。上三味,将二味细锉,以水二升,煎取一升,入滑石末,温分三服。亦治血淋。(《圣济总录》葵根饮)
【使用注意】 痧疹已透,或虽未透出而热毒壅滞,非风寒外束者忌服。患有胃溃疡者则不宜多食。
【按语】 芫荽为日常生活常用的调味品,芳香开胃,小儿出麻疹未透,可以芫荽煎汤外洗(头面部不洗),促进外周血液循环,而使皮疹出透。
【参考文献】
1．《本草纲目》："芫荽,辛温香窜,内通心脾,外达四肢,能辟一切不正之气,故痘疮出不爽快者,能发之。"
2．《医林纂要》："芫荽,补肝,泻肺,升散,无所不达,发表如葱,但专行气分。"

茴　香　菜 (《千金·食治》)

【基原】 为伞形科植物茴香 Foeniculum vulgare Mill 的茎叶。
【异名】 香丝菜。
【性味归经】 甘、辛,温。入肾经。
【功效】 行气止痛。
【应用】 肾气冲胁,如刀刺痛,喘息不得卧：生捣茴香茎叶100g,投热酒100ml服之。(《食疗本草》)
【使用注意】 阳盛,宿有痰湿热者少吃。

【按语】 本品为夏季蔬菜,一般多做馅食用。《南京民间草药》记:"煎服,顺气发汗,泡酒,治小肠气。"故感冒疝气时宜用。

【参考文献】

1. 《药性论》:"卒恶心腹中不安,煮食之即瘥。"
2. 《千金要方》:"主霍乱,辟热,除口气。"
3. 《本草图经》:"治恶毒痈肿,或连阴髀间疼痛急挛,牵入少腹不可忍。"

油 菜 (《便民图纂》)

【基原】 为十字花科植物油菜 Brassica campestris L. var. oleifera DC. 的嫩茎叶和总花梗。

【异名】 芸苔。

【性味归经】 辛、甘、凉。入肺、肝、脾经。

【功效】 行瘀散血,消肿解毒。

【应用】

1. 劳伤吐血:油菜全株熬水服。(《四川中药志》)
2. 血痢日夜不止,腹中疼痛,心神烦闷:油菜捣,绞取汁共 200 ml,蜜 100 ml。令温服之。(《圣惠方》)
3. 急性乳痈,无名肿毒:油菜煮汁或捣绞汁,每次温服一杯,一日三次。(《食物与治病》)
4. 产后恶露不止,血气刺痛:油菜子炒香肉桂 4.5g 共研细末,用醋煮面粉糊为丸如龙眼粒大,每服1～2丸,用酒送下,每日3次。(《家庭食疗手册》)

【使用注意】 麻疹后,疮疥,目疾患者不宜食。

【按语】 早春,鲜菜之嫩苗,炒食味鲜美。稍后摘下晒干,盐腌切碎入瓮,名黄腌菜,味更佳。江南民间喜食。鲜菜、腌菜都有清热解毒作用。

【参考文献】

1. 《唐本草》:"主风游丹肿,乳痈。"
2. 《日华子本草》:"治产后血风及瘀血。"
3. 《开宝本草》:"破癥瘕结血。"
4. 《随息居饮食谱》:"破结通肠。"

葱 (《诗经》)

【基原】 为百合科植物葱 Allium fistulosum L. 的鳞茎。

【异名】 葱茎白、葱白头。

【性味归经】 辛,温。入肺、胃经。

【功效】 发表,通阳。

【应用】

1. 风寒感冒:葱白头与豆豉合煎。(《补缺肘后方》葱豉汤)
2. 脱阳:葱白五根细切,捣烂,酒 500ml,煮至 200ml,分三次服。(《华佗危病方》)

【使用注意】 表虚多汗者忌服。

【现代研究】 葱含有蛋白质,脂肪,糖类,维生素A原、B和C以及矿物盐钙、镁、铁。此外还有挥发油,油中成分为蒜辣素具有较强的杀菌作用。另外从葱中提炼出一种葱素,用于心血管硬化治疗,已初见成效。

【按语】 经常吃葱的人,虽脂多体肥,但胆固醇不高,并且体质强健。

【参考文献】

1．《本草经疏》:"葱,辛能发散,能解肌,能通上下阳气,故外来怫郁诸证,悉皆主之。"

2．《本草纲目》:"葱,所治之症,多属太阴、阳明,皆取其发散通气之功。通气故能解毒及理血病。气者,血之帅也,气通则血活矣。"

3．《医林纂要》:"葱,陶氏谓白冷青热,此却不然。但全用则行通身,根与白行肌肤,青与尖专行达肌表,上头目。又生用则外行,泡汤则表散,熟之则守中。"

毛　笋 (《本草纲目拾遗》)

【基原】 为禾本科植物淡竹 Phyllostachys nigra (Lodd.) Munro var. henonis (Mitf.) Stapf ex Rendle 的苗。

【异名】 竹笋、笋。

【性味归经】 甘,寒。入胃、大肠经。

【功效】 清热消痰,利尿消肿,止泻痢。

【应用】

1．痰热咳嗽:毛笋同肉煮食。(《本草求原》)

2．肾炎,心脏病,肝脏病等浮肿腹水:毛笋、陈蒲瓜各60g,或加冬瓜皮30g,水煎服。(《食物与治病》)

【按语】 竹子种类多,竹笋品类亦多。市场现售的有圆笋、毛笋、冬笋、青笋、鞭笋等。毛笋浙江、福建山区多,青笋出于云贵山区,鞭笋为毛竹鞭之嫩者。且竹笋自古被视为菜中珍品,故有"山珍"之称。

【参考文献】

1．《食物本草》:"消痰,除热狂,壮热头痛,头风,并妊妇头旋颠仆,惊悸,温疫,迷闷,小儿惊痫,天吊。"

2．《饮膳正要》:"主消渴,利水道,益气,多食发病。"

3．《本草求原》:"甘而微寒,清热除痰,同肉多煮,益阴血。痘疹血热毒盛,不发起者,笋尖煮汤及入药,俱佳。"

4．《随息居饮食谱》:"甘凉,舒郁,降浊升清,开膈消痰。"

芦　笋 (《广西中药志》)

【基原】 为百部科植物石刁柏 Asparagus officinalis L. 的嫩茎。

【异名】 石刁柏、小百部、门冬薯。

【性味归经】 苦、甘,微温。入肺经。

【功效】 抗痨,抗癌。

【应用】

1．肺结核:煎汤食用。(《南宁市药物志》)

2．肺结核,癌症患者辅助食品:芦笋100g,水发海参250g,调料加入少许,烩制。(《食

补与食疗》)

【按语】 据1985年台湾《食品工业》和美国《癌新闻月刊》等文献报道,芦笋有明显抗癌、抑制癌细胞生长之作用。其抗癌成分主要为芦笋中所含的组织蛋白、叶酸、核酸等。食用芦笋抗癌方法,直接食用鲜品和煮熟的罐头原料其效果一样,食量不限。

莼 菜

【基原】 为睡莲科植物莼菜 Brasenias chreberi J.F.Gmel. 的茎叶。

【异名】 水葵。

【性味归经】 甘,寒,无毒。《本草再新》:"入肝、脾二经。"

【功效】 清热解毒,利水消肿。

【应用】

1．疔疮:莼菜、大青叶、臭紫草各等分,捣烂,以酒一碗浸之,去滓,温服。(《经验良方》)

2．慢性胃炎,胃溃疡,胃癌等:鲜莼菜与鲜鲫鱼同煮食(宜清淡一些,不要太咸)。亦有单用莼菜治疗胃癌,获到满意疗效的报道。(《食物中药与便方》)

3．高血压:鲜莼菜加冰糖适量炖服。(《食物中药与便方》)

【现代研究】 其粘质部分在动物筛选试验中,认为有抗癌作用。

【按语】 对胃火旺而致牙龈肿痛者,食之有保健作用。

【参考文献】

1．《医林纂要》:"除烦,解毒,消痰。"

2．《本经逢原》:"莼性味滑,常食发气,令关节急,患痔漏、脚气、积聚,皆不可食,为其寒滑伤津也。"

3．《本草汇言》曰:"莼菜,凉胃疗疸,散热痹之药也。此草性冷而滑,和姜醋作羹食,大清胃火,消酒积,止暑热成痢。"

第二节 根 茎 类

白 萝 卜 (《唐本草》)

【基原】 为十字花科植物莱菔 Raphanus sativus L. 的根。

【异名】 萝卜、萝菖、芦菔、莱菔、温菘、土酥。

【性味归经】 辛、甘,凉。入肺、胃经。

【功效】 消食化痰,下气宽中。

【应用】

1．翻胃吐食:白萝卜捶碎,蜜煎,细细嚼咽。(《普济方》)

2．鼻衄:以白萝卜自然汁和米酒,饮之。(《本草纲目》)

3．食积饱胀:生白萝卜捣汁饮。(《饮食与治病》)

4．咳嗽痰多:消化不良,白萝卜刮丝和面烙饼食之。(《清宫食谱》)

【使用注意】 脾胃虚弱,大便溏薄者不宜多食、生食。

【按语】 白萝卜品种很多,生吃、熟食都可。其中含有芥子油和淀粉酶,因此有辛辣味,可助消化,增食欲。萝卜中含有一定量粗纤维,可促进胃肠蠕动,通利大便。本品还有止咳化痰作用,对感冒、流感、脑膜炎、白喉等传染病,有一定预防作用。此外还能缓解煤气中毒患者症状。所以适量食萝卜,有利人体健康。

【参考文献】

1．《随息居饮食谱》:"治咳嗽失音、咽喉诸病,解煤毒、茄毒。熟者下气和中,补脾运食,生津液,御风寒。已带浊,泽胎养血。"

2．《本草纲目》:"主吞酸,化积滞,解酒毒,散瘀血,甚效。"

胡 萝 卜 (《日用本草》)

【基原】 为伞形科植物胡萝卜 Dauscarota L. var. sativa DC. 的根。

【异名】 红萝卜。

【性味归经】 甘,平。入肺、脾经。

【功效】 健脾化滞,润燥明目。

【应用】

1．小儿消化不良:胡萝卜250g,加盐3g煮烂,去渣取汁,每日3次服完,连服2天。(《家庭食疗手册》)

2．夜盲症,角膜干燥症:胡萝卜六根,水煎服,或用胡萝卜每次三根,用凉开水洗净,生食,连续十天,或胡萝卜与猪肝同炒食。(《家庭食疗手册》)

【使用注意】 过食胡萝卜会引起黄皮病,全身皮肤黄染,与胡萝卜素有关。停食2~3月会自行消退。病人不宜生食。

【现代研究】 本品富含胡萝卜素,此外它还含较多的核黄素和叶酸,叶酸有抗癌作用。胡萝卜中的木质素,有提高机体抗癌免疫力和消灭癌细胞的作用。所含的果胶物质可与汞结合,从而使人体内有害的汞成分得以排除。胡萝卜中含有九种氨基酸,其中人体必须氨基酸占五种。临床实践证明,胡萝卜有降压,降血糖,强心的作用,因此可作为冠心病人及糖尿病人的食疗。长期吸烟的人,每日饮半杯胡萝卜汁,对肺部有保健作用。

【按语】 胡萝卜是一种难得的果、蔬、药兼用之品。所以有廉价的"小人参"之称。胡萝卜中所含的胡萝卜素,在人体内可迅速转化为维生素A,能维护眼睛和皮肤的健康,防治呼吸道感染,调节新陈代谢。维生素A为脂溶性物质,因此凉拌生食不利于吸收,当以油炒或与肉同煮为宜。

【参考文献】

1．《本草求真》:"胡萝卜,因味辛则散,味甘则和,质重则降,故能宽中下气。而使肠胃之邪,与之俱去也。"

2．《医林纂要》:"胡萝卜,甘补辛润,故壮阳暖下,功用似蛇床子。"

3．《饮食辨》:"熟能下气补中,利胸膈。今惟用盐腌,生食质硬难化,病人不宜。

慈 菇 (《本草纲目》)

【基原】 为泽泻科植物慈菇 Sagittaria sagittifolia L. 的球茎。

【异名】 茨菇。

【性味归经】 苦、甘,微寒。入心、肝、肺经。

【功效】 润肺止咳,通淋行血。
【应用】
1. 肺虚咳血:生慈菇数枚,去皮捣烂,蜂蜜米泔同拌匀,饭上蒸熟,热服效。(《滇南本草》)
2. 淋浊:慈菇300g,加水煎服。(《食物与治病》)
3. 产后血闭,胎衣不下:慈菇捣汁蒸服。(《实用中医营养学》)
【按语】 本品富含维生素B、淀粉。蛋白质含量高于荸荠。此外尚含有磷及胰蛋白酶抑制物。皮棕褐色有涩麻味,一般去皮炒菜食用。捣泥加生姜汁外敷可治无名肿毒,红肿热痛。
【参考文献】
1. 《千金要方》:"下石淋。"
2. 《唐本草》:"主百毒,产后血闷,攻心欲死,产难衣不出,捣汁服一升。"
3. 《滇南本草》:"厚肠胃,止咳嗽,痰中带血或咳血。"

芋 艿 (《本草衍义》)

【基原】 为天南星科植物芋 Colocasia esculenta (L.) Schott的块茎。
【异名】 芋头、毛芋。
【性味归经】 甘、辛,平。入脾、胃经。
【功效】 软坚散结,化痰和胃。
【应用】
1. 瘰疬:芋艿不拘多少,切片晒干,研细末,用陈海蜇漂淡,大荸荠煎汤泛丸,如梧桐子大。每服9g,陈海蜇皮、荸荠煎汤送下。(《中国医学大辞典》芋艿丸)
2. 癖气:生芋一斤,压破,酒渍二七日,空腹一杯。(《独行方》)
3. 肠胃不和,虚劳:芋艿60g,籼米60g,煮粥。(《食疗粥谱》)
【使用注意】 多食滞气困脾,生则有毒,麻舌。
【按语】 芋艿性滑,有补益润燥,活血散结的功效。小芋艿可作蔬菜和甜羹食用,糯而可口;大芋艿肉红,不易煮烂而带麻味,多作药用,制芋艿丸。芋艿少量食用可化痰和胃,**解毒**,解酒。芋叶有止泻,敛汗,消肿毒作用。
【参考文献】
1. 《名医别录》:"主宽肠胃,充肌肤,滑中。"
2. 《随息居饮食谱》:"生嚼治绞肠痧,捣涂痈疡初起,丸服散瘰疬。"
3. 《滇南本草》:"治中气不足,久服补肝肾,添精益髓。"
4. 《食物秘方》:"多食困脾,动宿冷滞气,有风痰忌。"

藕 (《神农本草经》)

【基原】 为睡莲科植物莲 Nelumbo nucifera Gaertn.的肥大根茎。
【异名】 莲藕。
【性味归经】 甘,寒。入心、脾、胃经。
【功效】 清热润肺,凉血行瘀。熟用,健脾开胃,止泻固精。

【应用】

1. 上焦痰热：藕汁、梨汁各半盏,和服。(《简便半方》)
2. 红白痢：藕500g,捣汁和蜜糖,隔水炖成膏服。
3. 霍乱吐不止,兼渴：生藕30g,生姜0.3g,研绞取汁,分三服,不拘时。(《圣济总录》姜藕饮)
4. 肺、胃出血：藕250g,侧柏叶60g,捣汁,冷开水冲服。(《食物与治病》)
5. 脾虚泄泻：嫩藕120g,煮烂熟,稻米500g,蒸熟与藕泥拌匀制糕,上撒白糖少许。(《士材三书》)

【使用注意】 忌用铁器加工。

【按语】 藕新鲜,清脆爽口,为清暑生津之佳品。热病及其病后都宜,有各种出血症,包括妇科出血更宜。藕还可加工成藕粉,用开水冲食,藕也常作为菜肴原料。

【参考文献】

1. 《日用本草》:"清热除烦。凡呕血、吐血、瘀血、败血,一切血症宜食之。"
2. 《饮膳正要》:"主补中,益神益气,除疾,消热渴,散血。"
3. 《本草纲目》:"藕节止血;莲心清热,安神;莲须固精止血;莲房止血,祛瘀;荷梗通气宽胸,通乳;荷叶清暑,解热;荷蒂安胎,止血;荷花清暑止血。"

百　　合　(《神农本草经》)

【基原】 为百合科植物百合 Lilium brownii F. E. Brown var. colchesteri Wils. 等同属多种植物的鳞茎。

【性味归经】 甘、微苦,平。入心、肺经。

【功效】 润肺止咳,清心安神。

【应用】

1. 咳嗽不已,或痰中有血：款冬花、百合(焙、蒸)等分,为细末,炼蜜为丸,如龙眼大,每服一丸,食后临卧细嚼,姜汤咽下,噙化为佳。(《济生方》百花膏)
2. 肺脏壅热烦闷：新百合120g,用蜜半盏,拌和百合,蒸令软,如枣大时时含,咽津。(《圣惠方》)
3. 百合病：百合七枚(擘),上以水洗百合,渍一宿,当白沫出,去其水,更以泉水2000ml煎取1000ml,去渣,与生地黄汁1000ml共煎得1500ml,分次温服。(《金匮要略》百合地黄汤)

【使用注意】 风寒痰嗽,中寒便滑者忌服。

【按语】 百合含有淀粉、蛋白质、脂肪、钙、磷、铁及少量维生素、生物碱。它白如凝脂,润似琼玉,醇香可口,营养丰富,为滋补妙品,补益而兼清润,补无助火,清不伤正。内有虚火之衰弱症者最宜。

【参考文献】

1. 《本草经疏》:"百合,主邪气腹胀。所谓邪气者,即邪热也,邪热在腹故腹胀,清其邪热则胀消矣。解利心家之邪热,则心痛自瘳。"
2. 《本经逢原》:"百合,能补土清金,止咳,利小便。仲景百合病,兼地黄之用,取其能消瘀血也。《本经》主邪气腹胀心痛,亦是散积蓄之邪。其曰利大小便者,性专降泄耳。其曰补中益气者,邪热去而脾胃安矣。"

3.《医林纂要》:"百合以敛为用,内不足而虚热、虚嗽、虚肿者宜之,与姜之用,正相反也。"

生 姜 (《本草经集注》)

【基原】 为多年生草本植物姜 Zingiber officinale Rosc. 的新鲜根茎。

【异名】 嫩者名紫姜、子姜;宿根名母姜;干燥根茎名干姜。

【性味归经】 辛,温。入脾、胃、肺经。

【功效】 发表散寒,健脾止呕,解毒。

【应用】

1. 风寒感冒:生姜6g,紫苏叶30g,水煎顿服。(《本草汇言》)
2. 呕吐不止:生姜汁…汤匙,和醋少许,空腹呷之。(《食医心境》)
3. 半夏中毒:生姜汤一盅,白矾少许,调匀内服。(《食物与治病》)
4. 中寒水泻:干姜(炮)研末,饮服6g。(《千金要方》)

【使用注意】 阴虚内热,血热妄行者忌服。

【现代研究】 生姜含挥发油,主要成分为姜醇、姜烯等。挥发油能刺激胃液分泌,促进消化,有健胃作用。生姜对血管运动中枢和呼吸中枢有兴奋作用。

【按语】 自古生姜即是一味常用药,也是一味常用的食疗佳品。嫩姜多作日常调料和做酱菜用,入药治病多用老姜。为呕家圣药。胃寒疼痛,可煎饮生姜,加红糖调匀,有暖胃祛寒作用。

甘 薯 (《群芳谱》)

【基原】 为薯科植物甘薯 Diascorea esculenta (Lour.) Burkill 的块茎。

【异名】 山芋、红薯、白薯。

【性味归经】 甘,平。入脾、肾经。

【功效】 健脾益气。

【应用】

1. 酒湿入脾,因而飧泄者:甘薯煨熟食。(《金薯传习录》)
2. 湿热黄疸:甘薯煮食,其黄自退。(《金薯传习录》)
3. 小儿疳积:甘薯叶水煮淡食其汤。(《浙江省中医秘方验方汇辑》)

【使用注意】 烂白薯(黑斑白薯)可使人中毒,其毒性是由黑斑病毒引起的,且高温蒸、煮、烤均不易使之破坏。

【现代研究】 甘薯可提供人体大量的粘液物质(胶原和粘液多糖,一种多糖蛋白质的混合物),能够保护人体呼吸道、消化道和骨关节的粘膜组织,并起着润滑、消炎的作用,可以保持血管壁的弹性,防止肝、肾中结缔组织萎缩。甘薯中亚油酸、纤维素有助于减少和消除血液中胆固醇。

【按语】 甘薯味美而甜,营养丰富,含糖、维生素A原及维生素C,可供人体大量胶原和粘多糖类物质。甘薯分红、白两种,均有补益脾胃作用,蒸烤食用更为香美。因糖量高及含胡萝卜素,近来用于生产葡萄糖的原料。本品亦可治夜盲。

【参考文献】

1.《本草纲目》:"补虚乏,益气力,健脾胃,强肾阴,功同薯蓣。"

2.《本草纲目拾遗》:"补中和血暖胃,肥五脏。白皮白肉者,益肺气,生津,中满者,不宜多食,能壅气。煮时加生姜一片,调中与姜枣同功。与红花煮食,可理脾血。"

3.《本草求源》:"凉血活血,宽肠胃,通便秘,祛宿瘀脏毒,舒筋强,止血热渴,产妇最宜,和鲫鱼、鲤鱼食,调中补虚。"

4.《随息居饮食谱》:"煮食补脾胃,益气力,御风寒,益颜色。凡渡海注船者,不论生熟,食少许即安。"

马铃薯 (《湖南药物志》)

【基原】 为茄科植物马铃薯 Solanum tuberosum L. 的块茎。

【异名】 土豆、山药蛋、洋山芋。

【性味归经】 甘,平。入胃、大肠经。

【功效】 益气健脾,调中和胃。

【应用】

1.病后脾胃虚寒,气短乏力:牛腹筋150g,马铃薯100g,酱油15g,糖5g,葱、姜各2.5g,文火煮烂,至肉、土豆都酥而入味。(《传统膳食宜忌》)

2.胃及十二指肠溃疡疼痛和习惯性便秘:未发芽的新鲜马铃薯,洗净切碎后,加开水捣烂,用纱布包绞汁,每天早晨空腹下一两匙,酌加蜂蜜同服,连续半月至二十天。服药期间忌食刺激性食物。(《常见疾病手册》)

【使用注意】 马铃薯发芽,须深挖及削去芽附近的皮层,再用水浸泡,长时间煮,以清除和破坏龙葵碱,防止多食中毒。脾胃虚寒易腹泻者应少食。

【现代研究】 由于芽与皮内均含龙葵碱,它能破坏红细胞,严重中毒时导致脑充血水肿以及胃肠粘膜发炎、眼结膜炎。龙葵碱主要分布在皮部及芽中。

【按语】 我国大部分地区栽培,尤以东北产量多而质优,马铃薯是我国人民喜食的食物。用马铃薯制作的食品较多,目前已有马铃薯淀粉、炸马铃薯片等在市场上出售。马铃薯磨汁可治水火烫伤,加醋外敷,可治腮腺炎。

【参考文献】

1.《本草纲目》:"功能稀痘,小儿熟食,大解痘毒。"

2.《湖南药物志》:"补中益气,健脾胃,消炎。"

山药 (侯宁极《药谱》)

【基原】 为薯蓣科植物薯蓣 Dioscorea opposita Thunb. 的块茎。

【异名】 薯药、土薯。

【性味归经】 甘,平。入肺、脾、肾经。

【功效】 健脾,补肺,止渴,益精固肾。

【应用】

1.虚劳咳嗽:山药捣烂半碗,加入甘蔗汁半碗,和匀,温热饮之,能起辅助治疗作用。(《简便单方》)

2.小便多,滑数不禁:白茯苓(去黑皮),干山药(去皮,白矾水内湛过,慢火焙干用之),

上两味各等份,为细末,稀米饮调服。(《儒门事亲》)

3. 消渴:鲜山药蒸熟,每次饭前先吃山药90~120g。(《河北中医验方选》)

【现代研究】 山药除含蛋白质、碳水化合物、钙、磷、铁 胡萝卜素及维生素等多种营养成分外,尚含淀粉酶、胆碱、粘液汁酶及薯蓣皂甙等。其中的淀粉酶又叫消化素,能分解淀粉等物质,若与碱性物质相混合,则淀粉酶作用消失。

【按语】 山药在我国各地均有出产,而以河南新乡地区,古怀庆产的怀山药为最佳,质坚实,粉足洁白。性味甘平入脾、肺、肾三经。是物美价廉的补品,补而不腻,香而不燥。历代医家盛赞山药为"理虚之要药"。山药食用,烹可为肴,碾粉蒸可为糕,多做甜食;既可以切片煎汁当茶饮,又可以轧细过罗煮粥喝。

【参考文献】

1. 《神农本草经》:"味甘、温。主伤中补虚,除寒热邪气,补中益气力,长肌肉,久服耳目聪明。"
2. 《食疗本草》:"治头痛,助阴力。"
3. 《日华子本草》:"助五脏,强筋骨,长志安神,主泄精健忘。"

第三节 瓜 茄 类

冬　　瓜　(《本草经集注》)

【基原】 葫芦科植物冬瓜Benincasa hispida (Thumb.) Cogn.的果实。

【异名】 白瓜、白冬瓜、东瓜、枕瓜、水芝。

【性味归经】 甘、淡,凉。入肺、大肠、膀胱经。

【功效】 清热利水,消肿解毒,生津除烦。

【应用】

1. 浮肿喘满:大冬瓜一枚,先于头边切一盖子,除瓤,赤小豆填满冬瓜中,盖用竹签定,以麻线系,泥固济,用糠两大箩埋冬瓜在其内,以火著糠内煨之,候火尽取出,去泥,刮冬瓜令净,薄切作片子,焙干,研末,水煮面糊为丸,如梧桐子大。每服五十丸,煎冬瓜子汤送下,不拘时候。(《杨氏家藏方》冬瓜丸)
2. 消渴:冬瓜一枚,削去皮,埋湿地中一月将出,破开,取清汁饮之。(《圣济总录》)
3. 暑热:冬瓜一斤,煮汤三大碗,一日分三次服下。(《食物与治病》)

【使用注意】 冬瓜性偏凉,凡属虚寒者,久病滑泄者忌食。

【按语】 冬瓜含糖量低,水分含量较高。能利水消肿,去掉过剩堆积的体脂,对糖尿病、冠心病、动脉硬化、高血压及肥胖病患者有良好的治疗作用。冬瓜中含钠量较低,是肾脏病、浮肿病患者理想的蔬菜。

【参考文献】

1. 《名医别录》:"主治小腹水胀,利小便止渴。"
2. 《日华子本草》:"除烦,治胸膈热,消热毒痈肿,切摩痱子。"
3. 《滇南本草》:"性平和,味甘淡。治痰吼,气喘,姜汤下。又解远方瘴气,又治小儿惊风。"

丝　瓜　(《滇南本草》)

【基原】　为葫芦科植物丝瓜 Luffa cylindrica(L.)Roem.和粤丝瓜 Luffa acutangula Roxb.的鲜嫩果实。

【异名】　天罗、布瓜。

【性味归经】　甘，凉。入肝、胃经。

【功效】　清热化痰，止咳平喘，通络。

【应用】

1．肠风：丝瓜不拘多少，烧灰存性，酒调6g，空心下。(《续本事方》)

2．痰喘咳嗽：丝瓜烧存性为末，枣肉和弹丸大，每服1丸，温酒化下。(《家庭食疗手册》)

3．经脉不通：丝瓜焙干，为末空心酒下。(《海上名方》)

4．肺热咳嗽：干丝瓜花10g，蜂蜜适量。(《滇南本草》)

【按语】　丝瓜幼嫩时供食用。丝瓜中含皂甙和丝瓜苦味质及多量粘液，还含有瓜氨酸。丝瓜老熟后去皮所留之网状纤维，称丝瓜络，煅炭后有通络作用。丝瓜籽可以化痰排脓。

【参考文献】

1．《本经逢原》："丝瓜嫩者寒滑，多食泻人。"

2．《本草纲目》："老者烧存性服，祛风化痰，凉血解毒杀虫，通经络，行血脉，下乳汁。"

黄　瓜　(《本草拾遗》)

【基原】　为葫芦科植物黄瓜 Cucumis sativus L.的果实。

【异名】　王瓜。

【性味归经】　甘，寒。入胃、小肠经。

【功效】　清热止渴，利水解毒。

【应用】

1．小儿热痢：嫩黄瓜加蜜食，10余枚可愈。(《海上名方》)

2．四肢浮肿：老黄瓜皮30g，加水两碗，煎至一碗。每日2～3次，连续服用；或黄瓜1个破开，以醋煮一半，水煎一半，至烂，合并一处，空心食下。(《千金翼方》)

【使用注意】　黄瓜性寒凉，胃寒者多食易腹痛；老年慢性支气管炎患者发作期忌食。

【现代研究】　黄瓜含葡萄糖、半乳糖、精氨酸、核黄素和维生素C等。黄瓜头苦味部为葫芦素A、B、C、D。葫芦素C有抗肿瘤作用，且黄瓜藤有良好的降压和降胆固醇的作用。

【按语】　黄瓜又名胡瓜，为张骞出使西域得以引种，故名。本品生熟均能食用，加醋煮利水性强，与蜜同煮，治下痢。鲜黄瓜中的丙酮酸可抑制糖类物质转变为脂肪，有减肥作用。黄瓜汁能舒展皱纹。

【参考文献】

1．《食物与治病》："黄瓜水分多且有清甜味，生吃能解渴清热，但多食则易于积热生湿。若患疮疹、脚气和有虚肿者食之易加重病情。小儿多食易生疳虫。"

2．《日用本草》："除胸中热，解烦渴，利水道。"

3．《滇南本草》："解疮癣热毒，消烦渴。"

南　　瓜　（《滇南本草》）

【基原】　葫芦科植物南瓜Cuourbita moschata Duch.的果实。

【异名】　饭瓜、倭瓜、北瓜。

【性味归经】　甘,温。入脾、胃经。

【功效】　温中平喘,杀虫解毒。

【应用】

1. 哮喘冬季严重者：南瓜五个去籽,入锅内煮成粥,布包绞汁,再入锅煮至一半,加鲜姜汁60g,麦芽1500g,慢火熬膏每晚服150g,重者早晚服2次。(《中医效方精选》)

2. 肺痈：牛肉250g,南瓜500g,煮熟食(不加油盐),连服数次后,服六味地黄汤5～6剂,忌肥腻。(《岭南草药志》)

3. 蛔虫病：每人每次吃生南瓜子250g以上,儿童按此量酌减,连服2天。(《江西医药》1961年)

【使用注意】　凡患气滞湿阻之病,忌服。

【按语】　老熟南瓜,果实含淀粉、钙、铁、胡萝卜素。嫩南瓜维生素C及葡萄糖较丰富。南瓜品种较多,各地名称有异,功用相似。南瓜子除驱虫外,尚有杀灭血吸虫幼虫的作用。

【参考文献】

1. 《本草纲目》："甘,温,无毒。补中益气。"

2. 《滇南本草》："横行经络,利小便。"

3. 《随息居饮食谱》："凡时病疳症,疸痢胀满,脚气痞闷,产后痧痘,皆忌之。"

苦　　瓜　（《滇南本草》）

【基原】　为葫芦科植物苦瓜Momordica charantia L.的果实。

【异名】　凉瓜、癞瓜、锦荔枝、癞葡萄、花姑娘、菩达。

【性味归经】　苦,寒。入心、脾、胃经。

【功效】　清暑涤热,明目,解毒。

【应用】

1. 中暑发热：用鲜苦瓜一个,截断去瓤,纳入茶叶,再接合,悬挂通风处阴干。每次6～9g,水煎或泡开水代茶饮。(《中药辞典》)

2. 小儿痢疾：小苦瓜数条,捣烂取汁,和蜜适量。日服1～2次。(《食物疗法精萃》)

3. 眼疼：苦瓜煅为末,灯草汤下。(《滇南本草》)

【使用注意】　胃寒体虚者慎用。

【现代研究】　苦瓜中含有苦瓜甙、β-谷甾醇葡萄糖甙,含铁和维生素C的量相当高。近来有报道,苦瓜甙有降低血糖作用。

【按语】　苦瓜味虽苦,但因其清凉,故可供食用,南方人尤喜食之。用鲜苦瓜捣汁饮或煎汤服,清热作用更强。素体蕴热者,宜为辅助食疗之品。

【参考文献】

1. 《随息居饮食谱》："苦瓜,青则苦寒,涤热、明目、清心。可酱可腌。鲜时烧肉先去苦味,虽盛夏而肉汁能凝。中寒者勿食。熟则色赤,味甘性平,养血滋肝,润脾补肾。"

2.《泉州本草》:"主治烦热消渴引饮,风热赤眼,中暑下痢。"

3.《滇南本草》:"苦,寒、平。治丹火毒气,疗恶疮结毒或遍身已成芝麻疔疮,疼痛难忍。泻心经实火,清暑,益气,止渴。"

番　茄　(《陆川本草》)

【基原】为茄科植物番茄 Lycopersicon eseulentum Mill. 的果实。

【异名】西红柿。

【性味归经】甘、酸,微寒。入肝、脾、胃经。

【功效】生津止渴。

【应用】

1. 热病口渴:番茄去皮后生食。(《实用中医营养学》)

2. 高血压,眼底出血:每日清晨空腹生吃鲜番茄1~2个,半月为一个疗程。(《家庭食疗手册》)

【现代研究】番茄中含有大部分易于被人体直接吸收的葡萄糖和果糖、有机酸。所含的酶有:苹果酸脱氢酶、抗坏血酸氧化酶等。还含有番茄素,有助消化和利尿作用。常食对肾病患者有益。番茄中含量最多的为水分,占94％,故有清热解毒,生津利尿的作用。

【按语】番茄外形美观,色泽鲜艳,肉厚汁多,甜酸可口。既是蔬菜,又可做果品。不但食用价值高,药用价值也很高。因其性味甘酸微寒,又主入胃、肝、肾三经,具有清补之功。

【参考文献】

1.《陆川本草》:"生津止渴,健胃消食,治口渴,食欲不振。"

2.《食物与治病》:"番茄性微寒,因其味甘酸,故有健胃消食,平肝作用。"

茄　子　(《本草拾遗》)

【基原】为茄科植物茄 Solanum melongena L. 的果实。

【异名】落苏、茄瓜。

【性味归经】甘,凉。入脾、胃、大肠经。

【功效】清热,消肿利尿,健脾和胃。

【应用】

1. 肠风便血:经霜茄连蒂,烧存性,研末,每日空腹温酒送服,或茄子煨熟,酒渍,暖酒空心分服。(《圣济总录》茄子酒)

2. 小便不利,水肿:茄子晒干研粉,开水送服0.6g,每日3次。(《食物与治病》)

3. 黄疸肝炎:紫茄数斤同米煮饭,连食数日。(《食物与治病》)

4. 脘闷酸胀,食欲不振:茄子300g,香菜5g,蒜片5g,酱油、食油、盐少许,先将茄子煸炒后,加入调味料,最后放上香菜末。(《传统膳食宜忌》)

【按语】此品为夏秋季蔬菜,品种较多。外形有圆、长之别,皮色有紫、白之异,但性能基本相同。茄子性寒,食时往往配以温热的葱、姜、蒜、香菜等。体质虚冷之人,慢性腹泻者不宜多食。

【参考文献】

1.《滇南本草》:"散血,消乳疼,消肿宽肠。烧灰米汤饮,治肠风下血不止及血痔。"

2．《饮膳正要》："动风发疮及痼疾，不可多食。"

3．《本草纲目》："茄性寒利，多食心腹痛下利，妇人能伤子宫。"

辣　　椒　（《植物名实图考》）

【基原】　为茄科植物辣椒 Capsicum frutescens L. 的果实。

【异名】　辣茄、番椒。

【性味归经】　辛，热。入心、脾经。

【功效】　温中散寒，开胃除湿。

【应用】

1．痢疾水泻：辣椒一个，为丸。清晨热豆腐皮裹，吞下即愈。（《医宗汇编》）

2．食欲不振：辣椒干后，制成粉、酱等调味品佐餐。（《家庭食疗手册》）

3．疟疾：辣椒子炒熟捣粉，加白矾研粉和匀，分成2份，于发作前温开水送服1份。（《单方验方选编》）

【使用注意】　多食辣椒，易使人内火旺盛，故阴虚火旺、咳嗽、目疾者忌服。

【现代研究】　辣椒能促进食欲，增加唾液分泌及淀粉酶活性，大剂量口服可产生胃炎、肠炎、腹泻呕吐等。辣椒刺激味觉感受器，反射性地升高血压；可增加血浆内游离的氢化考的松，深擦皮肤，使局部血管反射性扩张，促进血液循环旺盛，并能刺激感觉神经末梢，引起温暖感。

【按语】　辣椒各地均有栽培，品种甚多，以尖头红辣椒最辣，四川、湖南、贵州等省普遍喜食。其辛能除湿，辣能散寒，对风湿、寒湿之关节酸痛、冻疮等，可用辣椒汤浸洗。辣椒含维生素C量较高，常食可补充维生素C，促进食欲。

第八章 野菜类

野菜通常是野生于自然界,不为人工栽培的植物。在我国民间作为佐膳之品而食用。常用的野菜有枸杞头、马兰头、马齿苋、苜蓿、荠菜等。

大多数野菜性味寒凉。具有清热、解毒凉血、利尿等作用。

野菜含有维生素类、无机盐、纤维素和酶类。与蔬菜功能一样,对维持机体内酸碱平衡十分重要。

野菜所含的纤维素在体内不被吸收利用,可促进肠道蠕动,有通便作用,同时可阻止或减少胆固醇的吸收,增加胆固醇的排出量。故适合于高脂血症、动脉粥样硬化症、习惯性便秘等病人食用。

马 齿 苋 (《本草经集注》)

【基原】 为马齿苋科植物马齿苋 Portulaca oleracea L. 的全草。

【异名】 马齿草、瓜仁菜、瓜子菜。

【性味归经】 酸,寒。入大肠、肝、脾经。

【功效】 清热祛湿,散血消肿,利尿通淋。

【应用】

1. 肠炎痢疾:鲜马齿苋 250g,洗净水煮去渣,加入淘净大米 500g,继续煮成粥,每日食用2次。(《圣惠方》)

2. 尿血:鲜马齿苋 60~120g,车前草7株,水煎服。(《家庭食疗手册》)

3. 尿道炎:马齿苋60g,生甘草 6g,水煎服,每日1剂,连续服用。(《家庭食疗手册》)

4. 小便热淋:马齿苋汁服之。(《圣惠方》)

【使用注意】 脾虚便秘者及孕妇禁食,忌与鳖同食。

【按语】 马齿苋可作菜蔬食用。药用对急性肠炎、菌痢、肺病、肠痈、乳疮及产后子宫出血、痔疮出血、肾炎水肿等均有效。

抗菌试验表明,马齿苋对痢疾杆菌、伤寒杆菌、金黄色葡萄球菌有抑制作用。民间以马齿苋与肉末作馅,包馄饨、饺子食用,能清利肠热,止泻止痢。

【参考文献】

1. 《本草经疏》:"马齿苋辛寒,能凉血散热,故主散结,治痈疮疔肿。"
2. 《唐本草》:"饮汁主反胃,诸淋,金疮血流,破血癖,小儿尤良。"

枸 杞 菜 (《江苏植物志》)

【基原】 为茄科植物枸杞 Lycium chinense Mill. 的嫩苗。

【异名】 枸杞头、枸杞苗、枸杞叶。

【性味归经】 苦、甘,凉。入肝、肾经。

【功效】 清热补虚,养肝明目,止带。

【应用】

1. 阳气衰弱,腰脚疼痛,五劳七伤:枸杞叶500g,羊肾一对,米1500g,葱白十四茎。上四味细切,加水煮粥,空腹食。(《圣济总录》)

2. 五劳七伤,房事衰弱:枸杞叶500g,粳米1000g,以豉汁500ml相合,配以葱白少许,调和食之。(《圣惠方》枸杞粥方)

3. 视力减退,夜盲:枸杞菜60g,柄猫草30g,夜明砂9g,猪肝120g,水煎服。(《陆川本草》)

4. 年少妇人白带:枸杞尖作菜,同鸡蛋炒食。(《滇南本草》)

【按语】 枸杞嫩苗能炒菜、泡茶、煮粥、作羹,可清火明目,治疗阴虚内热,肝火上升,头晕目糊等。枸杞子入药功胜于嫩苗。枸杞根皮名地骨皮,入药可清退低热。地骨皮露有清凉消暑退热功效,可作夏季清凉饮料。

【参考文献】

1. 《食疗本草》:"坚筋耐老,除风,补益筋骨,能益人去虚劳。"

2. 《药性论》:"和羊肉作羹,益人,甚除风,明目;若渴可煮作饮,代茶饮之,发热诸毒烦闷,可单煮汁解之。"

马 兰 头 (《救荒本草》)

【基原】 为菊科植物马兰 Kalimeris indica (L.) Sch-Bip. 的嫩芽。

【异名】 鸡儿肠、路边菊、紫菊。

【性味归经】 辛,凉。入肝、胃、肺经。

【功效】 清热凉血,利尿消肿。

【应用】

1. 鼻衄,齿衄,紫斑,咯血:马兰头30~60g,煎汤服,或马兰头切细,出水,盐、糖、麻油拌食。(《福建民间草药》)

2. 咽喉肿痛:马兰头15g,煎汤服。(《江西民间草药》)

3. 水肿尿涩:马兰头一虎口,黑豆、小麦各一摄。酒、水各一盏,食前温服,以利小便。(《简便单方》)

【按语】 马兰的全草及根可作药用,主治同嫩芽,煎服力更强。马兰根蒸露,可作饮料,能清热和治痔疮出血。《饮食须知》曰:"腌藏作菹,甚良。"患痔者宜食。

【参考文献】

1. 《本草纲目》:"马兰治血与泽兰同功。近人用治痔漏云有效。春夏取生,秋冬取干者,不用盐、醋,白水煮食,并饮其汁或以酒煮,焙研糊丸,米饮服之,仍用煎水,入盐少许,日日熏洗之。"

2. 《日华子本草》:"根、叶破宿血,养新血,止鼻血、吐血,合金疮,断血痢,解酒疸及诸菌毒;生捣敷蛇咬。"

苜 蓿 (《名医别录》)

【基原】 为豆科植物紫苜蓿 Medicago sativa L.、南苜蓿 Medicago hispida Gaertn. 的

茎叶。

【异名】 木栗、怀风、金花菜。

【性味归经】 甘,凉。入胃、小肠经。

【功效】 清热利湿,排石。

【应用】

1. 膀胱结石:鲜南苜蓿90～150g,捣汁服。(苏医《中草药手册》)

2. 浮肿:苜蓿叶15g,研末,豆腐一块,猪油150g,炖熟一次服下,连续服用。(《吉林中草药》)

【现代研究】 本品所含的大豆黄酮及瓜氨酸有利尿作用。苜蓿素对离体小鼠肠道有松弛作用。此外,还有轻度雌激素样作用。

【按语】 苜蓿炒煮时放少量白酒,味清香鲜美。嫩头晒干盐腌,暑天当蔬菜食用,爽口佐餐。对尿路结石患者有辅助治疗作用。

【参考文献】

1.《食疗本草》:"利五脏,洗脾胃间邪气,诸恶热毒。"

2.《日华子本草》:"凉,去腹脏邪气,脾胃间热气,通小肠。"

3.《现代实用中药》:"治尿酸性,膀胱结石。"

荠 菜 (《千金·食治》)

【基原】 为十字花科植物荠菜 Capsella bursa-pastoris (L.) Medic. 的茎叶。

【异名】 护生草、沙荠。

【性味归经】 甘,凉。入肝、肾、脾经。

【功效】 和脾,利水,止血。

【应用】

1. 阳症水肿:荠菜根30g,车前草30g,水煎服。(《广西中草药》)

2. 内伤吐血:荠菜30g,蜜枣30g,水煎服。(《湖南药物志》)

【现代研究】 药理研究证明,荠菜煎剂具有兴奋神经,促进呼吸,降低血压和缩短动物凝血时间等作用。《现代实用中药》中指出荠菜能"止血,治肺出血、子宫出血、流产出血、月经过多、头痛、目痛及视网膜出血。"

【按语】 荠菜具有济世护生之能,被称为菜中甘草。烹制后的荠菜味道鲜美,口感柔嫩,可作荤素馅。适合于有尿路疾病(尿路感染、尿路结石)、前列腺炎及乳糜尿者经常食用,有防治作用。

【参考文献】

1.《名医别录》:"味甘、温,无毒。主利肝气,和中。"

2.《本草纲目》:"根叶烧灰治白痢极效。"

3.《千金要方·食治》:"杀诸毒,根主目涩痛。"

刺 儿 菜 (《本草拾遗》)

【基原】 为菊科植物小蓟 Cephalanoplos segetum (Bge.) Kitam. 的全草或根。

【异名】 小蓟。

【性味归经】 甘、苦,凉。入肝、脾经。

【功效】 凉血止血,清热解毒。

【应用】

1. 心热吐血口干:生藕汁、生牛膝汁、生地黄汁、小蓟根汁各50ml,白蜜一匙。上药相和,搅令匀,不计时候,细细呷之。(《圣惠方》)

2. 舌上出血,或大衄:刺蓟一握,研绞取汁,以酒半盏调服。如无生汁,只捣干者为末,冷水调下10g。(《圣济总录》)

3. 妊娠胎坠后出血不止:小蓟根叶(锉碎)、益母草(去根、切碎)各150g。以水三大碗,煮二味烂熟去滓至一大碗,将药于铜器中煎至一盏,分作二服,日内服尽。(《圣济总录》)

【使用注意】 脾胃虚寒而无瘀滞者忌服。

【按语】 本品干燥后入药。有清热、消炎、止血及恢复肝功能、促进肝细胞再生作用,故凡有过肝炎、热淋、尿血及其他肝病、尿道疾病者,均可作为菜茹,经常食用。

【参考文献】

1. 《本草拾遗》:"破宿血,止新血。暴下血,血痢,金疮出血,呕吐等,绞取汁温服。"

2. 《日华子本草》:"根,治热毒风,并胸膈烦闷,开胃下食,退热,补虚损。苗,祛烦热,生研汁服。"

3. 《本草纲目拾遗》:"清火疏风豁痰,解一切疔疮痈疽肿毒。"

第九章 食用菌

食用菌类包括香菇、草菇、蘑菇、猴头菌、黑木耳、银耳等。味道鲜美,有一定的营养价值,除含有水分、蛋白质、碳水化合物及微量的钙、磷、铁外,尚含有抗癌成分,如香菇等蕈类食物含有麦角酸等植物固醇类物质;蘑菇的多糖化合物。香蕈并含有降低血脂的成分香蕈太生;蘑菇中分离出的非特异性的植物血球凝集素又与机体免疫功能密切相关。

木耳、银耳性味皆甘平。木耳其性走血分,有凉血、止血、和血养荣之功。近代研究表明木耳中含有抗血液凝固物质,对防治心血管疾病有一定疗效。银耳为滋补强壮之品,入肺经,能增强细胞免疫功能,对阴虚内热者相宜,但作用缓慢,久服有效。

猴头菌等目前已作为治疗胃病及癌症的保健治疗食品。

木　耳　（《神农本草经》）

【基原】　为木耳科植物木耳 Auricularia auricula (L. ex Hook.) Underw.的子实体。

【异名】　黑木耳、树鸡。

【性味归经】　甘,平。入胃、大肠经。

【功效】　凉血止血,和血养荣,止泻痢。

【应用】

1. 血痢日夜不止,腹中疞痛,心神烦闷:黑木耳 30g,水二大盏,煮木耳令熟,先以盐醋食木耳尽,后服其汁,日三服。(《圣惠方》)

2. 内外痔:木耳 3～6g,柿饼 30g,同煮烂。(《食物与治病》)

3. 新久泄痢:干木耳 30g(炒),鹿角胶 7.5g(炒),为末。每服 9g,温酒调下,日二次。(《御药院方》)

4. 贫血:黑木耳30g,红枣30枚,煮熟服食,加红糖调味。(《家庭食疗手册》)

5. 眼流冷泪:木耳 30g(烧存性),木贼 30g,为末。每服6g,以清米泔煎服。(《惠济方》)

【使用注意】　大便不实者忌服。

【按语】　木耳为寄生于桑、槐、柳、榆等树上菌属,其性质优劣,随其木而异。木耳营养丰富,是滋补强壮之品,被誉为"素中之荤"。它含有大量碳水化合物,如甘露聚糖、木糖等。其所含胶质可起到清胃、涤肠功能。木耳含钙与铁量较高。脂肪中还含有卵磷脂和脑磷脂,所以木耳既可以用于菜肴滋补强身,又可药用治疗贫血、便血、便秘等。

【参考文献】

1. 《本经》:"益气不饥,轻身强志。"

2. 《饮膳正要》:"利五脏,宽肠胃,不可多食。"

3. 《随息居饮食谱》:"补气耐饥,活血,治跌打仆伤,凡崩淋血痢,痔患肠风,常食可瘳。"

白 木 耳 (《本草再新》)

【基原】 银耳科植物银耳 Tremella fuciformis Berk. 的子实体。
【异名】 银耳、雪耳。
【性味归经】 甘、淡,平。入肺、胃、肾经。
【功效】 滋阴润肺。
【应用】

1. 肺阴虚,咳嗽:白木耳6g,竹笋6g,淫羊藿3g。先将白木耳及竹笋用冷水发胀,次取出,加水一小碗及冰糖、猪油适量调和,最后取淫羊藿稍加碎截,置碗中共蒸,服时去淫羊藿、竹笋,白木耳连汤内服。(《贵州民间方药集》)

2. 虚劳咳嗽,痰中带血,阴虚口渴:干银耳6g,糯米100g,冰糖10g,加水煮粥食用。(《食疗粥谱》)

【使用注意】 风寒咳嗽,湿热生痰和外感口干者忌用。
【现代研究】 银耳中的多糖类物质能增强人体的免疫力,调动淋巴细胞,加强白细胞的吞噬能力,兴奋骨髓造血机能,多糖A具有一定的抗辐射作用。
【按语】 银耳是一种食用菌,被誉为菌中之冠,既是名贵的营养滋补佳品,又是一味扶正强壮的良药。本品以黄白色、朵大、光泽肉厚者为佳。对于高血压、血管硬化、便秘、月经过多者经常食用。
【参考文献】

1. 《本草问答》:"治口干肺萎,痰郁咳逆。"
2. 《增订伪药条辨》:"治肺热肺燥,干咳痰嗽,衄血,咯血,痰中带血。"
3. 《饮片新参》:"清补肺阴,滋液,治劳咳。"

香 蕈 (《日用本草》)

【基原】 为侧耳科植物香蕈Lentinus edodes (Berk.)Sing.的子实体(菌盖及柄)。
【异名】 香菇、冬菰。
【性味归经】 甘,平。入胃经。
【功效】 益胃气,托痘疹,止血。
【应用】

1. 胃痉,反胃呕吐:皂荚树蕈,焙干为末,饭前糖水送下。(《家庭食疗手册》)
2. 功能性子宫出血:杨树蕈焙研末,每服3g,温水下,日服二次。(《家庭食疗手册》)
3. 小儿痘疹干瘪,体虚难出:香菇6~9g,水煎服。(《家庭食疗手册》)

【使用注意】 痧痘后、产后、病后忌用野生香蕈,其与毒蕈易混淆,误食后中毒,严重者可致死亡。
【现代研究】 香蕈中含有降低血脂物质香蕈素,而且含钙、磷较高,可作为天然抗佝偻病的食物。香蕈中的松茸醇,为鲜品香气的主要成份。
【按语】 香蕈清香鲜美,能增进食欲,降低血脂,对高血脂患者更为适宜,也可作小儿软骨病的食品以辅助治疗。香蕈多糖有一定的提高免疫作用和抗癌作用,肿瘤病人食用有益。
【参考文献】

1．《本草求真》：“香蕈味甘性平，大能益胃助食，及理小便不禁。”
2．《医林纂要》：“可托痘毒。”
3．《现代实用中药》：“为补偿维生素D的要剂，预防佝偻病，并治贫血。”

蘑　菇　（《日用本草》）

【基原】　为黑伞科植物蘑菇 Agaricus campestris L. ex Fr.的子实体（菌盖及柄）。

【异名】　蘑菇蕈、蘑菰、肉蕈。

【性味归经】　甘，凉。入肠、胃、肺经。

【功效】　补益肠胃，化痰散寒。

【应用】

1．急性、慢性肝炎：鲜蘑菇水煎或作菜食用。（《家庭食疗手册》）

2．咳嗽气逆：蘑菇煨汤。（《家庭食疗手册》）

【使用注意】　动气发病，不宜多食。

【现代研究】　从蘑菇中提取一种多糖物质，与抗癌药物合用，可减少药物剂量而达到治疗目的。

【按语】　蘑菇味鲜美，能增进食欲，益胃气，适合于肿瘤、糖尿病、肝炎、慢性气管炎者经常食用。体虚者食用，可增强机体的免疫功能。另外香蕈、蘑菇野生者要注意是否有毒，如中毒可用生绿豆和水研浓汁饮之遂解。

【参考文献】

1．《本草纲目》：“益肠胃，化痰理气。”

2．《日用本草》：“天花蕈益气杀虫。”

3．《本草品汇精要》：“蘑菇乃蕈之属之，……今入诸汤中食之味甚鲜美，但不可多食，由其动气而发病故也。”

第十章 果 品 类

凡可做副食的大部分植物的果实、种子及少部分植物的根茎，均归入果品类食物。《素问》中谈到"五果为助"，说明其主要的作用是辅助粮食的营养不足，以提供人们生理上的需要。"五果"古人指"李、杏、枣、桃、栗"（王冰注）。

果品按应用习惯和果品性质，可分鲜果类，如苹果、梨、香蕉等，含多量汁液。瓜类水果如西瓜、甜瓜，实属鲜果类。另有干果类，如白果、大枣、芡实等，果实外包有硬壳或由鲜果加工干燥而成。

果品类食物中平、凉性偏多，甘、酸味偏多。偏寒凉者有清热之功，偏甘、酸者可化阴，有生津作用。如《温病条辨》中的五汁饮，多为水果汁组成，治热甚伤津有良好作用。许多干果具有健脾补肾作用，如栗、落花生、芡实等，可代谷充饥。

无论是鲜果还是干果，均含有丰富营养素，如维生素C、无机盐、纤维素、有机酸等。特别是在某些干果中，含有脂肪、蛋白质、淀粉等。因此它们各显示出不同的营养和药用价值。如山楂可防治冠心病；香蕉可抗胃溃疡；杏仁、枇杷可止咳化痰。

第一节 鲜 果 类

荸 荠 （《日用本草》）

【基原】 为莎草科植物荸荠 Heleocharis dulcis (Burm. f.)Trin. ex Henschel 的球茎。

【异名】 地栗、乌芋。

【性味归经】 甘，寒。入肺、胃经。

【功效】 清热，化痰，消积，利湿。

【应用】

1. 湿热黄疸，小便不利：荸荠打碎，煎汤代茶，每次120g。（《泉州本草》）

2. 腹满胀大：乌芋去皮，填入雄猪肚内，线缝，砂器煮糜食之，勿入盐。（《本草经疏》）

3. 咽喉肿痛：荸荠绞汁冷服，每次120g。（《泉州本草》）

【使用注意】 虚寒及血虚者慎服。

【按语】 凡热病烦渴、便秘、阴虚肺燥、痰热咳嗽、肝阳上亢（如高血压症）等病症均宜食用荸荠。荸荠苗（又名通天草）有利尿消肿作用，可治肾炎水肿。胸中烦闷者食之亦宜。

【参考文献】

1. 《日用本草》："下五淋，泻胃热。"

2. 《本草纲目》："主血痢、下血、血崩。"

3.《本草再新》:"清心降火,补肺凉肝,消食化痰,破积滞,利脓血。"

甘 蔗 (《名医别录》)

【基原】 为禾科植物甘蔗 Saccharum sinensis Roxb. 的茎杆。
【异名】 薯蔗、干蔗、竿蔗、糖梗。
【性味归经】 甘,寒。入肺、胃经。
【功效】 清热生津,下气润燥,和胃降逆。
【应用】
1. 虚热咳嗽、口干涕垂:甘蔗汁一升半,青粱米四合。煮粥,日食二次,极润心肺。(《本草纲目》)
2. 发热口干,小便涩:甘蔗去皮尽令吃之,咽汁,若口痛,捣取汁服之。(《外台秘要》)
3. 反胃,朝食暮吐,暮食朝吐,旋转吐者:甘蔗汁七升,生姜汁一升,二味相和,分为三服。(《梅师集验方》)
【使用注意】 脾胃虚寒者慎服。《本草经疏》:"胃寒呕吐中满滑泄者忌之。"
【按语】 甘蔗之渣滓,晒干煅成炭,研细末,可外敷伤口,加香油调后用。甘蔗甘凉汁多,和胃润肠,止渴解酒,生津充液,时有内热烦渴者食之宜。
【参考文献】
1.《本草纲目》:"蔗,脾之果也,其浆甘寒,能泻火热。"
2.《随息居饮食谱》:"榨浆,名为天生复脉汤。"

香 蕉 (《本草纲目拾遗》)

【基原】 为芭蕉科植物甘蕉 Musa paradisiaca L. var. sapientum Oktze. 的果实。
【异名】 蕉子、蕉果。
【性味归经】 甘,寒。入脾、胃经。
【功效】 清热,润肠,解毒,止痛。
【应用】
1. 痔疮及便后出血:香蕉二个,不去皮,炖熟,连皮食之。(《岭南采药录》)
2. 牙痛:香蕉两枚,煎热汁一碗,含漱。(《经验方》)
【使用注意】 进食过多,会导致胃肠功能障碍。
【现代研究】 果肉中所含的5-羟色胺可使胃酸降低,香蕉本身又能缓和对胃粘膜的刺激,故对一些药物等诱发的胃溃疡有保护作用。每日食入5-羟色胺10mg对胃肠功能并无障碍,但食入过多,则可引起障碍。成熟香蕉之果肉甲醇提取物的水溶液有抑制真菌、细菌的作用。
【按语】 临床发现,糖尿病病人摄入香蕉中的糖类后,尿糖较进食别的糖类为低。香蕉中果糖与葡萄糖之比为1:1,这一天然组成,对治疗脂肪痢是合适的,也适用于中毒性消化不良。香蕉质润性软,适合于老年人、习惯性便秘、高血压、冠心病者经常食用。
【参考文献】
1.《本草求原》:"止渴润肺解酒,清脾滑肠,脾火盛者食之,反能止泻止痢。"
2.《本草纲目拾遗》:"收麻风毒。两广等地湿热,人多染麻风,所属住处,人不敢处,必种香蕉木本结实于院中,一二年后,其毒尽入树中乃敢居。"

柿 子 (《滇南本草图说》)

〔附:柿饼、柿霜〕

【基原】 为柿科植物柿 Diospyros kaki L. f. 的果实。

【异名】 米果、猴枣。

【性味归经】 甘,涩,寒。入心、肺、大肠经。

【功效】 清热,润肺,止咳,消瘿。

【应用】

1. 地方性甲状腺肿:柿未成熟时,捣取汁,冲服。(江西《中草药学》)
2. 肺燥干咳,咯血:白柿子四个,粳米60g,白糖少许,煮粥食用。(《食疗粥谱》)

【使用注意】 凡脾胃虚寒,痰湿内盛,外感咳嗽,脾虚泄泻,疟疾等症均不宜食。

【现代研究】 新鲜柿子含碘量高。故可制成某种制剂(去除蛋白质及胶性物质),用于甲状腺疾患。

【按语】 鲜柿甘寒,食之能养阴、润燥、清热;干柿甘平,能健脾补胃,润肺涩肠。凡阴虚内热,口干舌燥,烦渴者均可食用。

【参考文献】

1. 《本草图经》:"凡食柿不可与蟹同,令人腹痛大泻。"
2. 《随息居饮食谱》:"鲜柿,甘寒养肺胃之阴,宜于火燥津枯之体。"

〔附〕 柿饼、柿霜

柿饼:柿的果实经加工而成的饼状食品,有白柿、乌柿两种。性味甘涩,寒,具有涩肠、润肺、止血、和胃等功效,主治吐血、咯血、血淋、肠风、痢疾、痔漏等症。

柿霜:取成熟的柿子,削去外皮,日晒夜露,约经一月后,放置席圈内,再经一月左右,即成柿饼,其上生有白色粉霜,用帚刷下,即为柿霜。将柿霜放入锅内加热熔化,至成饴状,倒入特别的模型中,晒成七成干,用刀铲下,再晾至足干即成柿霜饼。平日应放阴凉干燥处,防止潮湿。内含甘露醇等。性甘凉,能清热、润燥、化痰,主治肺热燥咳,咽干喉痛,口舌生疮,吐血,咯血,消渴等症。外敷可治痈疮。

李 子 (《滇南本草》)

【基原】 为蔷薇科植物李 Prunus salicina Lindl. 的果实。

【异名】 李实、嘉庆子。

【性味归经】 甘、酸,平。入肝、肾经。

【功效】 清肝涤热,生津,利水。

【应用】

1. 骨蒸劳热,或消渴引饮:鲜李子捣汁冷服。(《泉州本草》)
2. 肝硬化腹水:李子鲜食。(《泉州本草》)

【使用注意】 《滇南本草》:"不可多食,损伤脾胃。"脾胃虚弱者不宜多食。

【按语】 古时,取李子汁和酒饮之,谓之驻色酒,并可预防疰夏。因其有养肝破瘀作用,适合于慢性肝病者食用。

【参考文献】

1. 《医林纂要》:"养肝、泻肝、破瘀。"
2. 《本草求真》:"《素问》言李味属肝,故治多在于肝,正思邈所谓肝病宜李之意也。中有痼热不调,骨节间有痨热不治,得此酸苦性入,则热得酸则敛,得苦则降。而能使热悉去也。"

梅　子　(《本草经集注》)

〔附:乌梅〕

【基原】　为蔷薇科植物梅 Prunus mume Sieb.et Zucc.的果实。

【异名】　梅实、青梅。

【性味归经】　酸、涩,平。入肝、脾、肺、大肠经。

【功效】　生津,止咳化痰,止泻止痢。

【应用】

1. 痰涎壅塞,喉如有物,膈间作痛,吐之不出,咽之不下,梅核膈气:青梅含于口中,取汁下咽。

2. 痢疾:酸梅膏,每服10g,日服三次,宜饭前服。亦可用治伤寒及各种胃肠炎。酸梅膏制法:在黄梅时节,取青梅1.5~2.5kg洗净,去核,捣烂,用布滤过,放陶瓷盆内,在日光下晒干,至凝固如胶,放瓶中贮存,放5~10年均不坏。

3. 夏季害痧,腹痛呕吐:饮青梅酒,或吃酒浸之青梅。青梅酒制法:取未熟之青梅浸酒,酒浸没梅子,高出1~2寸,密封1个月后可用,越陈越好。

4. 风湿性关节痛、腰痛、坐骨神经痛:青梅酒擦患部。

【使用注意】　《随息居饮食谱》:"多食损齿,生痰助热,凡痰嗽、疳膨、痞积、胀满、外感未清、女子天癸未行及妇女汛期、产前、产后、痧痘后并忌之。"

【现代研究】　梅子及梅汁含钾多,长期服用利尿药者,食梅子合宜。一般含钾多的食物而含钠亦多,而梅子较少,故优于别的食品。

【按语】　青梅,其味极酸,具有良好的生津止渴作用。渍之以白糖,俗称白糖梅子,食时清脆可口。盛夏之日,日食1~2枚能生津解渴,且可预防肠道传染病。若以盐水渍之,含之咽汁,能治梅核气等。

【参考文献】

1. 《本草纲目》:"敛肺涩肠,治久嗽,泻痢,反胃噎膈,厥吐利,消肿,涌痰,解鱼毒、马汗毒、硫磺毒。"
2. 《随息居饮食谱》:"梅,生时宜蘸盐食,温胆生津,孕妇多嗜者,以小满前肥脆而不带苦者佳。"

【附】　乌梅。

为梅的未成熟果实加工熏制成,色黑,性味酸、涩,平。归肝、脾、肺、大肠经。有敛肺,涩肠,生津,安蛔功效。乌梅能使胆囊收缩,促进胆汁分泌,对治疗胆道蛔虫及菌痢有一定效果。乌梅煎水治血尿亦有一定作用。

杏　(《本草图经》)

【基原】　为蔷薇科植物杏 Prunus armeniaca L. 或山杏 P. armeniaca L. var. ansu

Maxim.的果实。

【异名】 杏实。

【性味归经】 酸、甘,温。入肝、肾经。

【功效】 生津止渴,止泻。

【应用】

1．暑热伤津：食鲜杏。

2．慢性泄泻：食杏干或鲜杏。

【使用注意】 小儿服食过多容易损坏牙齿。《本草衍义》："小儿尤不可食,多致疮痈及上膈热。"

【参考文献】

1．《滇南本草》："治心中冷热,止渴定喘,解瘟疫。"

2．《随息居饮食谱》："润肺生津。"

杨　　梅　（《食疗本草》）

【基原】 为杨梅科植物杨梅 Myrica rubra Sieb. et Zucc.的果实。

【异名】 机子、圣生梅、白蒂梅、朱红、树梅。

【性味归经】 甘、酸,温。入肺、胃经。

【功效】 生津解渴,和胃消食,止痢。

【应用】

1．痢疾及中暑：杨梅浸烧酒服,或用15g煎服。（江西《中草药学》）

2．胃肠胀满：杨梅腌食盐备用,越久越佳,用时取数颗泡开水服。（《泉州本草》）

【使用注意】 多食后能损齿及筋,令人发热,发疮,致痰。血热火旺的人,不宜多食,忌与生葱同食。

【按语】 临床用治夏季痧症,伴腹痛、吐泻,可饮服酒杨梅,每次1～2个,日服2～3次。酒杨梅制法：以紫红熟杨梅,浸以酒,以浸没杨梅为度,一周后即可启用。有清虚热,止渴除烦作用。

【参考文献】

1．《现代实用中药》："治口腔咽喉炎症。"

2．《中国药植图鉴》："对心胃气痛及霍乱有效。"

山　　楂　（《本草衍义补遗》）

【基原】 为蔷薇科植物山楂 Crataegus pinnatifida Bge. var. major N.E. Br.或野山楂的果实。

【异名】 山里红果、赤枣子。

【性味归经】 酸、甘,微温。入脾、胃、肝经。

【功效】 消食积,散瘀血,利尿,止泻。

【应用】

1．食肉不消：山楂肉 120g,水煮食之,并饮其汁。（《简便单方》）

2．产妇恶露不尽,腹中疼痛,或儿枕作痛：山楂百十个,打碎煎汤,入砂糖少许,空心温

服。(朱震亨)

3. 高血压：用中国大果山楂干品，提制成糖浆，使每毫升糖浆含山楂干品0.65g，并加适量防腐剂，每天服三次，每次20ml，饭后服。有明显降压作用，能改善消化功能及食欲。(《新中医》1976.1)

4. 小儿脾虚久泻：取鲜山楂（去皮核）、淮山药各等份，加适量白糖，调匀后蒸熟，压制成小儿爱吃的山楂饼，有健脾醒胃，消胀除积之作用。(《新中医》1978.2)

【使用注意】 凡脾虚胃弱无积滞、气虚便溏者，慎用。生食山楂多后，令人嘈杂易饥。

【现代研究】 经临床观察与实验研究，证明山楂有扩张血管、降低血压、降低胆固醇含量和强心作用。体外抑菌试验表明，焦山楂及生山楂均有很强的抑制福氏痢疾杆菌、宋氏痢疾杆菌、变形杆菌、大肠杆菌及绿脓杆菌等作用。服山楂后，能增加胃中酶类（包括淀粉酶、脂肪分解酶等），促进食物消化。山楂煎剂乙醇浸出物有收缩子宫的作用。

【按语】 山楂多用于消化不良的泄泻，又长于消肉积，体虚而兼有食滞者，山楂应与党参、白术等同用方妥。

【参考文献】

1.《本草求真》："山楂，所谓健脾者，因其脾有食积，用此酸咸之味，以为消磨，俾食行而痰消，气破而泄化，谓之为健，止属消导之健矣。"

2.《医学衷中参西录》："山楂，若以甘药佐之，化瘀血而不伤新血，开郁气而不伤正气，其性尤和平也。"

橘 (《神农本草经》)

【基原】 为芸香科植物福橘 Citrus tangerina Hort. et Tanaka 或朱橘 Citrus erythrosa Tanaka 等多种橘类的成熟果实。

【异名】 黄橘。

【性味归经】 甘、酸，凉。入肺、胃经。

【功效】 开胃理气，止渴润肺。

【应用】

1. 坏血病：经常食橘，日三枚。(《经验方》)

2. 胸膈结气，胸中烦热：多食橘。

【使用注意】 风寒咳嗽及有痰饮者不宜食。

【按语】 橘有理气作用，用于因肝经气滞而伴有乳房胀痛或出现乳腺小叶增生的女性患者，能散肝经滞气，止痛散结。橘子中含有多种有机酸、维生素，对老年人及心血管病患者相宜。鲜橘制成橘饼，可以止咳、止痢、疏肝解郁。

【参考文献】

1.《日用本草》："止渴，润燥，生津。"

2.《医林纂要》："除烦，醒酒。"

橙 子 (《食性本草》)

【基原】 为芸香科植物香橙 Citrus junos Tanaka 的果实。

【异名】 橙。

【性味归经】 酸,凉。入肺经。
【功效】 和中开胃,宽膈健脾,醒酒。
【应用】
1. 痔疮肿痛:隔年风干橙子,桶内烧烟熏之。(《医方摘要》)
2. 肝郁气滞,腹胀嗳气:吃橙饼或橙子。(《同寿录》)
【使用注意】 《本经逢原》:"疟寒热禁食"。《本草纲目拾遗》:"气虚瘰疬者勿服。"
【现代研究】 橙子含橙皮甙、柠檬酸、苹果酸、琥珀酸、糖类、果胶和维生素等。另含挥发油,包含醛、酮、酚、醇、酯、酸及香豆精类等成分70余种。其中还含维生素B_1、C,均能增强毛细血管之韧性。
【按语】 橙子用于肝气郁结症。宜于气滞而不宜于气虚。女性因肝经气滞引起乳房胀痛、梅核气、偏头痛、痛经者,平时常宜食用。
【参考文献】
1.《玉楸药解》:"宽胸利气,解酒。"
2.《本草纲目拾遗》:"橙饼,消顽痰,降气,和中,开胃,宽膈,健脾,解鱼蟹毒,醒酒。"

柚 (《本草经集注》)

【基原】 为芸香科植物柚 Citrus grandis (L.) Osbeck的果实。
【异名】 柚子、文旦。
【性味归经】 甘、酸,寒。入脾、肝经。
【功效】 消食下痰,理气平喘。
【应用】
1. 痰气咳嗽:柚子去核,切,砂瓶内浸酒,封固一夜,煮烂,蜜拌匀,时时含咽。(《本草纲目》)
2. 咳嗽气喘:柚子一只,切成瓣块,与鸡一起蒸熟,食用。
【使用注意】 气虚者少用。
【按语】 本品含有黄酮类(橙皮甙等),适合有心血管疾病特别是冠心病患者食用,能抑制血小板的凝聚,增进血液浮悬的稳定性及加快血流等。同时亦可作为糖尿病患者的保健食品。
【参考文献】《日华子本草》:"治孕妇人食少并口淡,去胃中恶气,消食,去肠胃气,解酒毒,治饮酒人口气。"

梨 (《名医别录》)

【基原】 主要为蔷薇科植物白梨 Pyrus bretschneideri Rehd、沙梨 Pyrus pyrifolia (Burm. f.) Nakai、秋子梨 Pyrus ussuriensis Maxim.等栽培种的果实。
【异名】 快果。
【性味归经】 甘、微酸,凉。入肺、胃经。
【功效】 生津,润燥,清热,化痰。
【应用】
1. 太阴温病口渴甚者:甜水梨大者一枚,薄切,新汲凉水内浸半日,(捣取汁)时时频

饮。(《温病条辨》雪梨浆)

2. 消渴:香水梨(或好鹅梨,或江南雪梨,俱可),用蜜熬瓶盛,不时用热水或凉水调服,止嚼梨亦妙。(《普济方》)

3. 咳嗽痰多:梨,捣汁用,熬膏亦良,加姜汁、白蜜。(《本草求原》)

4. 小儿心脏风热,昏懵躁闷,不能食:梨三枚,切,以水二升,煮取一升,去滓,入粳米一合,煮粥食之。(《太平圣惠方》)

【使用注意】 脾虚便溏及寒嗽忌服。

【按语】 本品可制膏食用。"雪梨膏"即以白梨500g,去皮心,加百合250g,白糖250g,拌匀,隔水炖至膏状而成。"秋梨膏"即以本品为主要原料,加白糖、蛋清、蜂蜜以及化痰止咳的中药熬制而成。常服对慢性呼吸道疾病有显著疗效。常觉口干舌燥者亦宜。

【参考文献】

1. 《本草通玄》:"生者清六腑之热,熟者滋五脏之阴。"
2. 《本草求原》:"梨汁煮粥,治小儿疳热及风热昏躁"。

桃　子　(《日用本草》)

【基原】 为蔷薇科植物桃 Prunus persica(L.) Batsch 或山桃 P. dayidiana (Carr.) Franch. 的成熟果实。

【异名】 桃实。

【性味归经】 甘、酸,温。入肝、大肠经。

【功效】 生津,润肠,活血,止喘,降压。

【应用】

1. 夏日口渴,便秘(包括老年人体虚与肠燥便秘),痛经,闭经者,均宜食。(经验方)

2. 虚劳喘咳:鲜桃三个,削去外皮,加冰糖30g,隔水炖烂后去核,每天一次。(《药用果品》)

3. 高血压:鲜桃去皮、核吃,每天早晚各一次,每次1～2个。(《药用果品》)

【使用注意】 因其性温,多食容易使人腹胀并易生痈疖。

【现代研究】 本品含钾量较高,适宜于有水肿的病人,作为服利尿药时的辅助食物。

【按语】 桃子一般鲜食或作脯食。因其有缓和的活血化瘀作用,故妇女经期时宜食。少女在月经初潮后一段时间,往往月经尚未正常来潮,可多吃些桃或桃脯,对因过食生冷而引起痛经者更宜。

【参考文献】

1. 崔禹锡《食经》:"养肝气。"
2. 《滇南本草》:"通月经,润大肠,消心下积。"
3. 《随息居饮食谱》:"补心活血,生津涤热。"

桑　椹　(《唐本草》)

【基原】 为桑科植物桑 Morus alba L. 的果穗。

【异名】 桑实。

【性味归经】 甘,寒。入肝、肾经。

【功效】 补肝,益肾,熄风,滋阴,养血,消瘰疬。

【应用】

1．心肾衰弱不寐,或习惯性便秘:鲜桑椹30～60g,水适量煎服。(《闽南民间草药》)

2．贫血:鲜桑椹60g,桂圆肉30g,炖烂服,每天二次。(《药用果品》)

3．血虚生风,血痹风痹,肝肾两亏,腰膝酸软,老年肠枯,大便秘结病后体弱、头晕乏力:桑椹膏每次10～15g,日冲服二次,空腹服为宜。桑椹膏制备:桑椹子50kg,砂糖20kg,熬制。(《饮食治疗指南》)

4．淋巴结核:鲜桑椹30g,水煎服,每日3次。(《药用果品》)

5．血虚腹痛、神经痛:鲜桑椹30～60g,水煎服,或桑椹膏每日10～15g,用温开水和少量黄酒冲服。(《家庭食疗手册》)

【使用注意】 脾胃虚寒及腹泻者不宜服用。

【按语】 桑椹常用于补肝肾,与枸杞子配伍,或与何首乌同用,可治肾虚须发早白、眼目昏花、阳痿、遗精、不育等症。有贫血,慢性肝肾疾病者,也可常服桑椹或桑椹蜜。

【参考文献】

1．《滇南本草》:"益肾脏而固精,久服黑发明目。"

2．《本草纲目》:"捣汁饮,解酒中毒。"

3．《中药形性经验鉴别法》:"安胎。"

柠 檬 (《岭南采药录》)

【基原】 为芸香科植物黎檬 Citrus limonia Osbeck.或洋柠檬 Citrus limon Brum的果实。

【异名】 宜母子。

【性味归经】 酸,平。入肺、胃经。

【功效】 生津,止渴,祛暑,安胎,降脂,消炎。

【应用】

1．防暑:多饮柠檬汁。

2．安胎:孕妇宜食。

【使用注意】 柠檬味极酸,易伤筋损齿。

【现代研究】 柠檬中内含橙皮甙等黄酮成分,有降低血清胆固醇的作用,适于高脂血症、肥胖症、胆石症等病人。

【参考文献】

1．《食物考》:"浆饮渴瘳,能辟暑。孕妇宜食,能安胎。"

2．《本草纲目拾遗》:"腌食,下气和胃。"

3．《粤语》:"宜母子,似橙而小,二三月熟,黄色,味极酸,孕妇肝虚嗜之,故曰宜母。当熟时,人家竞买,以多藏而经岁久为尚,汁可代醋。"

苹 果 (《滇南本草》)

【基原】 为蔷薇科植物苹果 Malus pumila Mill.的果实。

【异名】 柰子、起凡子。

【性味归经】 甘,凉。

【功效】 生津,润肺,消炎,止渴。

【应用】

1. 慢性腹泻,结肠炎:冲服苹果干粉15g,每日2~3次,空腹时服。(《饮食治疗指南》)

2. 在水肿病人服用中西药物利尿后,宜进食苹果,有利于补钾,又因其含钠量少,也不会引起水肿的加重。

【按语】 妇女妊娠反应期间,宜食苹果。一方面可补充碱性物质及钾和维生素;另一方面可调节水盐及电解质平衡,防止因频繁呕吐导致酸中毒症状出现。平日在饭后进食苹果,也可补充糖、有机酸、维生素C等营养物质,有保健作用。

【参考文献】

1. 《千金要方·食治》:"益心气。"

2. 《随息居饮食谱》:"润肺悦心,生津开胃,醒酒。"

3. 《滇南本草》:"苹果炖膏名玉容丹,通五脏六腑,走十二经络,调营卫而通神明,解瘟疫而止寒热。"

橄 榄 (《日华子本草》)

【基原】 为橄榄科植物橄榄 Canarium album(Lour.) Raeuseh的果实。

【异名】 青果。

【性味归经】 甘、涩、酸,平。入肺、胃经。

【功效】 清肺,利咽,生津,解毒,止咳。

【应用】

1. 时行风火喉痛,喉间红肿:鲜橄榄、鲜莱菔,水煎服。(《王氏医案》青龙白虎汤)

2. 河豚鱼诸毒,诸鱼骨哽:橄榄捣汁或煎浓汁饮服。(《随息居饮食谱》)

3. 预防白喉、上感、流感:鲜萝卜(白色为好)60g,鲜橄榄2~5个,开水泡服或水煎代茶。(《饮食治疗指南》)

4. 百日咳:生橄榄二十粒,炖冰糖作三次服。(《饮食治疗指南》)

【使用注意】 凡热性咳嗽者,待热稍退后才能用本品。

【现代研究】 据临床报道,鲜橄榄煎汤内服可治疗急性细菌性痢疾。

【参考文献】

1. 《日华子本草》:"开胃,下气,止泻。"

2. 《本草再新》:"平肝开胃,润肺滋阴,消痰理气,止咳。"

樱 桃 (《名医别录》)

【基原】 为蔷薇科植物樱桃 Prunus pseudocerasus Lindl.的果实。

【异名】 荆桃。

【性味归经】 甘,温。

【功效】 祛风湿,透疹。

【应用】

1. 冻疮:鲜樱桃放瓶内,埋在地下,入冬时取出,即可外用。(《全国中草药新医疗法展

览会>资料选编)

2. 瘫痪,四肢不仁,风湿腰腿疼痛:用樱桃0.5kg泡酒适量,一周后可饮服,每次5～10ml,日三次。

3. 疹发不出,名曰闷疹:樱桃水一杯,略温灌下。(王玷桂《不药良方》)

4. 烧烫伤:樱桃水蘸棉花上,频涂患处,当时止痛,还能制止起泡化脓。(《河北中医药集锦》)

【使用注意】 樱桃多食,可发虚热,因其性属火。

【按语】 体质虚弱,皮肤粗糙,中风后遗症者,均可饮服樱桃酒,有保健治疗作用。

【参考文献】

1. 《滇南本草》:"治一切虚症,能大补元气,滋润皮肤。"

2. 南川《常用中草药手册》:"清血热,补血补肾,预防喉症。"

葡 萄 (《神农本草经》)

〔附:葡萄干〕

【基原】 为葡萄科植物葡萄 Vitis vinifera L.的果实。

【异名】 山葫芦。

【性味归经】 甘、酸,平。入肺、脾、肾经。

【功效】 补气血,强筋骨,利小便,安胎,除烦止渴。

【应用】

1. 发热口渴:生葡萄捣滤取汁,以瓦器熬稠,入熟蜜少许,同收,点汤饮。(《居家必用事类全集》)

2. 血小板减少或粒细胞减少症:饮服葡萄酒10～15g,每日2～3次。(《饮食治疗指南》)

3. 胎气上逆(孕妇胸胀满、喘急、坐卧不安):葡萄30g,煎汤饮服,每日2次。(《家庭食疗手册》)

【使用注意】 孟诜:"不堪多食,令人卒烦闷眼暗。"

【按语】 本食物适合于胆囊炎、胆石症、白细胞减少者食用。

【参考文献】

1. 《随息居饮食谱》:"补气,滋肾液,益肝阴,强筋骨,止渴,安胎。"

2. 《陆川本草》:"滋补强壮,补血,强心利尿。"

3. 《本草纲目》:"可以造酒,人醋饮之,则陶然而醉,故有是名。其圆者名草龙珠,长者名马乳葡萄,白者名水晶葡萄,黑者名紫葡萄。"

〔附〕 葡萄干

葡萄制干后,糖与铁质的含量相对增加,是儿童、妇女及体弱贫血者的滋补佳品。

枇 杷 (《名医别录》)

【基原】 为蔷薇植物枇杷 Eriobotrya japonica (Thunb.) Lindl.的果实。

【性味归经】 甘、酸,凉。入脾、肺、肝经。

【功效】 润肺,止渴,下气,止咳,化痰。

【应用】

1．燥渴：多吃枇杷。
2．肺热咳嗽、咳痰：宜吃枇杷。久咳者服枇杷露、枇杷膏。

【使用注意】 《随息居饮食谱》："多食助湿生痰,脾虚滑泄者忌之"。

【按语】 枇杷叶制剂有降气化痰,清肺和胃功效,亦用治肺热痰嗽,咳血,衄血,胃热呕哕。但若遇胃寒呕吐及风寒咳嗽者,不宜服。

【参考文献】
1．崔禹锡《食经》："下气,止哕呕逆。"
2．《滇南本草》："治肺痿痨伤吐血,咳嗽吐痰,哮吼。又治小儿惊风发热。"

龙 眼 肉 （《开宝本草》）

【基原】 为无患子科植物龙眼 Euphorbia longan (Lour.) Stend.的假种皮。

【异名】 益智、桂圆肉。

【性味归经】 甘,温。入心、脾经。

【功效】 益心脾,补气血,安神,健脾止泻,利尿消肿。

【应用】
1．脾虚泄泻：龙眼干14粒,生姜3斤,煎汤服。(《泉州本草》)
2．妇人产后浮肿：龙眼干、生姜、大枣,煎汤服。(《泉州本草》)
3．思虑过度,劳伤心脾,虚烦不眠：龙眼干 15g,粳米60g,莲子 10g,芡实 15g,加水煮粥,并加白糖少许。(《食疗粥谱》)
4．贫血,神经衰弱,心悸怔忡,自汗盗汗：龙眼肉4～6枚和莲子、芡实等,加水炖汤于睡前服。(《食物中药与便方》)

【使用注意】 内有痰火及湿滞停饮者忌服。

【现代研究】 据临床报道,对神经性心悸有一定疗效,用量每次 30～60g。

【按语】 桂圆肉中含糖较多,为易消化吸收的单糖。桂圆中含铁较高,维生素 B_2 也很丰富,可以减轻宫缩及下垂感,起到保胎作用。

【参考文献】
1．《日用本草》："益智宁心。"
2．《得配本草》："益脾胃,保心血,润五脏,治怔忡。"
3．《泉州本草》："壮阳益气,补脾胃。"

荔 枝 （《本草拾遗》）

【基原】 为无患子科植物荔枝 Litchi chinensis Sonn.的果实。

【异名】 离支、丹荔、火山荔、丽枝、勒荔。

【性味归经】 甘、酸,温。入脾、肝经。

【功效】 生津益血,健脾止泻,温中理气,降逆。

【应用】
1．脾虚久泻：荔枝干果七个,大枣五个,水煎服。(《食物中药与便方》)
2．老人五更泻：荔枝干五粒,舂米一把,合煮粥食,连服三次,酌加山药或莲子同煮更佳。(《泉州本草》)

3. 呃逆不止：荔枝七个，连皮核烧存性，为末，白汤调下。(《医方摘要》)
4. 妇女虚弱，崩漏贫血：荔枝干果30g，水煎服。(《食物中药与便方》)
5. 气虚胃寒：荔枝肉五枚，煮酒一小杯，屡服有效。(《饮食治疗指南》)

【使用注意】 阴虚火旺者慎服。

【按语】 新鲜果肉汁多味甘，生津止渴，为果中佳品。

【参考文献】《玉楸药解》："荔枝，甘温滋润，最益脾肝精血。阳败血寒，最宜此味。功与龙眼相同，但血热宜龙眼，血寒宜荔枝。干者味减，不如鲜者，而气和平，补益无损，不致助火生热，则大胜鲜者。"

石 榴 (《本草拾遗》)

【基原】 为石榴科植物石榴 Punica granatum L. 的果实。

【性味归经】 甘、酸，温。入大肠、肾经。

【功效】 涩肠，止血，止咳。

【应用】

1. 久痢久泻，大便出血：陈石榴焙干，研为细末，每次 10～12g，米汤调下。(《普济方》神授散) 或用鲜石榴一个连皮捣碎，加食盐少许，水煎服。(《药用果品》)
2. 肺结核咳嗽，老年慢性支气管炎：未熟鲜石榴一个，每晚临睡前取种子嚼服。(《药用果品》)
3. 咽喉炎，口干，音哑，口舌生疮：鲜石榴一至二个，取种子慢慢嚼服。(《药用果品》)

【使用注意】 多食易伤肺，生痰，损齿。

【按语】 石榴有明显收敛、抑菌、抗病毒作用。石榴鲜食，有"御饥疗渴，解酲止醉"之功。制成饮料，或酿酒造醋，别具风味。石榴皮碱对绦虫的杀灭作用很强，但果皮有毒，应用时应多加注意。

【参考文献】
1.《本草纲目》："止泻痢、下血、脱肛、崩中、带下。"
2.《滇南本草》："治日久水泻……又治痢脓血，大肠下血。"

刺 梨

【基原】 为蔷薇科植物刺梨 Rosa roxburghii Tratt. f. normalis Rehd. et Wils. 的果实。

【异名】 茨梨。

【性味归经】 甘、酸、涩。入胃经。

【功效】 健胃，消食，抗癌，延缓衰老。

【应用】

1. 胃脘食后胀闷：饮服刺梨汁。
2. 胃癌，肝癌，慢性肝病：常食刺梨或每日饮刺梨汁三次，每次50～100ml。

【现代研究】 刺梨中含维生素C很高，被誉为水果中"维生素C之王"。此外含维生素E亦丰富。北京医科大学等单位研究证明，刺梨汁对强烈致癌物质N-亚硝基乙基脲或N-亚硝基脯氨酸在动物和人体内的合成有明显的阻断作用。

【按语】 对慢性胃炎、肿瘤、慢性肝病均有防治作用。老年人亦宜常食，阴血不足者亦可多食。

【参考文献】《四川中药志》："解暑，消食。"

猕猴桃

【基原】 为猕猴桃科植物猕猴桃 Actinidia chinensis Planch. 的果实。

【异名】 金梨。

【性味归经】 甘、酸，寒。入脾、胃经。

【功效】 解热，止渴，抗癌，和胃降逆。

【应用】

1. 食欲不振，消化不良：猕猴桃干果100g，水煎服。

2. 鼻咽癌，肺癌，乳腺癌患者放疗后虚热咽干，烦渴欲饮者：猕猴桃鲜果30～60g，去皮吃，每天3～4次，有生津止渴开胃作用。

3. 胃癌，呃逆（噎膈），干呕：猕猴桃鲜果50～100g，加水浓煎汁，加姜汁数滴，慢慢饮服，日饮3次。

【使用注意】 凡脾胃虚寒者慎服。

【现代研究】 本品含维生素C较高，成熟果实中更高。研究表明，猕猴桃汁可以阻断亚硝胺的合成，有预防胃癌作用。使用猕猴桃根的乙醇提取物腹腔给药，对实验小鼠肉瘤S180及宫颈癌都有较强的抑制作用。

【参考文献】

1. 崔禹锡《食经》："和中安肝。主黄疸、消渴。"

2.《食疗本草》："取瓤和蜜煎，去烦热，止消渴。"

罗汉果

【基原】 为葫芦科植物罗汉果 Momordica grosvenori Swingle 的果实。

【异名】 拉汉果、假苦瓜。

【性味归经】 甘，凉，无毒。入肺、脾经。

【功效】 清肺，润肠，止咳。

【应用】

1. 百日咳：罗汉果1个，柿饼15g，水煎服。

2. 喉痛失音：罗汉果一个，切片，水煎，待冷后，频频饮服。

【参考文献】

1.《岭南采药录》："理痰火咳嗽，和猪精肉煎汤服之。"

2.《广西中药志》："止咳清热，凉血润肠。治咳嗽，血燥，胃热便秘。"

椰子 （《海药本草》）

【基原】 为棕榈科植物椰子 Cocos nucifera L. 的果实。

【异名】 椰子浆又称椰酒、树头酒等。

【性味归经】 甘，温。入心、脾经。

【功效】 清暑解渴,强心利尿,驱虫,止吐泻。

【应用】

1. 胃肠炎:椰子汁静脉注射,每次300~500ml。椰子汁本身无菌,但取汁前要仔细检查椰壳有无裂缝。椰汁是一种很好的细菌培养基,取出的液体还需以无菌纱布过滤后才能作静脉注射。一般说,每个椰子可得到500~800ml椰汁,现取现用,不宜储存。(《国外医学动态》1966.8)

2. 充血性心力衰竭及水肿:多饮椰汁配合治疗,有强心利尿作用。

3. 姜片虫、绦虫:每晨饮椰子汁及食椰子肉半个到1个,曾治69例,均有效。(广东江门卫生防疫站介绍)

【使用注意】 《海药本草》:"多食动气。"

【按语】 椰浆甘美,其肉甘脆,其浆色白如雪,畅饮易醉。有轻度心脏功能不全或低血钾病人食之有保健治疗作用。

【参考文献】

1. 《海药本草》:"主消渴,吐血,水肿,去风热。"

2. 《中国药植图鉴》:"滋补,清暑,解渴。"

3. 《本草求原》:"消疳积白虫,小儿清疫,合蛋食。"

第二节 干 果 类

白 果 (《日用本草》)

【基原】 为银杏科植物银杏Ginkgo biloba L.的种子。

【异名】 银杏。

【性味归经】 甘、涩、苦,平。入肺、肾经。

【功效】 敛肺气,定喘嗽,止带浊,缩小便,驱虫。

【应用】

1. 赤白带下:白果、莲肉、江米各15g,为末,用乌骨鸡一只,去肠盛药煮烂,空心食之。(《濒湖集简方》)

2. 肺结核:取白果用菜油浸一年以上,每次食2粒,每日2次。治400例肺结核,疗效较好。(《内科学报》二卷二期)

3. 梦遗:银杏三粒,酒煮食,连食四至五日。(《湖南药物志》)

4. 小儿腹泻:白果二个,鸡蛋一个。将白果去皮研末,鸡蛋打破一孔,装入白果末,烧熟食。(内蒙古《中草药新医疗法资料选编》)

5. 支气管哮喘,肺结核咳嗽:白果9~12g(炒、去壳)加水煮熟,入砂糖或蜂蜜,连汤食之。(《食物中药与便方》)

6. 蛲虫病:生白果数个,捣烂成糊,涂于肛门,每晚一次,连用5~7天。(《家庭食疗手册》)

【使用注意】 有实邪者忌服。《日用本草》:"多食壅气动风。"

【现代研究】 本品所含的白果酸,在试管中能抑制结核杆菌生长;白果对葡萄球菌、白喉杆菌、链球菌、炭疽杆菌、枯草杆菌、大肠杆菌、伤寒杆菌均有抑制作用。对皮肤真菌也有作用。新鲜白果中提出的白果酚甲,对离体兔肠有麻痹作用,使离体子宫收缩,对兔有短暂的降低血压作用,并引起血管渗透性增加。

【按语】 慢性支气管炎、妇女白带多者,经常食用,有防治作用。炒白果或煮白果过食易中毒。

【参考文献】

1．《三元延寿书》:"生食解酒。"
2．《本草纲目》:"熟食温肺益气,定咳喘,缩小便,止白浊;生食降痰,消毒杀虫。"

榧　子 (《唐本草》)

【基原】 为红豆形科植物榧Torreya grandis Fort.的种子。

【异名】 榧实、玉山果、赤果、玉榧、香榧等。

【性味归经】 甘,平。入肺、胃、大肠经。

【功效】 杀虫,消积,润燥,止血。

【应用】

1．寸白虫:榧子日食七颗,满七日。(《食疗本草》)
2．蛔虫、钩虫、蛲虫、姜片虫、绦虫等病:香榧炒熟,每日早晨空腹时嚼食30～60g。(《食物中药与便方》)
3．痔疾,疝气,小便频数,小儿疳积,夜盲:每日嚼食香榧七粒,有养身治病之功。(《食物中药与便方》)
4．卒吐出血:先食蒸饼两三个,以榧子为末,白汤服9g,日三服。(《圣济总录》)

【使用注意】 《本草衍义》:"(食之)过多则滑肠。"《随息居饮食谱》:"多食助火,热嗽非宜。"苏轼还认为榧子壳反绿豆。

【现代研究】 含脂肪油、草酸、葡萄糖、多糖、鞣质、挥发油等。日本产的榧子含生物碱,对子宫有收缩作用,民间还用于坠胎。少儿多患虫积,故尤宜食用。本品驱虫有效成分不溶于水、醚、醇,而溶于苯,故入药以丸散剂为宜。

胡 桃 仁 (《本草纲目》)

【基原】 为胡桃科植物胡桃 Juglans regia L.的种仁。

【异名】 胡桃肉、核桃仁。

【性味归经】 甘,温。入肾、肺经。

【功效】 补肾固精,温肺定喘,润肠,排石。

【应用】

1．肾虚腰痛:胡桃仁60g,切细,注以热酒,另加红糖调服。(《饮食治疗指南》)
2．阳痿遗精:生胡桃仁60g,一日服完,连服月余。(《饮食治疗指南》)
3．小便频数:胡桃煨熟,卧时嚼之,温酒下。(《本草纲目》)
4．肺肾不足气喘:胡桃肉、人参各6g,水煎服。(《饮食治疗指南》)
5．肠燥便秘:胡桃肉4～5枚,于睡前拌少许蜜糖服食。(《中药学》)
6．尿路结石:胡桃仁120g,冰糖120g,以香油炸酥胡桃仁,共研为细末,每次用30～60g,日服2～3次,用温开水送下。(《饮食治疗指南》)

【使用注意】 痰火积热,阴虚火旺而致咳喘、泄泻便溏者不宜食用。

【现代研究】 给小鼠喂食含胡桃油的混合饮食,可使其体重增长很快,并能使血清白蛋白增加,而血胆固醇水平之升高则较慢,它可能影响胆固醇的体内合成及其氧化、排泄。

【按语】 胡桃仁质润并滋补,适于老年体虚、病后津亏所致的大便秘结,头晕耳鸣等症。胡桃油有补肾、缓下和驱绦虫等功效,外用可治皮炎、湿疹以及外耳道疖肿。

【参考文献】

1．《本草拾遗》:"食之令人肥健。"

2．《医学衷中参西录》:"胡桃,为滋补肝肾、强健筋骨之要药,故善治腰疼腿痛,一切筋骨疼痛。为其能补肾,故能固齿牙,乌须发,治虚劳喘嗽,气不归元,下焦虚寒,小便频数,女子崩带诸症。其性又能消坚开瘀,治心腹疼痛,砂淋、石淋堵塞作痛。"

大 枣 (《神农草经》)

【基原】 为李科植物枣 Ziziphus jujuba Mill.var.inermis(Bge.)Rehd.的成熟果实。

【异名】 干枣、美枣、良枣、红枣。

【性味归经】 甘,温。入脾、胃经。

【功效】 补脾和胃,益气生津,调营卫,降血脂,抗癌。

【应用】

1．脾胃虚弱,倦怠乏力,血虚萎黄,神志不安:红枣10～20枚,煎汤常服。

2．虚劳烦闷不得眠:大枣20枚,葱白若干,水煎去渣顿服。(《千金方》)

3．过敏性紫癜:红枣10只煎服,每日三次。(《上海中医药杂志》4:22,1962)

4．急性和慢性肝炎、肝硬化且血清转氨酶活力较高者:红枣、花生、冰糖各30g,先煎花生,再加红枣、冰糖同煎,睡前饮服,每日一剂,30天为一疗程。(广西医学院《新医药》专刊2:11,1972)

5．高胆固醇血症:大枣、芹菜根,煎汤常服。(《饮食治疗指南》)

6．脱肛日久不愈:大枣120g,陈醋250g,同煮至醋干,取枣食。(《家庭食疗手册》)

【使用注意】 凡有湿痰、积滞、齿病、虫病者,均不相宜。

【现代研究】 大枣含维生素C量较高,而且具有cAMP活性及抗变态反应、抑制中枢神经、保肝强壮、降低胆固醇、抑制癌细胞增殖等作用。动物实验证实,对因四氯化碳损伤肝脏的家兔,每日喂给大枣煎剂,共一周,血清总蛋白及白蛋白较对照组明显增加。

【按语】 大枣性质平和,能培补脾胃,为调补脾胃之常用食品。自古被列为"五果之一"。鲜大枣含糖量达20～30%,干枣达55～60%,比甘蔗和甜菜的含糖量还高。维生素B_2含量较一般果品高。大枣甘温,少食健脾,多食则碍脾。

【参考文献】

1．《本草纲目》:"《素问》言枣为脾之果,脾病宜食之,谓治病和药,枣为脾经血分药也。"

2．《本经逢原》:"古方中用大枣,皆是红枣,取生能散表也。入补脾药,宜用南枣,取甘能益津也。"

栗 子 (《千金·食治》)

【基原】 为壳斗科植物栗 Castanea mollissima Bl.的种仁。

【异名】 板栗。
【性味归经】 甘,温。入脾、胃、肾经。《本草再新》:"入心、肺二经。"
【功效】 养胃健脾,补肾强筋,活血止血,止咳化痰。
【应用】
1．肾虚腰膝无力:栗子风干,每日空心食七枚,再食猪肾粥。(《经验方》)
2．小儿脚弱无力,三四岁尚不能行步:日以生栗与食。(姚可成《食物本草》)
3．气管炎:板栗肉250g,煮猪瘦肉服。(江西《草药手册》)
4．筋骨肿痛:板栗果捣烂敷患处。(《浙江天目山药植志》)
5．幼儿腹泻:栗子磨粉,煮如糊,加白糖适量喂食。(《食物中药与便方》)
【使用注意】 凡遇脾虚消化不好,湿热甚者均不宜食。外感未去,或痞满疳积,疟痢瘰疬,产后,小儿,病人亦不宜多食。
【按语】 栗子主补肾气,肾病宜食之,并善治腰腿不遂。
【参考文献】
1．《名医别录》:"主益气,厚肠胃,补肾气,令人忍饥。"
2．《本草纲目》:"有人内寒,暴泄如注,令食煨栗二三十枚,顿愈。肾主大便,栗能通肾,于此可验。"
3．《滇南本草》:"生吃止吐血、衄血、便血,一切血证俱可用。"

菱 (《名医别录》)

【基原】 为菱科植物菱 Trapa bispinosa Roxb. 的果肉。
【异名】 水栗、菱肉、菱实、菱角、水菱、菱沙角。
【性味归经】 甘,凉。入肠、胃经。
【功效】 生食清暑解热,除烦止渴;熟食益气健脾。
【应用】
1．子宫癌,胃癌:以生菱肉,日约20~30个,加足水量,文火煮成浓褐色汤,分二三次饮服。据日本民间经验记载,长期多服有效。
2．痔疮出血,疼痛:鲜菱90g,捣烂后水煎服。另用果壳煅炭,研末,蘸菜油调涂患处。(《药用果品》)
3．痢疾:红菱晒干研末,空腹服9g。红痢用黄酒送服,白痢用米汤送服。(《家庭食疗手册》)
4．月经过多:鲜菱250g,水煎一小时后滤汁,加红糖适量,日分两次服。(《药用果品》)
5．脾虚泄泻:鲜菱肉90g,去核蜜枣二个,加水少许磨成糊状,煮熟当饭吃,每日三次。(《药用果品》)
【使用注意】 胃虚脾弱,胸腹痞胀者不宜多食。
【现代研究】 从果肉中分离出略有抗腹水、肝癌A_H-13作用的成分。
【按语】 菱有青菱、红菱、紫菱之分。嫩时皮脆肉美,大多剥去壳取肉生食,老熟时则壳黑而硬,谓之乌菱,可与栗子比美,故有"水栗"之称。夏季胸中烦闷和患有肿瘤者宜食。
【参考文献】
1．《名医别录》:"安中补脏。"

2.《滇南本草图说》:"醒脾,解酒,缓中。"
3.《滇南本草》:"治一切腰腿筋骨疼痛,周身四肢不仁,风湿入窍之症。"

向 日 葵 子 (汪连仕《采药书》)

【基原】 为菊科植物向日葵 Helianthus annuus L.的种子。
【异名】 天葵子、葵子、葵花子。
【性味归经】 甘,平。
【功效】 降压,治痢,祛虫。
【应用】
1．高血压:生向日葵子,每日一把剥壳吃;也可配饮芹菜根汁,每日服一杯。(《饮食治疗指南》)
2．蛲虫病:向日葵子250g,生吃。(《饮食治疗指南》)
3．血痢:向日葵子30g,冲开水烧一小时,加冰糖服。(《福建民间中草药》)
4．头晕头痛:向日葵子去壳,和母鸡炖汤服。(《陕西中医交流验方汇编》)
【使用注意】 用于驱蛲虫时,务必生吃,炒熟后吃效果就差。
【按语】 向日葵油中的亚油酸部分,能抑制实验性血栓的形成,故适量常食葵花子,对预防高脂血症及血栓形成亦是有益的。
【参考文献】
1．汪连仕《采药书》:"通气透脓。"
2．《福建民间草药》:"治血痢。"

莲 子 (《本草经集注》)

【基原】 为睡莲科植物莲 Nelumbo nucifera Gaertn.的果实或种子。
【异名】 莲实。
【性味归经】 甘、涩,平。入心、脾、肾经。
【功效】 养心,益肾,补脾,涩肠,止血。
【应用】
1．五更泻、久泻:莲肉500g,蜂蜜适量,炒研末,炼蜜为丸,每次用开水吞服3g,日服3次。(《饮食治疗指南》)
2．遗精、崩漏、白带、月经过多:莲肉研末,每服10g,日服2～3次。或以莲房炭研末,每服6g,热酒下。(《饮食治疗指南》)
3．禁口痢:炒莲肉,每服3g。(《皇汉续名家方选》)
4．血尿:莲肉120g,水3碗,煎分2次服。(《饮食治疗指南》)
5．漏胎(孕妇阴道流血),或习惯性流产,孕妇腰痛:用莲肉30g,烧猪肉或猪肚食,或将莲肉去心和糯米煮粥食,也可用莲房炭,研末,每服10g,温开水送服。(《饮食治疗指南》)
【使用注意】 中满痞胀及大便燥结者忌服。
【按语】 经常有心神不宁、心悸、泄泻、遗精、带下者可常食。
【参考文献】
1．《滇南本草》:"清心解热。"

2．《随息居饮食谱》："镇逆止呕，固下焦，愈大便不禁。"

芡 实 （《本草纲目》）

【基原】 为睡莲科植物芡 Euryale ferox Salisb. 的成熟种仁。

【异名】 鸡头、刺莲藕、鸡头果、刺莲蓬实等。

【性味归经】 甘，涩，平。入脾、肾经。

【功效】 固肾涩精，补脾止泄，止带。

【应用】

1．慢性泄泻或五更泻：芡实、百合各60g，煮稀饭共食或配山药亦佳。（《饮食治疗指南》）

2．遗精，滑精，早泄，白带，小便频数：芡实30g，煎服。

【使用注意】 《随息居饮食谱》："凡外感前后，疟痢疳痔，气郁痞胀，溺赤便秘，食运不化及新产后皆忌之。"

【按语】 芡实和莲子功效相仿，而其收敛镇静作用比莲子更强，平日形体瘦弱，中气不足或下陷，脱肛、白带，肾气不足遗泄者，宜常食。

【参考文献】

1．《本草纲目》："止渴益肾，治小便不禁，遗精，白浊，带下。"

2．《本草求真》："功与山药相似，然山药之阴，本有过于芡实，而芡实之涩，更有甚于山药；且山药兼补肺阴，而芡实则止于脾胃而不及于肺。"

松 子 （《海药本草》）

【基原】 为松科植物红松 Pinus koraiensis Sieb. et Zucc. 的种子。

【异名】 海松子、松子仁、新罗松子。

【性味归经】 甘，温。入肝、肺、大肠经。

【功效】 润肺，滑肠。

【应用】

1．肺燥咳嗽：松子仁30g，胡桃仁60g，研膏，和热蜜15g收之，每服6g，食后沸汤点服。（《玄感传尸方》）

2．老人虚秘：松子仁、柏子仁、大麻仁等分，同研，溶白蜡丸桐子大，以黄丹汤服二三十丸，食前服。（《本草衍义》）

3．润心肺，和大肠：松子同米煮粥食。（《士材三书》松子粥）

【使用注意】 《本草从新》："便溏精滑者勿与；有湿痰者亦禁。"

【按语】 松子的食用部分是去壳的种仁，故俗称松子仁。本品富含脂肪油，能润肠通便，缓泻而不伤正气，故尤其适用于年老体弱、病后、产后的大便秘结；以松子仁同米煮粥吃是一简便良方，若与胡桃仁、黑芝麻等同食则可增强润肠通便的力量。

【参考文献】

1．《本草通玄》："益肺止嗽，补气养血，润肠止渴，温中搜风。"

2．《本草再新》："润肺健脾，敛咳嗽，止吐血。"

3．《本经逢原》："海松子，甘润益肺，清心止嗽润肠，兼柏仁、麻仁之功，温中益阴之效，心肺燥痰，干咳之良药。"

落花生 (《滇南本草图说》)

〔附：落花衣〕

【基原】 为豆科植物落花生 Arachis hypogaea L. 种子。

【异名】 花生、长生果、南京豆、番果等。

【性味归经】 甘,平。入脾、肺经。

【功效】 润肺,和胃,止咳,利尿,下乳。

【应用】

1. 久咳,秋燥,小儿百日咳:花生(去嘴尖)文火煎汤调服。(《杏林医学》)

2. 脾胃失调,营养不良:花生仁30g,糯米60g,红枣30g,加冰糖少许,煮粥食用。(《食疗粥谱》)

3. 乳汁少:花生米90g,猪脚一条(用前腿),共炖服。(《陆川本草》)

4. 血小板减少性紫癜:以生花生米150g,或炒花生米180g,每日分3次服完,连服一周。若血小板计数仍低,可继续服用。(《饮食治疗指南》)

【使用注意】 体寒湿滞及肠滑便泄者不宜服。霉花生有致癌作用,不宜食。

【按语】 花生含油量较高,含蛋白质也很丰富,并且极易被人体消化吸收。近代报道,花生可降低胆固醇,防止皮肤老化,增强记忆,是一种长寿食品。

【参考文献】

1. 《药性考》:"生研用下痰;炒熟用开胃醒脾,滑肠,干咳者宜餐,滋燥润火。"

2. 《本草纲目拾遗》:"多食治反胃。"

3. 《现代实用中药》:"治脚气及妇人乳汁缺乏。"

〔附〕 花生衣

花生衣性味甘涩,平,具有良好的止血作用。用于内外各种出血症,包括血友病、血小板减少性紫癜、功能性子宫出血、肝病出血及外伤出血等。用药后能迅速止血,并使血肿消退加速。

据药理研究,本品能抗纤维蛋白的溶解,有促进骨髓制造血小板的功能,缩短出血时间。还可能与提高血小板的量、改善血小板的质,加强毛细血管的收缩机能,改善凝血因子的缺陷等多种因素有关。

本品对血小板减少性紫癜、再生障碍性贫血的出血、血友病、类血友病、先天性遗传性毛细血管扩张出血症、血小板无力出血症等,不但有止血作用,而且有一定的对因治疗作用。

南瓜子 (《现代实用中药》)

【基原】 为葫芦科植物南瓜 Cucurbita mosohata Duch. 的种子。

【异名】 南瓜仁、白瓜子、金瓜米。

【性味归经】 甘,平。入脾、胃经。

【功效】 驱虫,止咳。

【应用】

1. 蛔虫病:南瓜子煎服或炒熟吃,儿童一般每次用30~60g,于早晨空腹时服。约5~7天。另法是以南瓜子(去壳留仁)30~60g,研碎,加开水、蜜或糖成为糊状,空心服。(《闽东本

草》)

2. 绦虫病：生南瓜子仁60g研烂，加冷开水调成乳剂，空腹时服，可以加白糖及蜂蜜调服。儿童剂量减半。另法以种子压油取服15～30滴。(《中药的药理与应用》)

3. 营养不良，面色萎黄：经常以南瓜子和花生仁、胡桃仁同服，不限量。(《四川中药志》)

4. 血吸虫病：南瓜子炒黄，碾细末。每日服60g，分二次，加白糖开水冲服。以15日为一疗程。(《验方选集》)

5. 百日咳：南瓜子,瓦上炙焦，研细粉，赤砂糖汤调服少许，一日数回。(《江西中医药》(3):20,1953)

6. 小儿咽喉痛：南瓜子(不用水洗,晒干)，用冰糖煎汤每天服6～9g。(《国医导报》3(1):53,1941)

【使用注意】 《本草纲目拾遗》:"多食壅气滞膈。"

【现代研究】 药理实验证实，有驱绦虫、驱蛔虫和抗日本血吸虫作用。

【参考文献】

1. 《安徽药材》:"能杀蛔虫。"
2. 《中国药植图鉴》:"炒后煎服,治产后手足浮肿,糖尿病。"

甜 杏 仁 (《本草从新》)

【基原】 为蔷薇科植物杏 Prunus armeniaca L. 或山杏 P. armeniaca L. var. ansu Maxim.的部分栽培种味甜的干燥种子。

【异名】 杏核仁。

【性味归经】 甘,平。入肺、大肠经。

【功效】 润肺,平喘。

【应用】

1. 虚劳咳嗽:甜杏仁12g,胡桃肉12g,加水煎服。
2. 慢性咳嗽,上气喘急:甜杏仁12g,桃仁10g,加水煎服。

【使用注意】 大便溏泄者忌服。

【现代研究】 含脂肪油、蛋白质和各种游离氨基酸、杏仁甙等。药理实验证实有止咳平喘作用。

【按语】 甜杏仁味无苦劣之性,对于肺阴不足,肺气虚的久咳可用之。

【参考文献】

1. 《现代实用中药》:"有滋润性,内服具轻泻作用,并有滋补之效。外用常用于表皮剥脱时作敷料,呈保护作用。"
2. 《四川中药志》:"能润肺宽胃,祛痰止咳。治虚劳咳嗽气喘,心腹逆闷,尤以治干性、虚性之咳嗽最宜。"

第三节 瓜 果 类

西 瓜

【基原】 为葫芦科植物西瓜Citrullus vulgaris Schrad.的果实。

【异名】 寒瓜、天生白虎汤。

【性味归经】 甘,寒。入心、胃、膀胱经。

【功效】 清热解暑,除烦止渴,利小便,降血压。

【应用】

1．急、慢性肾炎:西瓜汁或西瓜皮多量水煎服。(民间验方)

2．糖尿病、口渴、尿浑浊:西瓜皮、冬瓜皮各15g,天花粉12g,水煎服。(民间验方)

3．高血压:西瓜翠衣10～12g,草决明子10g,煎汤代茶。(民间验方)

4．热性哮喘:西瓜汁加白糖频服。一般以连服一周为一疗程。无效更方。(民间验方)

5．阳明热甚,舌燥烦渴,或神情昏冒,不寐,语言懒出者:好西瓜剖开,取汁一碗,徐徐饮之。(《本草汇言》)

【使用注意】 西瓜甘寒,凡脾胃虚寒、大便滑泻者,少食。

【现代研究】 西瓜汁及皮均有利尿作用。据日本报道,西瓜中所含的无机盐类,有利尿作用;所含的配糖体,具有降压作用;所含的蛋白酶,可把不溶性蛋白质转为可溶性蛋白质。可配合治疗急、慢性肾炎、肝炎等症。

【参考文献】

1．汪颖《食物本草》:"疗喉痹。"

2．张璐《本经逢原》:"西瓜,能引心包之热,从小肠、膀胱下泄。能解太阳、阳明中暍及热病大渴,故有天生白虎汤之称。"

甜 瓜

【基原】 为葫芦科植物甜瓜 Cuoumis melo L.的果实。

【异名】 甘瓜、香瓜、果瓜、熟瓜。

【性味归经】 甘,寒。入心、胃经。

【功效】 清暑热,解烦渴,利小便。

【应用】 暑热烦渴,小便不利:甜瓜肉200g,糯米60g,葡萄干6g,樱桃10个,山楂片10片,加白糖少许,煮粥食用。(《食疗粥谱》)

【使用注意】 凡脾胃虚寒,腹胀便溏者忌服。

【现代研究】 本品对某些真菌有抑制作用。

【参考文献】

1.《随息居饮食谱》:"甘寒涤热,利便除烦,解渴疗饥,亦治暑痢。"

2.《孙真人食忌》:"患脚气病人食甜瓜,其患永不除。"

第十一章 畜肉类

凡可做副食用的大部分人工饲养牲畜动物及野生兽类动物的肉及脏器，均属于畜类食物。

中医认为，这类食物属于"血肉有情之品"，比谷、果、蔬菜等草木之类食品的补益作用强，营养价值高。

《素问》中明确指出"五畜为益"。五畜原指牛、羊、鸡、犬、豕，具有补五脏的作用。目前人们通常作为菜肴的畜肉有猪、狗、羊、牛、马、驴、骡、鹿、兔等。

畜肉性味以甘咸、温为多。甘能补，助阳益气；咸入血分、阴分，可益阴血；温以祛寒。因此畜肉营养价值较高，阴阳气血俱补。适用于先天、后天之不足或诸虚百损之人。

畜肉中含较多优质蛋白质、丰富脂类物质、足量而平衡的B族维生素和微量元素。适当进食，对人体的体力、智力均有益处。过食也会产生一定危害，易引起高脂血症、糖尿病的发生。脾虚、脾湿之人慎食。

猪　肉　（《本草经集注》）

【基原】 为猪科动物猪 Sus scrofa domestica Brisson的肉。

【性味归经】 甘、咸，平。入脾、胃、肾经。

【功效】 滋阴，润燥，益气。

【应用】

1. 疫证邪火已衰，津不能回者：鲜猪肉数斤，切大块，急火煮清汤，吹净浮油，恣意凉饮，乃急救津液之无上妙品。（《温热经纬》）

2. 液干难产，津枯血夺，火灼燥渴，干嗽便秘：猪肉煮汤吹去油饮。（《随息居饮食谱》）

3. 体质虚弱，久病后头晕乏力：瘦猪肉配红枣炖服。（《补身必读》）

【使用注意】 湿热痰滞内蕴者慎服。

【按语】 猪肉有滋补营养作用，但不能过多食用。尤其过食肥肉，可引起血浆胆固醇增高，增加诱发高血压、冠心病的机会。过食瘦肉也会加重肠胃负担而影响吸收。

【参考文献】

1. 《随息居饮食谱》："补肾液，充胃汁，滋肝阴，润肌肤，利二便，止消渴。"

2. 《罗氏会约医镜》："其肉气味最佳，能引人多吃饮食，长力气，傍精神。"

猪　蹄　（《千金·食治》）

【基原】 猪科动物猪 Sus scrofa domestica Brisson.的蹄。

【异名】 猪脚爪。

【性味归经】 甘、咸，平。入胃经。

【功效】 补血，通乳，托疮。

【应用】

1. 产后无乳:母猪蹄一具,粗切,加水煮食,服至乳汁分泌增多。(《千金方》)

2. 痈疽发背或发乳房初起微赤:母猪蹄二只,通草2g。以绵裹,和煮作羹食之。(《梅师集验方》)

【按语】 猪蹄含有较多的蛋白质、脂肪和碳水化合物,并含有钙、镁、磷、铁及维生素A、D、E、K等成分,对皮肤有较好的保健作用。另含多量胶原蛋白质,多吃可使皱纹推迟发生和减少。食用时每次1~2个为宜。

【参考文献】 《随息居饮食谱》:"填肾精而健腰脚,滋胃液以润皮肤,长肌肉而愈漏疡,助血脉能充乳汁,较肉尤补。"

猪　　肚　（《本草经集注》）

【基原】 为猪科动物猪 Sus scrofa domestica Brisson 的胃。

【异名】 猪胃。

【性味归经】 甘,温。入脾、胃经。

【功效】 补虚损,健脾胃,止渴。

【应用】

1. 消渴,日夜饮水数斗,小便数,瘦弱:猪肚一枚洗净,加水煮至烂熟,取汁,放少量豆豉,渴即饮之,肉亦可吃,又和米,着五味,煮粥食之佳。(《食医心镜》)

2. 脾虚泄泻:熟猪肚60g,粳米60g,白萝卜30g,葱末少许,加水煮粥。(《食疗粥谱》)

【按语】 熟烂后切小片蘸醋食佳,易于消化和吸收。

【参考文献】 《随息居饮食谱》:"止滞浊、遗精。"

猪　　肝　（《千金·食治》）

【基原】 猪科动物猪 Sus scrofa domestica Brisson 的肝脏。

【性味归经】 甘、苦,温。入肝经。

【功效】 补肝,养血,明目,利尿。

【应用】

1. 肝脏虚弱,远视无力:猪肝一具(细切,去筋膜),葱白一握(去须,切),鸡子三枚。上以豉汁中煮作羹,临熟,打破鸡子,投在内食之。(《太平圣惠方》猪肝羹)

2. 水肿溲涩:猪肝尖三块,绿豆四撮,陈仓米一合,同水煮粥食。(《本草纲目》)

【按语】 有以脏补脏,以脏治脏之说,故有肝病者宜食。

【参考文献】

1. 《千金要方·食治》:"主明目。"

2. 《食医心镜》:"治水气胀满,浮肿。"

3. 《本草再新》:"治肝风。"

猪　　心 (《名医别录》)

【基原】　猪科动物猪 Sus scrofa domestica Brisson 的心脏。

【性味归经】　甘、咸，平。入心经。

【功效】　补虚养心，安神定惊。

【应用】

1．产后中风，血气惊邪，惊悸气逆：猪心一枚，切，于豉汁中煮，五味糁调和食之。(《食医心镜》)

2．心虚多汗不睡：猪心一个，带血破开，用人参、当归各60g，装入猪心中煮熟，去二味药，吃猪心。(《证治要诀》)

【使用注意】　不与吴茱萸合食。

【按语】　一般心气虚弱或心虚不眠、心虚自汗者宜多食猪心。

【参考文献】

1．《本草图经》："主血不足，补虚劣。"

2．刘完素："镇恍惚。"

猪　　肾 (《名医别录》)

【基原】　猪科动物猪 Sus scrofa domestica Brisson 的肾脏。

【异名】　猪腰子。

【性味归经】　咸，平。入肾经。

【功效】　补肾壮腰，补虚劳。

【应用】

1．肾虚腰痛：猪腰子一枚，切片，以椒盐淹去腥水，入杜仲末9g在内，荷叶包煨食之，酒下。(《本草权度》)

2．产后虚羸：猪肾一具(去脂，破)，香豉(绵裹)、白粳米、葱白各50g，加水按常法煮食，不瘥更作。(《千金要方》猪肾汤)

【按语】　猪肾补肾，用于肾虚腰痛，身面浮肿，遗精，盗汗，老年性耳聋，猪肾汤也是治疗老年人久泻的较理想食品。

【参考文献】

1．《名医别录》："和理肾气，通利膀胱。"

2．《日华子本草》："补水脏，治耳聋。"

3．《本草纲目》："止消渴，治产劳虚汗，下利崩中。"

猪　　肤 (《汤液本草》)

【基原】　为猪科动物猪 Sus scrofa domestica Brisson 的皮肤。

【异名】　猪皮。

【性味归经】　甘、凉。入肾经。

【功效】　滋阴清热，利咽除烦。

【应用】　少阴病下痢，咽痛，胸满，心烦：猪肤500g，以水煮，后加白蜜、白粉再熬香，分

六次服食。(《伤寒论》猪肤汤)

【使用注意】 风热痰湿较甚者不宜食。

【按语】 治贫血,妇女崩漏,以猪皮100～150g,水煎,加黄酒少许,文火久煮,稀烂后加红糖调服。"以皮治皮",皮肤干糙者食之亦有益。

【参考文献】

1．《长沙药解》:"猪肤,利咽喉而消肿痛,清心肺而除烦满。"

2．《随息居饮食谱》:"寒滑下痢,不宜用此。"

猪 肠 (《食疗本草》)

【基原】 猪科动物猪 Sus scrofa domestica Brisson 的肠脏。

【异名】 猪脏。

【性味归经】 甘,微寒。入大肠经。

【功效】 润肠,补虚。

【应用】

1．肠风脏毒:猪大肠一条,入芫荽在内煮食。(《救急方》)

2．痔瘘下血:猪肠一条,洗净,控干,槐花炒,为末,填入肠内,两头扎定,米醋煮烂,捣和,丸如梧桐子大,每服50丸,食前当归酒下。(《奇效食方》猪脏丸)

【使用注意】 外感,脾虚滑泄者忌食。

【按语】 以肠补肠,肠病者宜食。

【参考文献】 《本草纲目》:"润肠治燥,调血痢脏毒。"

猪 肺 (《千金·食治》)

【基原】 为猪科动物猪 Sus scrofa domestica Brisson 的肺脏。

【性味归经】 甘,平。入肺经。

【功效】 补肺,止咳。

【应用】

1．肺虚咳嗽:猪肺一具,切片,麻油炒熟,同粥食。(《证治要诀》)

2．嗽血肺损:薏苡仁研细末,煮猪肺,蘸食之。(《证治要诀》)

【按语】 治疗肺虚,可煮食,可和米煮粥食,或在猪肺羹、猪肺粥内加入杏仁同煮,均有较大效果,特别适宜于慢性肺和支气管疾病,咳嗽、咳痰等。

【参考文献】

1．《本草纲目》:"疗肺虚咳嗽,嗽血。"

2．《随息居饮食谱》:"治肺痿咳血,上消诸症。"

猪 髓 (《本草纲目》)

【基原】 为猪科动物猪 Sus scrofa domestica Brisson. 的脊髓、骨髓、脑髓。

【性味】 甘,寒。入肾经。

【功效】 补阴益髓,祛风,止渴。

【应用】

1. 偏正头风：猪脑髓、明天麻蒸汤服。(《四川中药志》)
2. 三消渴疾：大枣49枚，新莲肉49粒(去心)，西木香5g，炙甘草60g，雄猪脊骨50cm长同煎药，熟后去滓，取汁一碗，空腹任意呷服。(《三因方》猪脊汤)

【参考文献】
1. 《四川中药志》："补脑髓，骨髓，益虚劳，治神经衰弱，偏正头风及老人头眩。"
2. 《随息居饮食谱》："补髓养阴，治骨蒸劳热，带浊遗精，宜为衰老之馔。"

火 腿 (《药性考》)

【基原】 为猪科动物猪 Sus scrofa domestica Brisson 的腿腌制而成。
【异名】 熏蹄、兰熏、南腿。
【性味归经】 咸，温。
【功效】 健脾开胃，益气血，止泄泻。
【应用】
1. 久泻：陈火腿爪一个，白水煮一日，令极烂，连汤一顿食尽。(《救生苦海》)
2. 下气、噎膈、腹痛：火腿肉煎汤，入川椒在内，撇去上面浮油，乘热饮汤。(《本草纲目拾遗》)

【使用注意】 《随息居饮食谱》："外感未清，湿热内恋，积滞未净，胀闷未消者均忌。"

【按语】 治食积，可用火腿骨，煅黑色研末，每次服9g。花椒火腿汤可治慢性久泻寒泄。火腿补脾开胃，食欲欠佳，消化不良者宜食。

【参考文献】
1. 《藏药秘诀》："生津，益血脉，固骨髓，壮阳，止泄泻，虚痢，褥劳，怔忡，开胃安神。"
2. 《随息居饮食谱》："补脾开胃，滋肾生津，益气血，充精髓，治虚劳怔忡，止虚痢泄泻，健腰脚，愈漏疮。"

牛 肉 (《名医别录》)

【基原】 为牛科动物黄牛 Bos taurus domesticus Gmelin 或水牛 Bubalus bubalis L. 的肉。
【性味归经】 甘，平。入脾、胃经。
【功效】 补脾胃，益气血，强筋骨。
【应用】
1. 虚弱少气，脾虚等症：黄牛肉500g，糯米60g，白萝卜60g，葱、姜、味精、盐少许，加水煮粥。(《食疗粥谱》)
2. 大病后极度羸瘦：牛肉胶冻500g，茯苓120g，炖熔，空腹伴酒服用，每次9～12g。(《本经逢原》)

【按语】 有火热之证时忌食。
【现代研究】 牛肉蛋白质所含必需氨基酸多，营养价值极高。
【按语】 中医认为牛肉健脾益胃，理虚弱，益气血。故凡久病体虚，中气下陷，气短，唇白，面色萎黄，大便泄泻，手足厥冷等，均可用牛肉炖汁吃。如手术后病人可用牛肉加红枣10

枚,能补中益气,助肌生长,促进愈合。

【参考文献】

1．《韩氏医通》:"黄牛肉,补气,与绵黄芪同功。"

2．《医林纂要》:"牛肉味甘,专补脾土。脾胃者,后天气血之本,补此则无不补矣。"

羊　　肉　（《本草经集注》）

【基原】　为牛科动物山羊 Capra hircus L.或绵羊 Ovis aries L.的肉。

【性味归经】　甘,温。入脾、肾经。

【功效】　益气补虚,温中暖下。

【应用】

1．肾阳不足:白羊肉250g,去脂膜,切,以蒜同食之,三日一度。(《食医心境》)

2．五劳七伤虚冷:肥羊肉一腿,密盖煮烂,食汤及肉。(《本草纲目》)

3．反胃,朝食夜吐,夜食朝吐:羊肉,去脂膜,作脯,以好蒜、齑空腹任意多少食之。(孟诜《必救方》)

【使用注意】　凡外感时邪或内有宿热者忌服。

【按语】　羊肉性味甘热,历来作为补阳佳品,尤以冬月食之为宜。它的热量比牛肉高,冬天吃羊肉可促进血液循环,以增温御寒,因此,老年人、体弱者、阳气虚而手足不温者吃羊肉有益。

【参考文献】

1．《本草纲目》:"羊肉补中益气,性甘,大热。"

2．李杲:"羊肉甘热,能补血之虚,有形之物也,能补有形肌肉之气。"

狗　　肉　（《名医别录》）

【基原】　为犬科动物狗 Canis familiaris L.的肉。

【异名】　犬肉。

【性味归经】　咸,温。入脾、胃、肾经。

【功效】　补中益气,温肾助阳,理气利水。

【应用】

1．脾胃冷弱,肠中积冷,胀满刺痛:肥狗肉半斤,以米、盐、豉等煮粥,频吃一二顿。(《食医心境》)

2．气水臌胀浮肿:狗肉一斤,细切,和米煮粥,空腹吃,作羹臛吃亦佳。(《食医心境》)

3．老年体弱,腰痛足冷:腊月取狗肉煮食。(《家庭食疗手册》)

【使用注意】　热病后忌服。

【按语】　狗肉为冬令常用之滋补食品,因其性温,营养丰富,有御寒之作用。民间多用熟附煨姜炖狗肉,适于阳痿,夜多小便,四肢怕冷者食。番薯炖狗肉适于中年人肾阳虚、夜尿多。

【参考文献】

1．《日华子本草》:"补胃气,壮阳,暖腰膝,补虚劳,益气力。"

2．《医林纂要》:"补肺气,固肾气,壮营卫,强腰膝。"

兔　　肉　（《名医别录》）

【基原】　为兔科动物蒙古兔 Lepus tolai Pallas、东北兔 Lepus mandschuricus Radde、高原兔 Lepus oiostolus Hodgson、华南兔 Lepus sinensis Gray、家兔 Oryctolagus cuniculus domesticus (Gmelin)等的肉。

【性味归经】　甘，凉。入肝、大肠经。

【功效】　补中益气，止渴。

【应用】

1. 消渴羸瘦，小便不禁：兔一只（约500g），剥去皮爪五脏等，以水1500ml煮使烂，骨肉相离，漉出骨肉，斟酌500ml使澄滤，令冷，渴即服之。（《海上集验方》）

2. 消渴，身体瘦弱：兔一只，去皮毛、爪及内脏，与淮山药同煎浓汁，待凉饮用，口渴即饮。（《补药和补品》）

【使用注意】　脾胃虚寒者禁用。

【按语】　兔肉含蛋白质高于牛肉、羊肉和猪肉，亦为完全蛋白质食品。因肌纤维细腻疏松，水分多，所以肉质细嫩，比猪肉易于消化吸收，其营养价值和味道都可与鸡肉比美。不会使人发胖，是肥胖者和糖尿病、冠心病患者最理想的肉类食品。

【参考文献】

1. 《名医别录》："主补中益气。"

2. 《本草逢原》："治胃热呕逆，肠红下血。"

鹿　　肉　（《名医别录》）

【基原】　鹿科动物梅花鹿 Cervus nippon Temminck 或马鹿 C. elaphus L. 的肉

【性味归经】　甘，温。

【功效】　补五脏，调血脉，壮阳，下乳汁。

【应用】

1. 产后无乳：鹿肉125g。洗，切，用水三碗煮，入五味作臛，任意食之。（《寿亲养老新书》鹿肉臛）

2. 阳痿，畏寒，腰脊酸软：鹿肉、胡桃肉适量，加盐调味，煮汤食用。（《寿亲养老新书》）

3. 气血亏虚：鹿肉90g，黄芪30g，大枣30g，共煮食用。（《寿亲养老新书》）

【使用注意】　鹿肉温性，故阳盛或阴虚有热者不宜食。炎热季节宜少食，寒冬时食最宜。

【按语】　冬令之补品，凡年老体弱、肾阳不振、肾气虚弱者食之宜。

【参考文献】

1. 《食疗本草》："补虚羸瘦弱，利五脏，调血脉。"

2. 《医林纂要》："补脾胃，益气血，补助命门火，壮阳益精。"

3. 《本草纲目》："邵氏言鹿之一身皆益人，或煮或蒸或脯，同酒食之良。大抵鹿为纯阳之物，能通督脉，故其肉、角有益无损。"

驴　　肉

【基原】　为马科动物驴 Equus asinus L. 的肉。

【异名】 毛驴肉。

【性味】 甘、酸,平。

【功效】 补血,益气。

【应用】 心烦风狂,忧愁不乐:乌驴肉不以多少,切,于豆豉中烂煮熟,入五味,空心食之。(《饮膳正要》驴肉汤)

【按语】 驴肉营养丰富,能益气补血,适宜于体质虚弱,经常头昏、眼花、乏力者食用。

【参考文献】

1. 《千金要方·食治》:"主风狂,愁忧不乐,能安心气。"
2. 《饮膳正要》:"野驴,食之能治风眩。"
3. 《本草纲目》:"补血益气,治远年劳损;煮汁空心饮,疗痔引虫。"

第十二章 禽肉类

凡可做副食的人工饲养或野生鸟类食物，称为禽肉类。前者为家禽，后者为野禽。"禽"为鸟类的通称。《尔雅》中云："二足而羽谓之禽，四足而毛谓之兽。"《本草纲目》中收载禽类食物约有80种之多。常作菜肴的有鹅、鸭、野鸭、鸡、野鸡、燕、雀、鸽、鹌鹑等。

禽肉类食品以甘平性味为多，其次为甘温。它的补益作用并不逊于畜肉。甘平益气，甘温助阳，甘淡渗湿通利。另外，禽肉肉质细嫩，蛋白质多，脂肪少，胆固醇低，结缔组织少，维生素多，食后比猪肉等畜肉更容易消化。可做汤食，亦可做粥食。病后、产后以及老幼皆宜。对于肥胖之人，糖尿病、冠心病患者，亦可食用。

鸡　肉

【基原】　为雉科动物家鸡 Gallus gallus domesticus Brisson 的肉。

【性味归经】　甘，温。入脾、胃经。

【功效】　温中，益气，补精，添髓，降逆。

【应用】

1. 反胃：反毛鸡一只，煮烂去骨，入人参、当归、食盐各15g，再同煮烂，食之至尽。(《乾坤生意》)

2. 中风湿痹，五缓六急，骨中疼痛，不能踏地：乌雌鸡一只煮熟，以豉汁、姜、椒、葱、酱调称作羹，空心食之。(《圣惠方》乌雌鸡羹)

3. 肾虚耳聋：乌雄鸡一只，治净，以无灰酒3000ml，煮熟，乘热食之，三、五只效。(《本草纲目》)

【使用注意】　凡实证、邪毒未清者不宜食。

【按语】　鸡肉含丰富蛋白质，其脂肪中含不饱和脂肪酸，故是老年人和心血管疾病患者较好的蛋白质食品。对体质虚弱，病后或产后用鸡肉或鸡汤作补品食用更为适宜，尤以乌骨鸡为佳。可用于虚劳瘦弱、骨蒸潮热、脾虚泄泻、消渴、崩漏、赤白带、遗精等。鸡翅膀、鸡脚均能动风、生痰、助火，故肝阳上亢者忌食。

【参考文献】

1.《本经》："丹雄鸡主女人崩中漏下，赤白沃，补虚温中，止血，杀毒。黑雌鸡主风寒湿痹，安胎。"

2.《日华子本草》："黄雌鸡，止劳劣，添髓补精，助阳气，暖小肠，止泄精，补水气。"

鸭　肉　(《名医别录》)

【基原】　为鸭科动物家鸭 Anas domestica L. 的肉。

【性味归经】　甘、咸，平。入脾、胃、肺、肾经。

【功效】　滋阴养胃，利水消肿，健脾补虚。

【应用】

1. 大腹水病：青头雄鸭一只,以水5000ml煮取1000ml,饮尽,厚盖之,取汗佳。(《肘后方》)

2. 脾胃虚弱：冬瓜2kg(不去皮),鸭一只(去毛及内脏),瘦猪肉120g,海参、芡实、薏米各30g,莲叶500g,煮鸭至烂,加调料食用。(《补药和补品》)

3 阴虚水肿：雄鸭一只,去毛及内脏,或加猪蹄或火腿,煮熟后调味食用；或将鸭肉切片,同大米煮粥,调味食用。(《家庭食疗手册》)

【使用注意】 《日用本草》:"肠风下血人不可食。"《随息居饮食谱》:"多食滞气,滑肠,凡为阳虚脾弱,外感未清,痞胀脚气,便泻,肠风皆忌之。"

【按语】 具有畏寒虚弱症状的人适宜吃鸡肉,如虚劳羸瘦,中虚胃呆食少,腹泻下痢,水肿,经血色淡,带下清稀,产后少乳,病后虚弱,神疲乏力,以及阳痿等。而体内有热、有火的人适合吃鸭肉,特别是有低热,虚弱,食少便干,水肿,盗汗,遗精,及女子月经少,咽干口渴者食之为宜。

【参考文献】

1. 《滇南本草》:"老鸭同猪蹄煮食,补气而肥体。同鸡煮食,治血晕头痛。"

2. 《本草纲目》:"鸭,水禽也,治水利小便,宜用青头雄鸭。治虚劳热毒,宜用乌骨白鸭。"

3. 《本草汇》:"滋阴除蒸,化虚痰,止咳嗽。"

鹅 肉 (《名医别录》)

【基原】 为鸭科动物鹅 Anser domestioa Geese的肉。

【性味归经】 甘,平。入脾、肺经。

【功效】 益气补虚,和胃止渴。

【应用】

1. 中气不足,消瘦乏力,食少：鹅一只去毛杂,黄芪、党参、淮山药各30g,共煮熟后食之。(《家庭食疗手册》)

2. 气阴不足,口干思饮,乏力,气短,咳嗽,纳少等：鹅肉250g,瘦猪肉250g,淮山药30g,北沙参15g,玉竹15g,共煮食用。(《补药和补品》)

【使用注意】 湿热内蕴者勿食。

【按语】 补益及治消渴以白鹅为佳。不宜过量食用,食多则不易消化。

【参考文献】

1. 《本草拾遗》:"主消渴,煮鹅汁饮之。"

2. 《随息居饮食谱》:"补虚益气,暖胃生津。性与葛根相似,能解铅毒。"

鹌 鹑 (崔禹锡《食经》)

【基原】 为雉科动物鹌鹑 Coturnix coturnik japonica Temminck et Schlegel 的肉或全体。

【异名】 鹑鸟。

【性味归经】 甘,平。

【功效】 健脾消积,滋补肝肾。

【应用】

1. 小儿疳疾：鹌鹑十只，洗净，加少量油盐蒸熟，早晚各吃一次，连吃五日。(《家庭食疗手册》)

2. 肝肾阴虚，腰膝酸痛：鹌鹑一只，杞子 30g，杜仲 9g，水煮去药，食肉渴汤。(《补药与补品》)

3. 泄痢：鹌鹑肉、小豆、生姜煮食。(《嘉祐本草》)

【使用注意】 当外感、痰热未清时不食。

【按语】 鹌鹑是补益佳食，鹌鹑肉的营养价值比鸡肉好，有人称之为"动物人参"。其味鲜美，且易消化吸收，适合于孕妇、产妇、老年体弱者食用，也是高血脂症、高血压、冠心病、肥胖症病人的良好食品。

【参考文献】

1. 《嘉祐本草》："和小豆、生姜煮食，止泄痢。"

2. 《本草纲目》："滋补五脏，益中续气，实筋骨，耐寒暑消热结。"

鸽　肉 (《嘉祐本草》)

【基原】 为鸠鸽科动物原鸽 Columba livia Gmelin、家鸽 Columba livia domestica Gmelin、岩鸽 Columba rupestris pallas 的肉。

【性味归经】 咸，平。入肝、肾经。

【功效】 滋肾益气，祛风解毒，截疟。

【应用】

1. 久疟：鸽肉蒸食。(《四川中药志》)

2. 肾虚与老年体虚：白鸽一只(去毛及内脏)，杞子 24g，黄精 30g，共炖或蒸煮食用。(《补药和补品》)

【使用注意】 孟洗云：食多减药力。

【按语】 鸽肉补益作用以白鸽肉最佳，白鸽肉味咸性平，能补肝肾益精气。对老年人因肾精不足所致体弱、消渴尤为有益。

【参考文献】

1. 《本经逢原》："久患虚羸者，食之有益。"

2. 《本草再新》："治肝风肝火，滋肾益阴。"

3. 《四川中药志》："治妇女干血劳，月经闭止，截疟，疗肠风下血。"

雀 (《名医别录》)

【基原】 为文鸟科动物麻雀 Passer montanus saturatus Stejneger 的肉或全体。

【异名】 麻雀。

【性味归经】 甘，温。入心、小肠、肾、膀胱经。

【功效】 壮阳益精，暖腰膝，缩小便，止咳嗽。

【应用】

1. 老人脏腑虚损羸瘦，阳气乏弱：雀儿五只(治如食法)，粟米 200g，葱白三茎(切)。将雀儿炒熟，次入酒 500ml，煮少时，再入水 1500ml，下米作粥欲熟，下葱白五味等，候熟空心

食之。(《养老奉亲书》)

2．百日咳：麻雀肉一只，冰糖 9g，炖熟，每服一只。(《吉林中草药》)

【使用注意】 阴虚火旺者忌服。陶弘景："凡服白术人忌之。"阳强易举者亦忌。

【按语】 麻雀温补肾阳，常作为治疗男性阳痿、早泄、性功能不全、不育症，女子阴冷、不孕之疗效食品，冬天食之更宜。

【参考文献】

1．孟诜《食疗本草》："其肉十月以后，正月以前食之，续五脏不足气，助阳道，益精髓。"

2．《日华子本草》："壮阳益气，暖腰膝，缩小便，治血崩带下。"

3．《随息居饮食谱》："阴虚内热及孕妇忌食。"

第十三章 水产品类

凡可做副食的大部分河、海动植物类的食物，均可称之为水产品，也称为海鲜品。《本草纲目》收载此类食物，属于鳞类及介类。常食的鳞类食物有各种鱼类及虾、海参等。常食的介类有龟、鳖、蟹、蚌、蚬、文蛤等15种。此外海藻、紫菜、海带等也属于水产品。

海产品咸味偏多，河产品多为平性。据44种常用水产类食物的性味分析，平性占22种；温热性占15种；寒凉性占7种。甘味占37种，咸味占15种，酸味占1种。因此有的水产品具有助阳益气作用；有的水产品具有滋阴、清热作用。水产品含蛋白质极其丰富，例如鱼肉的化学组成与人体肌肉的化学组成很相近。鱼肉脂肪通常呈液态，由不饱和脂肪酸组成，具有降胆固醇的作用。并且水产品中还含有碘、铜、钙及各种维生素。因而显示出各种医疗保健作用。例如青鱼、鲤鱼可利尿；鲫鱼可通乳；带鱼、黄鱼可开胃；虾可补肾壮阳；鳝鱼可祛风等。

海　　参　（《本草从新》）

【基原】　为刺参科动物刺参Stichopus japonicus Selenka或其他种海参的全体。

【异名】　海鼠。

【性味归经】　咸，温。入心、肾经。

【功效】　补肾益精，养血润燥，止血消炎，和胃止渴。

【应用】

1．肺结核病咯血：海参一个，每日煮食，同时加入白芨粉9g。（《中国药用海洋生物》）

2．再生障碍性贫血：海参一个，鸡蛋同服。（《现代实用中药》）

3．胃痛泛酸：海参肠焙干研末。每日三次，每次1g。（《金峨山房药录》）

4．糖尿病：海参2个，鸡蛋1个，猪胰1个煮服。（《杏林春满集》）

【使用注意】　《本草求原》："泻痢遗滑人忌之，宜配涩味而用。"《随息居饮食谱》："脾弱不运，痰多便滑，客邪未尽者均不可食。"

【现代研究】　除含蛋白质、多糖类等营养成分外，还含有海参素，是一种抗霉剂，能抑制多种霉菌。

【按语】　海参为补养美食，除刺参外，梅花参、蛇目尼参、花刺参、绿刺参等功效相似，均可通用。近年来发现海参煮食可防止宫颈癌放射治疗的直肠反应。其同科动物黑乳参（乌圆参）更可治疗产后少乳及痛经。平时适用于肾虚引起的阳痿，早泄，遗精，小便频数，以及各种失血后之贫血，还有肠燥便秘，肺结核，神经衰弱的人食用。

【参考文献】

1．《本草从新》："补肾益精，壮阳疗痿。"

2．《随息居饮食谱》："滋阴、补血、健阳、润燥、调经、养胎、利产，凡产后、病后均可食用，宜同火腿或猪羊肉煨食之。"

海 蜇 (《食物本草会纂》)

〔附：海蜇皮〕

【基原】 为海蜇科动物海蜇 Rhopilema esculenta Kishinouye 的口腕部。

【异名】 水母。

【性味归经】 咸,平。入肝肾经。

【功效】 化痰软坚,平肝解毒,止咳,降压,养阴,消疡。

【应用】

1. 痰饮咳嗽,肝阳上亢：海蜇皮(漂净)30g,鲜荸荠120g,煮服,兼治淋巴结核。(《古方选注》)

2. 高血压：海蜇120g漂净,荸荠360g洗净,用水1000ml煮至250ml,空腹服,亦可饭后服,待血压降至正常,自觉症状大部分消失后,可减少服次。

3. 急慢性气管炎,肺脓疡,支气管扩张,痰多咳嗽：陈海蜇120g(开水洗去盐味),荸荠120g(无荸荠以萝卜代,连皮切片),放砂锅内煮汤三杯,频频饮服。(《饮食治疗指南》)

4. 阴虚久咳：陈海蜇(洗去盐味),冰糖拌蒸食,极效。(《饮食治疗指南》)

5. 溃疡病：海蜇、大枣各250g,红糖250g,浓煎成膏。每日二次,每次一匙。(《古鄞食谱》)

【使用注意】 《本草求原》："脾胃寒弱,勿食。"食用海蜇应忌一切辛热发物。

【现代研究】 除含一般营养成分外,尚含有烟酸、碘、胆碱等。有降压、扩张血管及乙酰胆碱样作用。

【按语】 海蜇消痰食而不伤正,滋阴血而不留邪,外用有解毒消肿之功。浙江东部沿海常用以湿敷下肢肿毒。《古方选注》记述雪羹汤,以海蜇50g,荸荠4枚,煮汤服,治阴虚痰热,大便燥结等症,临床验之有效。有崩中带浊、脚气者食之亦宜。《随息居饮食谱》记："陈久愈佳。"

【参考文献】

1. 《本草求原》："安胎。"

2. 《本草求真》："海蜇,忌白糖,同淹则蜇随即消化而不能以久藏。"

〔附〕 海蜇皮

海蜇皮为海蜇之伞部,味咸涩,性温。能化痰,消积,祛风除湿。治痞块,头风,白带,风湿,无名肿毒等。

虾 (《名医别录》)

【基原】 为长臂虾科动物青虾 Macrobrachium nippononse(de Haan) 等多种淡水虾的全体或肉。

【异名】 青虾。

【性味归经】 甘,温。入肝、肾经。

【功效】 补肾壮阳,通乳,托毒,祛风痰。

【应用】

1. 风痰壅塞：连壳虾250g,入葱、姜、酱煮汁,先吃虾后吃汁,紧束肚腹,以翎探引取吐。

《本草纲目》)

2．无乳及乳病：鲜虾米500g,取净肉捣烂,黄酒热服,少时乳至,再用猪蹄汤饮之,一日几次,其乳如泉。(《本草纲目拾遗》虾米酒)

3．肾阳虚衰：虾米500g,蛤蚧二枚,茴香、蜀椒各120g,并以青盐化酒炙炒,以木香粗末30g,和匀,乘热收新瓶中密封,每服一匙,空心盐酒嚼下。(《本草纲目》)

【使用注意】 《食疗本草》："动风,发疮疥。"瘘疮宿疾阴虚火旺者忌。

【按语】 虾补肾壮阳,故治阳痿。虾子又名虾春,含高蛋白,能助阳、通血脉。虾米下乳汁。王士雄曰：虾"通督壮阳"、"补胃气",故肾虚阳痿,腰膝痿软,食欲欠佳者均可食用。

【参考文献】

《本草纲目》："作羹,治鳖瘕,托痘疮,下乳汁,法制壮阳道,煮汁吐风痰,捣膏敷虫疽。"

对 虾 (《本草纲目》)

【基原】 为对虾科动物对虾 Penaeus orientalis Kishinouye 的全体或肉。

【异名】 明虾、大虾、海虾。

【性味归经】 甘、咸。入肝、肾经。

【功效】 补肾壮阳,益气开胃,祛风通络。

【应用】

1．肾阳不足,脾虚食少：活对虾酒浸炒食。(《本草纲目》)

2．中风后半身不遂,筋骨疼痛：对虾酒炒食或煮食均可。(《饮食治疗指南》)

【使用注意】 食对虾后风火易动,故阴虚火旺者尤忌。

【现代研究】 有营养强壮作用,能提升血浆中 ATP 的浓度,增进胸导管淋巴液的流量。

【按语】 本品分布于长江以北沿海的浅海泥沙底,虾之成对者是我国特产。对虾大者长5～6寸,肉肥色白,双双成行,勾结如环。肉厚鲜美,营养丰富,烹食为佳肴。其功能与虾相近,但通乳托毒以青虾为长,益气开胃以对虾为长。

【参考文献】

1．《本草纲目拾遗》："补肾兴阳。烧酒浸服,治痰火后半身不遂,筋骨疼痛。"

2．《随息居饮食谱》："开胃,化痰。"

蟹 (《神农本草经》)

【基原】 为方蟹科动物中华绒螯蟹 Eriocheir sinensis H. Milne-Edwards 的肉和内脏。

【异名】 螃蟹、河蟹。

【性味归经】 咸,寒。入肝、胃经。

【功效】 益阴补髓,清热,散血,续绝伤,利湿。

【应用】

1．跌打骨折筋断：螃蟹,焙干研末,每次9～12g,酒送服。(《泉州本草》合骨散)

2．湿热黄疸：蟹烧存性研末,酒和丸如梧桐子大,每服50丸,白汤下,日服二次。(《濒湖集简方》)

3．妇人产后儿枕疼：山螃蟹不拘多少,用新瓦焙干,热烧酒服,良效。(《滇南本草》)

【使用注意】 外邪未清,脾胃虚寒及宿患风疾者慎用。

【按语】 蟹是秋令美食,生烹、盐腌、糟收、酒浸都各具风味,洗净、熟透为宜。且性味咸寒,忌与柿子同食,常以姜醋蘸食,既增鲜味,且减寒凉。食蟹中毒者可以紫苏叶30g、生姜250g煎汁温服,或捣服生姜汁均有功效。海螃蟹、梭子蟹功同河蟹。

【参考文献】
1.《名医别录》:"解结散血,愈漆疮,养筋益气。"
2.《随息居饮食谱》:"补骨髓,滋肝阴,充胃液,养筋活血,治痘愈核。"

鲍 鱼 (《本草经集注》)

【基原】 为鲍科动物九孔鲍 Haliotis diversicolor Reeve的肉。

【异名】 九孔鲍、鳆鱼。

【性味归经】 咸,温。入肝经。

【功效】 养血柔肝,滋阴清热,益精明目,行痹通络,下乳汁。

【应用】
1. 痨瘵虚损:鲍鱼肉煮食,杂入黄芪尤佳。(《金峨山房药录》)
2. 血枯经闭,乳汁不足:鲍鱼二只,煮食。(《春满集》)

【使用注意】 《随息居饮食谱》:"体坚难化,脾弱者饮汁为宜。"

【现代研究】 含蛋白质及20余种氨基酸等营养成分,另有鲍灵素Ⅰ、Ⅱ等。能抑制癌细胞、链球菌、葡萄球菌、流感病毒、单纯疱疹病毒、角膜炎病毒、12型腺病毒等。

【按语】 鲍鱼壳名石决明,鲍鱼主产广东、福建沿海潮间带,以春末夏初捕取,其肉肥满,鲜肉可用制成鲍鱼干供食用,为名贵珍肴。鲍鱼是营养佳品,中医历来用于血枯月经闭止、乳汁不足及血虚肝硬化等症。石决明是眼科及高血压病的常用要药。

【参考文献】
1.《蜀本草》:"主咳嗽,啖之明目。"
2.《随息居饮食谱》:"补肝肾,益精明目,开胃养营,已带浊崩淋,愈骨蒸劳极。"

螺 蛳 (《本草纲目》)

【基原】 为田螺科动物方形环棱螺 Bellamya quadrata (Benoson) 或其他同属动物的全体。

【异名】 师螺、蜗螺。

【性味归经】 甘,寒。入膀胱经。

【功效】 清热,利水,明目,止淋浊。

【应用】
1. 黄疸、酒疸:小螺蛳养去泥土,日日煮食饮汁。(《永类钤方》)
2. 黄疸吐血,病后身面俱黄,吐血成盆,诸药不效:螺蛳十个,水漂去泥,捣烂露一夜,五更取清服二、三次。(《小山怪证方》)
3. 五淋、白浊:螺蛳一碗,连壳于锅内炒热,淬以好白酒三碗,煮至一碗,取螺以针挑肉食,仍以此酒下之,食二、三次。(《扶寿精方》)

【使用注意】 凡无风热实邪者忌用,脾虚便溏者宜少食。

【按语】 螺蛳多杂泥沙,应先放清水中养1～2天,去净泥沙,洗净烧透。用其壳煅灰,每日3次,每次1.5～3g,能制酸止痛。螺蛳含蛋白质及钙较多。

【参考文献】

1．《本草汇言》:"解酒热,消黄疸,清火眼,利大小肠。"

2．《饮膳正要》:"治肝气热,止渴。"

蚶 (《本草拾遗》)

【基原】 为蚶科动物魁蚶 Arca inflata Reeve、泥蚶 Arca granosa L.毛蚶 Arca subcrenata Lischke等的肉。

【异名】 瓦屋子、蚶子、血蚶、毛蚶。

【性味归经】 甘,温。

【功效】 补血,温中,起阳。壳能制酸。

【应用】 贫血无力:毛蚶肉洗净煮食。(《本草经疏》)

【使用注意】 《随息居饮食谱》:"湿热盛者忌之。"

【现代研究】 肉含15种氨基酸,粗脂肪,糖原,维生素A、B_1、B_2、C,烟酸等。其肉能抑制葡萄球菌、大肠杆菌。壳含碳酸钙、有机物、少量铁、镁、硅酸盐,能抑制胃酸。

【按语】 蚶肉味鲜嫩,但切忌生食,以免传染甲型或乙型肝炎。

【参考文献】

1．《四声本草》:"温中消食,起阳。"

2．《医林纂要》:"补心血,散瘀血,除烦醒酒,破结消痰。"

3．《本草经疏》:"益气而补中。"

蛏 (《食疗本草》)

【基原】 为竹蛏科动物缢蛏 Sinonovacula constricta (Lamarck)的肉。

【异名】 蛏肠。

【性味归经】 甘,咸,寒。入心、肾、肝经。

【功效】 清热,除烦,利湿,通乳,清暑止痢。

【应用】

1．湿热水肿:蛏干60g,炖蒜头梗服。(《泉州本草》)

2．中暑血痢:蛏和刺瓜煮食。(《泉州本草》)

3．产后虚烦,少乳:蛏子洗净 30～60g,加黄酒适量蒸煮服之。(《曲池妇科》)

【使用注意】 性寒,不宜生食,令人作泻。孟诜:"天行病后不可食。"

【现代研究】 有营养强壮作用,含碘量较高。

【按语】 近人用蛏煮万年青、菜干治疗放疗、化疗后的口干烦热有效。同科动物大竹蛏功效相似,并能治疗白带。

【参考文献】

1．《本草纲目》:治"产后虚烦。"

2．《随息居饮食谱》:"清胃,治痢,除烦,补产后虚。"

3．《泉州本草》:"主治湿热水肿,中暑血痢。"

淡 菜

【基原】 为贻贝科动物厚壳贻贝 Mytilus crassitesta Lischke及其它贻贝类的肉。

【异名】 壳菜、红蛤、珠菜。

【性味归经】 咸,温。入肝、肾经。

【功效】 补肝肾,益精血,消瘿瘤,止血,壮阳。

【应用】

1．功能性子宫出血:淡菜30～60g,炖猪肉食。(参阅《随息居饮食谱》)

2．头晕及盗汗:淡菜(焙燥,研细粉)90g,陈皮(研细粉)60g,研和,蜂蜜为丸,每服6g,一日三次。(《现代实用中药》)

3．神经衰弱,阳痿:淡菜30g,麻雀1只炖服。(《金峨山房药录》)

4．甲状腺腺癌:淡菜30g,紫菜10g,煮汤。(《古食谱》)

【使用注意】 湿热者忌用,包括肝胆湿热和膀胱湿热、肠道湿热。

【按语】 淡菜是中医柔肝补肾的食疗名菜,营养佳,味鲜美,久服可见效。《金峨山房药录》中记载以淡菜炒蛋或煮汤,可治疗盗汗。

【参考文献】

1．《本草汇言》:"淡菜,补虚养肾之药也。"

2．《随息居饮食谱》:"补肾,益血填精,治遗、带、崩、淋、阳痿阴冷、消渴、瘿瘤。"

蛤 蜊 (《本草经集注》)

【基原】 为蛤蜊科动物四角蛤蜊Mactra quadrangularis Deshayes或其他种蛤蜊的肉。

【异名】 吹潮、沙蛤、沙蜊。

【性味归经】 咸,寒。入胃经。

【功效】 滋阴,利水,退黄,止淋。

【应用】

1．水肿,黄疸:蛤蜊肉煮食。(《饮食治疗指南》)

2．肺结核阴虚甚者:蛤蜊肉同淡菜同煮食。(《饮食治疗指南》)

【使用注意】 脾胃虚寒者忌食。

【现代研究】 干蛤含碘较高,因此青春期、妊娠期、强体力劳动者及乳母均宜食用。

【按语】 蛤蜊肉细嫩可食,但不宜久煮。

【参考文献】

1．《泉州本草》:"主治黄疸,小便不利,腹胀,诸淋。"

2．《本草疏经》:"蛤蜊其性滋润而助津液,故能润五脏,止消渴,开胃也。咸能入血软坚,故主妇人血块及老癖为寒热也。"

田 螺 (《药性论》)

【基原】 为田螺科动物中国圆田螺 Cipangopaludina chinensis (Gray) 或同属其他动物的全体。

【异名】 黄螺,原名田中螺。

【性味归经】 甘、咸,寒。入膀胱、肠、胃、肝、脾经。

【功效】 清热,利水,退黄,止血。

【应用】

1. 黄疸病:田螺肉一、二十个,作刮剁酒服之。(《小儿卫生总微论方》)

2. 酒毒肠风下血:大田螺五个,洗净,仰顿火上烧,以壳白肉干为度,碾为细末,只作一服,热酒调下。(《百一选方》)

【使用注意】 性寒,脾胃虚弱者不宜食。

【按语】 煮食或煎汤,功专清热利水;生浸取汁,饮服止渴。连肉烧焙研末,酒调服,治肠风下血。

【参考文献】

1. 《名医别录》:"汁,大寒,主目热赤痛,止渴。"

2. 《本草纲目》:"利湿热,治黄疸,捣烂贴脐,引热下行,止噤口痢,下水气淋闭。取水擦痔疮胡臭;烧研治瘰疬癣疮。"

乌 贼 鱼 (《名医别录》)

【基原】 为乌贼科动物无针乌贼 Sepiella maindroni de Rochebrune 或金乌贼 Sepia esculenta Hoyle 的肉。

【异名】 墨鱼、缆鱼。

【性味归经】 咸,平。入肝、肾经。

【功效】 养血滋阴,通经,制酸。

【应用】

1. 贫血头晕,经闭:乌贼肉60g,鹌鹑蛋2只,煮食。(《曲池妇科》)

2. 妇女经闭:乌贼鱼合桃仁(12g左右)煮食。(《陆川本草》)

3. 胃痛泛酸:乌贼蛋5只,海螵蛸9g,同煮。(《金峨山房药录》)

【使用注意】 《本草求真》:"……其味珍美,食则动风与气。"

【现代研究】 新鲜乌贼中尚含5-羟色胺及另一种可能是多肽类的物质,具有抗病毒、抗放射作用。人食乌贼中毒,可能与多肽类物质引起肠运动失调有关。乌贼骨药材名称为海螵蛸,含碳酸钙,制酸作用较强。

【按语】 乌贼蛋为其缠卵腺,与乌贼骨一样,均可入药。李时珍称乌贼是血分药,是妇女贫血、血虚经闭的佳珍。

【参考文献】

1. 《日华子本草》:"通月经。"

2. 《医林纂要》:"补心通脉,和血清肾,去热保精。作食大能养血滋阴,明目去热。"

带 鱼 (《本草从新》)

【基原】 为带鱼科动物带鱼 Trichiurus haumela (Forskal) 的肉。

【异名】 鞭鱼。

【性味归经】 甘,温。入胃经。

【功效】 养肝补血,和中开胃,消瘿瘤。
【应用】
1. 肝炎:鲜带鱼蒸熟后,取其上层油食之。(《金峨山房录》)
2. 瘿瘤:铁砂90g,置清水中一宿,滤取其汁,煮带鱼食之。(《古鄞食谱》)
【使用注意】 带鱼古称发物,过敏体质者自应慎用。
【现代研究】 带鱼鱼鳞中提得的6-硫代鸟嘌呤,可治急性白血病、胃癌、淋巴瘤。
【按语】 带鱼油补而不腻,养肝托毒,确有助益。凡患有脓肿、疮疖者忌食,避免其"发物"之副作用。王士雄谓"作鲞较胜,冬腌者佳"。
【参考文献】
1. 《食物宜忌》:"和中开胃。"
2. 《随息居饮食谱》:"暖胃,补虚,泽肤。"

石 首 鱼 (《食性本草》)

【基原】 为石首鱼科动物大黄鱼 Pseudosciaena crocea(Rich.)或小黄鱼 Pseudosciaena polyactis Bleeker的肉。
【异名】 黄花鱼。
【性味归经】 甘,平。入胃、脾经。
【功效】 健脾开胃,填精,壮阳。
【应用】
1. 胃气虚:石首鱼和莼菜作羹食。(《开宝本草》)
2. 体虚纳呆,阳痿早泄:黄鱼、海参同煮。(《金峨山房药录》)
【使用注意】 黄鱼古称发物,《本草汇言》:"动风发气,起痰助毒。"《随息居饮食谱》:"多食发疮助热。"
【现代研究】 鱼鳔中含高粘性的胶体蛋白和粘多糖,有止血作用。
【按语】 黄鱼的白脬,可炒炼成胶,再焙黄如珠,称鱼鳔胶珠,具有大补真元,调理气血的特效,对于治疗失血过重,元气大虚的症候,效果尤为显著。临床用于治消化性溃疡、肺结核、肾结核、再生障碍性贫血、脉管炎等均有疗效。黄鱼之干制品,俗称白鲞,清医学家王孟英认为本品"性兼通补",可用于血虚闭经。

银 鱼 (《本草纲目》)

【基原】 为银鱼科动物银鱼 Hemisalank prognathus Regan的全体。
【异名】 银条鱼、面条鱼。
【性味归经】 甘,平。入脾、胃经。
【功效】 补虚,健胃,益肺,利水,消积。
【应用】
1. 脾胃虚弱,食欲不振:银鱼干、金针菜煮食。(《古鄞食谱》)
2. 小儿疳积,面黄肌瘦:银鱼干炒鸡蛋食。(《奉化方食》)
【使用注意】 银鱼为开胃佳品,凡胃寒者宜加葱、姜同炒食。
【按语】 银鱼治咳嗽,可配淡菜;产后虚者可加精肉同炒煮。治小儿疳积除炒蛋外,煮汤加麻油饮用更佳。

【参考文献】

1．《日用本草》："宽中健胃,合生姜作羹佳。"
2．姚可成《食物本草》："利水,润肺,止咳。"

鲳　鱼　（《本草拾遗》）

【基原】　为鲳科动物银鲳 Stromateoides argenteus (Euphrasen)的肉。

【异名】　平鱼。

【性味归经】　甘、淡,平。入胃经。

【功效】　补胃,益血,充精,利骨,壮阳。

【应用】

1．体虚精弱,阳痿早泄:鲳鱼1条,蚕茧10只共煮。(《古鄞食谱》)
2．筋骨疼痛,足软无力:鲳鱼1条,栗子10只同煮。(《曲池妇科》)
3．消化不良:鲳鱼加扁豆、葱、姜同煮,也可加入香菇。(《奉化方食》)

【使用注意】　鲳鱼子一般不吃。《本草拾遗》谓:"腹中子有毒令人下痢。"

【按语】　鲳鱼含胆固醇量较高,高血脂症及冠心病患者不宜过食。王士雄曰:鲳鱼"骨少肉腴,别饶风味,小而雄者胜。可脯可鲊。"适合脾胃虚弱,贫血,肾虚,精少的人食用。

【参考文献】

1．《本草拾遗》："令人肥健,益气力。"
2．《杏林春满集》："健脾补肾,兴阳。"

鲫　鱼　（《名医别录》）

【基原】　为鲤科动物鲫鱼Carassius auratus (L.)的肉或全体。

【异名】　鲋。

【性味归经】　甘,平。入脾胃、大肠经。

【功效】　健脾胃,止消渴,理疝气。

【应用】

1．脾胃气冷,不能下食,虚弱无力:鲫鱼250g,细切,起作羹,沸豉汁热投之,着胡椒、干姜、莳萝、橘皮等末,空心食之。(《食医心镜》鹘突羹)
2．消渴饮水:鲫鱼一枚,去肠留鳞,以茶叶填满,纸包煨熟,食数枚。(《活人心统》)
3．小肠疝气:每顿用鲫鱼一个,同茴香煮食。(《生生录》)

【按语】　若给产妇下乳而用鲫鱼汤,则宜加水煮鲫鱼至鱼汤呈乳白色稍稠时饮用。骨煅灰存性,外敷可治黄水疮、痈肿。

【参考文献】

1．《唐本草》："合莼作羹,主胃弱不下食;作脍,主久赤白痢。"
2．《医林纂要》："鲫鱼性和缓,能行水而不燥,能补脾而不濡,所以可贵耳。"

鲤　鱼　(《神农本草经》)

【基原】　为鲤科动物鲤鱼 Cyprinus carpio L.的肉或全体。
【异名】　赤鲤鱼。
【性味归经】　甘,平。入脾、肾经。
【功效】　利水,消肿,下气,通乳,止咳,安胎,退黄,镇惊。
【应用】
1．咳嗽气喘:鲤鱼头一个,姜醋、蒜泥同煮。(《食医心镜》)
2．癫痫:鲤鱼脑或脂肪煮粥。(《日华子本草》)
3．肿满,身面皆洪大:大鲤鱼一头,醇酒2000ml,煮之，令酒干尽,乃食之,勿用醋及盐豉他物。(《补缺肘后方》)
4．黄疸:大鲤鱼一条(去内脏,不去鳞),放火中煨熟,分次食用。(《吉林中草药》)
【使用注意】　《食疗本草》:"鲤鱼,可去脊上两筋及黑血,毒故也。"
【按语】　鲤鱼目网膜上几乎只有维生素A,民间多吃鱼目,以便明目。鲤鱼鳞是皮肤的真皮生成的骨质,其基质由胶原变来,称为鱼鳞硬蛋白,功能散血、止血,用治吐血、衄血、崩漏带下、瘀滞腹痛、痔漏、鱼骨鲠喉等。
【参考文献】
1．《本草拾遗》:"主安胎。"
2．《本草纲目》:"鲤,其功长于利小便,故能消肿胀、黄疸、脚气、喘嗽、湿热之病。"

鲢　鱼　(《本草纲目》)

【基原】　为鲤科动物鲢鱼 Hypophthalmichthys molitrix (Cuv. et Val.)的肉。
【异名】　白脚鲢。
【性味归经】　甘,温。入脾、肺经。
【功效】　温中益气,利水,止咳。
【应用】
1．水肿:鲢鱼一条,赤小豆30g,煮食。(《外台秘要》)
2．咳嗽:鲢鱼切作鲙,加姜、醋煮食。(《食医心镜》)
【使用注意】　补益时用鲢鱼,利水时选鲤鱼。
【按语】　鲢鱼偏温性,故能温中益气。平时胃寒疼痛,食纳欠佳的慢性胃炎者宜食。
【参考文献】
1．《本草纲目》:"温中益气"。
2．《随息居饮食谱》:"暖胃,补气,泽肤。"

鳙　鱼　(《本草拾遗》)

【基原】　为鲤科动物鳙鱼 Aristichthys mobilis (Richardson)的肉。
【异名】　胖头鱼。
【性味归经】　甘,温,无毒。入胃经。
【功效】　暖胃,补虚,化痰,平喘。

【应用】

1. 眩晕、老年痰多：鳙鱼一条，核桃肉同煮。(《曲池妇科》)
2. 疣：鳙鱼一条，米仁 30g，煮食。(《古鄞食谱》)

【使用注意】 有热病及虚热者均不宜食。

【按语】 民间以食鳙鱼头补虚，可治耳鸣头眩。

【参考文献】

1. 《本草求原》："暖胃，去头眩，益脑髓，老人痰喘宜之。"
2. 《本草纲目》："食之已疣。"

鲥 鱼 (《食疗本草》)

【基原】 为鲱科动物鲥鱼 Macrura reevesii(Richardson)的肉或全体。

【性味归经】 甘，平。入脾、肺经。

【功效】 益气补虚，清热解毒。

【应用】

1. 体虚无力：鲥鱼加竹笋、香菇、火腿同煮，蒸煮尤佳。(《古鄞食谱》)
2. 疔疮：鲥鱼蒸煮时，取其汁液外敷。(《金鉴本草》) 同时可食鲥鱼。

【使用注意】 鲥鱼也称之发物，《食疗本草》："稍发疳痼"，《本草求原》："发疥癫。"

【按语】 鲥鱼刺小而多，易鲠咽喉，调服砂糖水或山楂汁均可治鲠。鲥鱼及鲥鱼鳞外治有三法：①以鲜鲥鱼贴敷；②蒸鲥鱼取油外涂；③鲥鱼焙干煅末外敷。

【参考文献】 《日用本草》："凡食鲥鱼，不可煎熬，宜以五味同竹笋、荻芽带鳞蒸食为佳。"

鲩 鱼 (《本草拾遗》)

【基原】 为鲤科动物草鱼 Ctenopharyngodon idellus (Cuvier et Valenciennes)的肉。

【异名】 草鱼。

【性味归经】 甘，温。入脾、胃经。

【功效】 暖胃祛风。

【应用】

1. 胃寒冷痛：草鱼1条，白豆蔻、砂仁各 3g，同煮。(《金峨山房药录》)
2. 风虚头痛：草鱼加葱煮食，亦可用香菜同煮。(《古鄞食谱》)

【使用注意】 鲩鱼胆不宜生吞食。

【按语】 鲩鱼熟食有暖脾胃、补气血之功效，可做滋补食疗品。此品煮食或入药煎汤饮，可治久疟。

【参考文献】 《医林纂要》："平肝，祛风，治痹，截疟。"

鳗 鲡 鱼 (《名医别录》)

【基原】 为鳗鲡科动物鳗鲡 Anguilla japonica Temminck et Schlegel 的全体或肉。

【异名】 白鳝。

【性味归经】 甘，平。入肝、肾、脾经。

【功效】 补虚羸，祛风湿，杀虫。
【应用】
1、骨蒸劳瘦及肠风下虫：鳗鲡鱼1000g，治如食法，切作段子，入铛内，以酒二盏煮，入盐、醋中食之。(《圣惠方》)
2．五痔瘘疮，虫积：鳗鲡鱼一头，治如食法，切作片炙，着椒、盐、酱调和食之。(《食医心镜》)
3．心痛：鳗鲡鱼淡炙令熟，与患人吃一、二枚。(孟诜《必救方》)
【使用注意】 病后脾肾虚弱，痰多泄泻者忌服。《随息居饮食谱》："多食助热发病，孕妇及时病忌之。"
【按语】 鳗鱼可作为肺结核病人的保健饮食，例如：以鳗鲡鱼烧存性，研细末，每服3～6g，日服2次，或将鳗鱼放清水中煮2～3小时，鳗鲡油就浮在水面，取油冷凝后备用，每服半匙，日二次，食后服亦可。
【参考文献】
1．《本草经疏》："骨蒸痨瘵及五痔疮瘘人常食之，有大益也。"
2．《食疗本草》："疗湿脚气，腰肾间湿风痹。"

鳝 鱼 (《雷公炮炙论》)

【基原】 为鳝科动物黄鳝 Monopterus albus (Zuiew)的肉或全体。
【异名】 鲩，黄鲩。
【性味归经】 甘，温。入肝、脾、肾经。
【功效】 祛虚损，除风湿，强筋骨，止痔血。
【应用】
1．足痿无力：鳝鱼加金针菜共煮。(《山民方食》)
2．内痔出血：鳝鱼煮食。(《便民食疗》)
【使用注意】 凡病属虚热者不宜食。《随息居饮食谱》："时病前后，疟、痢、胀满诸病均大忌。"
【按语】 鳝鱼血外涂治面神经麻痹，左斜涂右，右斜涂左，有一定功效。
【参考文献】
1 《滇南本草》："治痨伤，添精益髓，壮筋骨。"
2．《本草汇》："治痢疾。"

鳖 (《名医别录》)

【基原】 为鳖科动物中华鳖 Amyda sinensis (Wiegmann) 的肉。
【异名】 水鱼、团鱼、圆鱼、甲鱼。
【性味归经】 甘，平。入肝经。
【功效】 滋阴，补虚，止泻，截疟。
【应用】
1．阴虚诸损：鳖肉加冰糖炖服，其脂尤佳。(《本草备要》)
2．久泻久痢：鳖卵煮服。(《医林纂要》)

3．久疟不愈：鳖一个，去肝、肠，用猪油炖，入盐少许服。(《贵州中医验方》)

【使用注意】 脾胃阳虚及孕妇忌服。《随息居饮食谱》："痰湿壅盛者忌。"

【按语】 鳖与乌龟齐名，但后者以滋阴、补血、止血、健骨为主，本品则清虚热，通瘀结之功更胜。甲鱼血可治骨结核。

【参考文献】
1．《日用本草》："补劳伤，壮益气，大补阴之不足。"
2．《随息居饮食谱》："滋肝肾之阴，清虚劳之热，主脱肛、崩带、瘰疬、癥瘕。"

龟　肉　(《名医别录》)

【基原】 为龟科动物乌龟Chinemys reevesii (Gray)的肉。

【异名】 金龟、元绪。

【性味归经】 咸、甘，平。入肝、肾经。

【功效】 滋阴，补血，补肾，健骨，降火，止泻。

【应用】
1．虚劳失血咯血，咳嗽寒热：乌龟，煮取肉，和葱、椒、酱、油煮食。(《便民食疗》)
2．痢疾便血：乌龟肉，以沙糖水拌，椒和，炙煮食之，多度。(《普济方》)
3．热气湿痹，腹内激热：龟肉同五味煮食之，微泄为效。(《普济方》)

【使用注意】 胃有寒湿者忌服。

【现代研究】 能抑制肿瘤细胞S180、EC等，并可增强机体免疫功能。对患有肺结核、便血、咳血、痔疮、经常手足心发热、腿酸脚软、慢性肾炎、肝炎者亦宜食养。

【按语】 龟的腹甲称龟板，为滋阴益肾、养血补心之要药。龟板煎熬成胶，作用更强。

【参考文献】
1．《日用本草》："大补阴虚，作羹臛，截久疟不愈。"
2．《医林纂要》："治骨蒸劳热，吐血，衄血，肠风血痔，阴虚血热之症。"
3．《四川中药志》："治女子干病，老人尿多及流血不止。"

泥　鳅　(《滇南本草》)

【基原】 为鳅科动物泥鳅 Misgurnus anguillicaudatus (Cantor)的肉或全体。

【异名】 鳅，鳅鱼。

【性味归经】 甘，平。入脾、肺经。

【功效】 补中气，祛湿邪，清热，壮阳。

【应用】
1．阳痿早泄：泥鳅煮食。(《濒湖集简方》)
2．脱肛："泥鳅同米粉煮羹食。(《活人心统》)
3．黄疸湿热，小便不利：泥鳅炖豆腐食。(《泉州本草》)
4．肝炎：泥鳅焙干，碾粉，每日3次，每次10g。(《杏林春满集》)

【使用注意】 本品补而能清，诸病不忌。

【现代研究】 具有利胆作用。

【按语】 据临床观察，泥鳅是治疗肝病、胆囊疾病、糖尿病、泌尿系统疾病的较好食品。

【参考文献】
1．《医学入门》："补中,止泄。"
2．《四川中药志》："利小便,治皮肤瘙痒,疥疮发痒。"
3．《滇南本草》："煮食治疮癣,通血脉而大补阴分。"

鲚　　鱼　（《食疗本草》）

【基原】　为鳀科动物鲚鱼 Coilia ectenes Jordan et Seale 的肉。

【异名】　刀鱼。

【性味归经】　甘,温。

【功效】　补气活血,泻火解毒,健脾开胃。

【应用】
1．体虚无力:鲚鱼肉、刀鱼子加调料煮食。（《随息居饮食谱》）
2．食少腹胀:鲚鱼共姜、葱煮食。（《金峨山房药录》）

【使用注意】　有湿病疮疥忌食。《食物本草》："发疥,不可多食。"《日用本草》："食之无益,助火动痰。"

【现代研究】　含蛋白质、脂肪及微量元素锌、硒等,有利于儿童的脑力发育。

【按语】　药理研究发现,鲚鱼所含之锌,能使血中抗感染淋巴细胞增加,临床也证实鲚鱼有益于人体对化疗的耐受力。

【参考文献】
1．《随息居饮食谱》："补气。"
2．《本草求原》："贴败疽痔漏。"

鳢　　鱼　（《神农本草经》）

【基原】　为鳢科动物乌鳢 Ophicephalus argus Cantor 的肉或全体。

【异名】　黑鱼。

【性味归经】　甘,寒。入肺、脾、大肠、胃经。

【功效】　补脾,利水,镇惊,止痔血。

【应用】
1．肿满:鳢鱼合小豆白煮食。（陶弘景）
2．十种水气病:鳢鱼一头,重500g以上,熟取汁,和冬葱白作羹食之。（《食医心镜》）
3．癫痫:鳢鱼脑或脂肪煮粥。（《日华子本草》）
4．肠痔,每大便常有血:鳢鱼脍,姜、葱食之。忌冷毒物。（《外台秘要》）

【使用注意】　黑鱼性寒,脾胃虚寒者食时宜加姜、椒类调味和性。

【按语】　民间常用生鳢鱼胆治疗眼疾。

【参考文献】
1．《本草图经》："主妊娠有水气。"
2．《滇南本草》："大补血气,治妇人干血痨症,煅为末服之。又煮茴香食,治下元虚损。"

青　鱼　(《本草经集注》)

【基原】　为鲤科动物青鱼 Mylopharyngodon piceus (Richardson)的肉。
【异名】　鲭。
【性味归经】　甘,平。入肝、胃经。
【功效】　益气化湿,补虚。
【应用】
1. 脚气无力:白煮青鱼食之。(《食疗本草》)
2. 水肿,心痛:青鱼枕骨蒸后晒干,磨粉,每日3次,每次1~3g。(《日华子本草》)
3. 头晕无力,未老先衰:青鱼、肉饼同煮。(《杏林春满集》)

【使用注意】　《本草经集注》:"服术勿食青鱼。"陶弘景:"青鱼鲊不可合生胡荽及生葵并麦酱食之。"
【现代研究】　青鱼肉中含有核酸及锌,有增强体质,延缓衰老等作用。
【按语】　青鱼剖腹后,割取胆囊,悬挂通风处阴干研成细粉备用。性味苦寒,能泻热,明目,用治目赤肿痛,翳障,喉痹,热疮。
【参考文献】
1. 《食疗本草》:"疗卒心痛,平水气。"
2. 《滇南本草》:"和中,养肝明目。"

白　鱼　(孟选)

【基原】　为鲤科动物翘嘴红鲌 Erythocthroculter ilishaeformis (Bleeker)的肉。
【性味归经】　甘,平。
【功效】　开胃健脾,消食行水。
【应用】
1. 血虚心悸,纳谷不香:白鱼葱、姜煮食。(《奉化方食》)
2. 慢性腹泻:腌白鱼或糟白鱼,佐白粥食。(《古鄞食谱》)
3. 体虚浮肿:白鱼鲞佐食。(《曲池妇科》)

【使用注意】　患疮疖者不宜食,可发疳。
【按语】　白鱼宜新鲜食用,能托毒外出,属于"发物"之一,但与姜、葱或豆豉同煮即无发性。《随息居饮食谱》记:"甘温,暖胃下气,行水助脾,发痘排脓,可腌可鲊。"
【参考文献】
1. 《食疗本草》:"助脾气,能消食,理十二经络舒展不相及气。"
2. 《日华子本草》:"助血脉,补肝明目,灸疮不发,作脍食之良。"

鳜　鱼　(《开宝本草》)

【基原】　为鲴科动物鳜鱼 Siniperca chuatsi (Basilewsky)的肉。
【异名】　石桂鱼、桂鱼。
【性味归经】　甘,平。入脾、胃经。
【功效】　补气血,益脾胃,化骨刺。

【应用】
1. 虚劳体弱：鳜鱼煮食。(《随息居饮食谱》)
2. 骨刺鲠喉：鳜鱼胆阴干,用其末酒化温呷,吐之即已。(《千金方》)

【使用注意】 《本草品汇精要》:"患寒湿病人不可食。"

【按语】 本品为虚劳食疗要品,肺结核病人宜食之。

【参考文献】
1. 《随息居饮食谱》:"养血,补虚劳,杀劳虫,消恶血,运饮食,肥健人。"
2. 《食疗本草》:"补劳,益脾胃。"

紫　　菜 (《本草经集注》)

【基原】 为红毛菜科植物甘紫菜 Porphyra tenera Kjellm. 的叶状体。

【性味归经】 甘、咸,寒。入肺经。

【功效】 化痰软坚,清热利水,止咳。

【应用】
1. 甲状腺肿：紫菜、鹅掌菜各15g,夏枯草、黄芩各9g,水煎服。
2. 慢性气管炎、咳嗽：紫菜15g,牡蛎30g,远志15g,水煎服。
3. 水肿、湿性脚气：紫菜15g,车前子15g,水煎服。

【使用注意】 多食胀腹。

【现代研究】 干紫菜含碘较高。另外,紫菜可降低血浆胆固醇含量。

【按语】 瘿瘤、水肿、淋病、脚气均宜饮紫菜汤。地方性甲状腺肿地区居民常食,有防治作用。

【参考文献】
1. 《本草纲目》:"病瘿瘤脚气者宜食之。"
2. 《食疗本草》:"下热气,若热气塞咽喉者,汁饮之。"
3. 《用药的药理学》:"干嚼之,治肺坏疽的起始吐臭痰者。"

海　　带 (《嘉祐本草》)

【基原】 为大叶藻科植物大叶藻 Zostera marina L. 的全草。另一为海带科植物海带 Laminaria japonica Aresch. 的叶状体。

【异名】 海带草、昆布、海马蔺、海草。

【性味归经】 咸,寒,无毒。入肝、脾经。

【功效】 清热利水,软坚消瘿,止血。

【应用】
1. 甲状腺肿大：海带、海蒿子等量,制成水丸,日服3g,40天为一疗程；或海带煮食,或海带以糖腌食；干海带研粉,每次3g,水冲服,日3次。
2. 瘿瘤：海带15g,海藻15g,昆布15g,紫菜15g,龙须菜15g,煎汤代茶。
3. 肠风下血：海带120g洗净,白糖等分,海带拌糖生食之。

【现代研究】 药理研究证明海带中的褐藻酸钠盐,有预防白血病和骨痛病的作用,对动脉出血有止血作用,褐藻氨酸另有降压作用。海带的提取物有抗癌作用。

【按语】 海带醒脾开胃,对患有瘿瘤,带浊,水肿,脚气,瘰疬,高血压,肿瘤等病者皆宜。

【参考文献】

1．《本草纲目》:"治水病、瘿瘤,功同海藻。"
2．《名医别录》:"主十二种水肿,瘿瘤聚结气,瘘疮。"
3．《随息居饮食谱》:"海带,咸甘凉。软坚散结,行气化湿。"

干 贝

【基质】 为江珧科动物栉江珧 Pinna pectinata L. 的后闭壳肌加工成的干制品。

【异名】 干贝蛤。

【性味】 甘、咸,平。

【功效】 滋阴补肾,和胃调中。

【应用】 脾肾阳虚,食欲不振,消化不良,老年夜尿频数:干贝3～6g,黄酒浸洗,文火煮汁服,连服3～4次,食欲增进,精神大振。

【按语】 干贝熟食能补肾阴,益精血。凡久病精血耗损,五脏亏虚,眩晕头昏,咽干口渴,劳嗽咯血,小便不利,脾胃虚弱,食少羸瘦,气短倦息,宿食不化等情况,常食干贝可补益健身。

【参考文献】

1．《本草从新》:"甘咸,微温。下气调中,利五脏,疗消渴,消腹中宿食。"
2．《本草求原》:"滋真阴,止小便。"
3．《随息居饮食谱》:"补肾。与淡菜同。"

牡 蛎 肉 (《神农本草经》)

【基原】 为牡蛎科动物近江牡蛎 Ostrea rivularis Gould等的肉。

【异名】 蛎黄、蚝子肉。

【性味】 甘、咸,平。

【功效】 滋阴养血。

【应用】 体质虚弱儿童、肺门淋巴结核、颈淋巴结核:牡蛎肉为最佳的食品。如无鲜牡蛎肉,可用蚝油作调味品亦好。(《食物中药与便方》)

【按语】 体质虚弱者宜食。其味极美,还可制取蚝油调味。

【参考文献】

1．崔禹锡《食经》:"治夜不眠,志意不定。"
2．《本草拾遗》:"煮食,主虚损,妇人血气虚,调中,解丹毒。于姜醋中生食之,主丹毒,酒后烦热,止渴。"
3．《医林纂要》:"清肺补心,滋阴养血。"
4．《本草求原》:"脾虚精滑忌。"

第十四章 奶 蛋 类

奶类食品富有营养,所含的蛋白质如酪蛋白、乳白蛋白、乳球蛋白以及乳融状的脂肪极易消化吸收。并含有乳糖、各种维生素及无机盐。对婴幼儿生长有重要作用。

常用的奶有牛奶、羊奶、马奶。中医认为均有补虚损、益肺胃、生津的作用。牛奶性味甘、平,为平补的甘润之品。羊奶性味甘温,为温补之品,作用与牛奶类似,更适合虚寒体质之人。马奶性味甘凉,对于虚劳骨蒸,痈疮等症更为合适。

蛋类所含蛋白质为最优良的蛋白质,所含的脂肪,存在于蛋黄之中,呈液态,易消化吸收。此外尚含有钙、磷、铁及维生素等营养物质。

常用的蛋有鸡蛋、鸭蛋、鹅蛋。中医认为均有滋阴润燥、养血益肺、熄风安胎等作用。鸡蛋性味甘平,偏于滋阴润燥,养血安胎;鸭蛋性味甘凉,偏于清肺,滋阴等功效;鹅蛋甘温,有补中益气功效。

牛　　乳　（《本草经集注》）

【基原】　为牛科动物黄牛Bos taurus domesticus Gmelin或水牛Bubalus bubalis L.的乳汁。

【性味归经】　甘,平。入心、肺经。

【功效】　补虚损,益肺胃,生津润肠。

【应用】

1. 大病后不足,万病虚劳:黄牛乳一升,以水四升,煎取一升,如人饥,稍稍饮之,不得过多。(《千金要方》)

2. 翻胃:牛乳一盏,韭菜汁60g,用生姜汁15g,和匀温服。(《丹溪心法》)

3. 小儿哕:牛乳、生姜汁各五合。煎取五合,分为二服。(《千金要方》)

【使用注意】　脾胃虚寒作泻,中有痰湿积饮者慎用。《本草拾遗》:"与酸物相反,令人腹中癥结。"

【现代研究】　牛乳营养丰富,除含脂肪、蛋白质、碳水化合物及维生素外,尚含泛酸、肌醇、乳清酸。牛乳的蛋白质主要是含磷蛋白质——酪蛋白,也含白蛋白、球蛋白,此三种蛋白质都含全部必需氨基酸。牛乳的脂肪主要是棕榈酸、硬脂酸的甘油酯,也含少量胆固醇。

【按语】　牛奶脂肪中胆固醇含量比肉、蛋类都低,因此对老人来说也是一种非常适宜的营养食物,国外有学者认为牛奶具有预防胃癌的效能。

【参考文献】

1. 《日华子本草》:"润皮肤,养心肺,解热毒。"

2. 《本草纲目》:"治反胃热哕,补益劳损,润大肠,治气痢,除黄疸,老人煮粥甚宜。

羊 乳 （《本草经集注》）

【基原】 为牛科动物山羊Capra hircus L.或绵羊Ovis aries L.的乳汁。

【性味归经】 甘，温。入心、肺经。

【功效】 润燥补虚。

【应用】

1. 肾虚，中风：羊乳合脂作羹食。（《食疗本草》）

2. 干呕：羊乳汁饮一杯。（《千金要方》）

3. 小儿口疮：羊乳细细沥口中。（《小品方》）

【使用注意】 有痰湿积饮者宜慎服。

【按语】 羊奶与牛奶比较，山羊奶比较富于脂肪及蛋白质，而绵羊奶的脂肪与蛋白质含量更为丰富。从补益和药用来说，古代非常重视羊奶的补益功效，认为它是一味养肺、润燥止咳的良药，能治肺痨、咯血等症。

【参考文献】

1. 《食疗本草》："补肺肾气，和小肠，亦主消渴，治虚劳，益精气。"

2. 《本草纲目》："治大人干呕及反胃，小儿哕呃及舌肿，并时时温服之。"

鸡 蛋 （《本草经集注》）

【基原】 为雉科动物家鸡Gallus gallus domesticus Braisson的卵。

【异名】 鸡卵。

【性味归经】 蛋清甘，凉。蛋黄甘，平。入心、肾经。

【功效】 鸡蛋滋阴润燥，养心安神。蛋清清肺利咽，清热解毒。蛋黄滋阴养血，润燥熄风，健脾和胃。

【应用】

1. 产后血晕，身痉直，带眼，口角与目外眦向上牵急，不知人：鸡子一枚，去壳分清，以荆芥末6g调服。（《本草衍义》）

2. 产后血闭：鸡子一枚，打开取白，酽醋如白之半，搅调吞之。（《本草拾遗》）

3. 干呕不息：破鸡子去白，吞中黄数枚。（《补缺肘后方》）

4. 小儿惊痫：鸡子黄和乳汁，量儿大小服之。（《普济方》）

5. 小儿消化不良：蛋黄油每天5～10ml，分二次服，一疗程4～5天。一般服药1～2天后大便次数及性状即明显好转，用药4～5天可全愈。（《中药大辞典》）

【使用注意】 脾胃虚弱者不宜多食，多食则令人闷满。

【按语】 鸡蛋是众所周知的营养食品，其所含的蛋白质为完全蛋白质。而蛋白质中，主要为婴幼儿成长需要的卵白蛋白和卵球蛋白，与人体蛋白质组成相近，吸收率高。鸡蛋中还含有多种矿物质，铁的含量较牛奶丰富。所以是老人、儿童、孕产妇及病弱患者的理想食物。

【参考文献】

1. 《本草拾遗》："鸡子白，解热烦。"

2. 《本草纲目》："鸡蛋黄，补阴血，解热毒，治下痢。"

鸭　　蛋　（《本草经集注》）

【基原】　为鸭科动物家鸭 Anas domestica L. 的卵。

【异名】　鸭卵、鸭子。

【性味归经】　甘，凉。入心、肺经。

【功效】　滋阴，清肺，止咳，止痢。

【应用】

1．妇人胎前产后赤白痢：生姜（取汁）适量，鸭子一个（打碎，入姜汁内搅匀）。共煎至八分，入蒲黄9g，煎五、七沸，空心温服。（《医钞类编》）

2．阴虚肺燥之咳嗽，痰少咽干：先煮银耳9g，后打入鸭蛋一只，加适量冰糖食用。（《补药和补品》）

【使用注意】　脾阳不足，寒湿下痢，以及食后气滞痞闷者不宜食。

【按语】　鸭蛋性凉，有滋阴、清热作用。咸鸭蛋煮食可口，且能愈泻痢。《食疗本草》云："盐藏食之，即宜人。"皮蛋氨基酸总量较高，易于消化，营养价值高，但维生素含量较少。高血压、耳鸣、眩晕患者，用皮蛋一只，淡菜末适量，每晚吃，有一定疗效。

【参考文献】

1．《本草备要》："能滋阴。"

2．《医林纂要》："补心清热，止热咳，治喉痛、齿痛，百沸汤冲食，清肺火，解阳明热结。"

雀　　蛋　（《名医别录》）

【基原】　为文鸟科动物麻雀 Passer montanus saturatus Stejneger 的蛋。

【异名】　雀卵。

【性味归经】　甘、咸，温。入肾、命门二经。

【功效】　补肾阳，益精血，调冲任。

【应用】

1．男子阳痿不起，女子带下，便溺不利，疝瘕，痈肿：雀卵白和天雄末、菟丝子末为丸，空心酒下五丸。（《食疗本草》）

2．男子阳痿：菟丝子末500g，于春二、三月取麻雀卵五百个，去黄用白，和丸梧子大小。每服八十丸，空心盐汤或酒下。腰痛加杜仲，下元冷加附子。（《本草述》雀卵丸）

【使用注意】　阴虚火盛者忌之。

【按语】　雀蛋用于肾虚所致的阳痿，和精血不足所致的经闭头晕、眼花等。如用雀蛋煮熟，去壳食，每次一个，一日三次，对肾虚阳痿，早泄，滑精有益。或用雀卵二个，羊肉250g，加盐和调料煮汤食用。

【参考文献】

1．《别录》："主下气，男子阳痿不起。"

2．《会约医镜》："补阳滋阴。"

3．《随息居饮食谱》："利经脉，调冲任。"

鹌 鹑 蛋

【基原】 为雉科动物鹌鹑 Coturnix coturnix japonica Temminck et Schlegel 的卵。

【性味归经】 甘,平。

【功效】 补五脏,益中续气,实筋骨。

【应用】

1. 肺结核：鹌鹑蛋一只,白芨适量(研末),共搅匀,每早用沸水冲服,连续服用。(《家庭食疗手册》)

2. 小儿营养不良：鹌鹑蛋一只,打入米汤内煮熟,每早各一剂,连用三个月。(《家庭食疗手册》)

【使用注意】 鹌鹑蛋有补益作用,凡外感未清,痰热、痰湿甚者不宜进食。

【按语】 鹌鹑蛋营养价值高,所含赖氨酸,胱氨酸均比鸡蛋高,特别是含丰富的脑磷脂、卵磷脂等。有补益气血,强身健脑,降脂降压作用。对贫血、妇婴营养不良、神经衰弱、气管炎、结核病、高血压、血管硬化者都能起到滋补调治作用。

鸽 蛋 (《本草纲目》)

【基原】 为鸠鸽科动物原鸽 Columba livia Gmelin 或家鸽 Columba livia domestica Gmelin 的卵。

【性味归经】 甘,平。

【功效】 补肾益气。

【应用】

1. 肾气虚：鸽蛋、桂圆肉、枸杞子适量,加冰糖适量煮熟后,小吃或佐餐。(《四川中药志》)

2. 预防麻疹：鸽蛋煮食。麻疹流行期,每日二次,每次一个。(《吉林中草药》)

第十五章 蛇 蛙 类

蛇肉可食可药,味道鲜美,营养丰富,并且具有祛风止痒作用,适合于关节炎及皮肤病患者食用。食用之蛇肉,主要有蟒蛇肉、水蛇肉等。

蛙肉味美可口,特别是林蛙,是一种珍贵的滋补品,如蛤士蟆是扶正固本佳品,体质虚弱,气血不足者尤宜。蛤蟆油则大部分是蛋白质,能强壮体质,补虚损,长精力,对肾亏精少的人食后有治疗效果。蛤蟆油也是我国重要出口商品之一。

蛇 肉 (《食疗本草》)

〔附:水蛇肉〕

【基原】 为蟒蛇科动物蟒蛇Python molurus bivitt-atus Schlegel的肉。

【别名】 蚺蛇肉。

【性味归经】 甘,温。

【功效】 祛风,杀虫。

【应用】

1. 诸风瘫痪,筋挛骨痛,痹木瘙痒,及疬风疥癣恶疮:蛇肉500g,羌活30g(绢袋盛之)。用糯米二斗蒸熟安曲于缸底,置蛇于曲上,乃下饭,密盖,待熟取酒,以蛇焙研和药,其酒每随量温饮数杯,忌风及欲事,亦可袋盛浸酒饮。(《濒湖集简方》蚺蛇酒)

2. 狂犬咬伤:蛇脯一枚,炙,去头,捣末,每服五分,日三次。(《千金方》)

【按语】 本品具有较好的祛风作用。但作为药品时以白花蛇或乌梢蛇为主,有祛风通络定惊功效。可用于风湿痹痛、惊痫、皮肤疥癣等症,常在中药方中配伍应用。现用蛇肉治疗类风湿关节炎有一定疗效。

【参考文献】

1. 《本草拾遗》:"主喉中有物,吞吐不得出者,作脍食之。"
2. 《本草纲目》:"除手足风痛,杀三虫,去死肌,皮肤风毒疬风,疥癣恶疮。"

〔附〕 水蛇肉

性味甘、咸,寒。《本草纲目》:"治消渴,烦热,毒痢。"《本草求原》:"明目。"民间在夏天给小儿喝蛇肉汤,可清风热,预防痱子或减轻其瘙痒。常吃蛇肉,可使皮肤光润,少患皮肤病。

青 蛙 (《日华子本草》)

【基原】 为蛙科动物黑斑青蛙Rana nigro maculata Hallowell或金线蛙Rana plancyi Lataste等的全体。

【异名】 田鸡。

【性味归经】 甘,凉。入膀胱、肠、胃经。

【功效】 补虚,利水消肿,和胃降逆。

【应用】

中篇　常用食物

1. 浮肿：青蛙去内脏，煮熟，加白糖，每次一个，日服一次，连续服用。(《吉林中草药》)
2. 噎膈反胃：青蛙七个，泥封，火烧存性，研末，一次服，连服三日。(《吉林中草药》)
3. 骨结核：青蛙一个，红糖60g，白酒60g，百部9g，煮熟后一次食之，每日一次。(内蒙古《中草药新医疗法资料选编》)

【使用注意】 多食会助湿，生热。故有湿热、痰热病症时不宜食。

【参考文献】
1.《本草衍义》："解劳热。"
2.《本草纲目》："利水消肿。"
3.《陆川本草》："滋阴降火。"

蛤 士 蟆 (《饮片新参》)

【基原】 为蛙科动物中国林蛙Rana temporaria chens nensis David或黑龙江林蛙Rana amurensis Boule 的除去内脏的全体。

【异名】 蛤士蟆、红肚田鸡。

【性味归经】 咸，凉。入肺、肾经。

【功效】 养肺滋肾。

【应用】 虚劳咳嗽：蛤士蟆1~2个，炖汤服。(《四川中药志》)

【使用注意】 痰湿咳嗽及便溏者忌用。

【按语】 蛤士蟆食用，一般以1~3个炖汤服。是扶正固本之佳品，主要适用于体虚气弱，气血亏损，精力耗损，神经衰弱，消化不良，慢性支气管炎者食用。

【参考文献】 《四川中药志》："养肺滋肾，治虚劳咳嗽。"

蛤 蟆 油 (《药材资料汇编》)

【基原】 为蛙科动物中国林蛙Rana temporaria chens nensis David 或黑龙江林蛙R. amlurensis Boulenger 雌性的干燥输卵管。

【异名】 田鸡油、蛤士蟆油、蛤蚂油。

【性味归经】 甘、咸，平。入肺、肾二经。

【功效】 补肾益精，润肺养阴，安神，止血。

【应用】
1. 肺痨咳血：蛤士蟆油、白木耳，蒸服。(《四川中药志》)
2. 神经衰弱：蛤士蟆油、土燕窝，蒸服。(《四川中药志》)
3. 病后失调，盗汗不止：蛤士蟆油、党参、阿胶、白术、黄芪，为丸服。(《四川中药志》)

【使用注意】 外感初起及纳少便溏者慎用。

【现代研究】 含大量蛋白质及脂肪油，并含有多种激素。

【按语】 是一种滋补强壮剂，能补虚退热，主治身体虚弱及精力不足。

【参考文献】
1. 曹炳章："坚益肾阳，化精添髓，泽润肺脏，增长脂肪，为脾肾虚寒，气不化精之要药。"
2.《辽宁主要药材》："治体虚，神经衰弱。"
3.《中药材手册》："治产后气虚。"

第十六章 调味品及其他佐料类

在烹制过程中,凡能起到改善菜肴口味、外观、色泽的非主辅料食品,统称为调味品。

常用的调味品(调料)有酱油、食醋、酒、糖、生姜、花椒、茴香、桂皮、茶叶、味精等。调味品是我国膳食中不可缺少的,几乎所有的菜肴,特别是各具地方特色的菜肴中,无不使用调味品。食物经过调味,可以增进食欲,有利于营养的吸收。有的调味品能补充某些营养(如酱油含有氨基酸、维生素、无机盐等);有的能去腥除膻(如食醋、酒)等。

使用调味品重要的不是增添某种营养素,为的是增进食欲,利于食物摄入,既能强身又能治病。如糖类能补益脾胃,缓急止痛;姜能温中健胃,散寒止痛;茴香能和胃理气,温肾散寒;芥末能温胃散寒,豁痰利窍;食盐能和胃坚肌骨,清热凉血。总之,各种调味品的性质不同,治疗的病症也有差异。调味品虽然能起到调味和治病的作用,但在使用中要适量,特别是对某些疾病患者更应慎用,如食盐为人体钠的主要来源,也是菜肴和食品中不可缺少的调味品,但对肾脏疾病、高血压、心血管疾病的患者,一般应减少食盐的摄入量。再如糖类调味品,患糖尿病者忌食,肥胖、高血脂症及痰湿患者须控制食用量。某些调味品性味温热(如芥末、花椒、胡椒等),故阴虚火旺者应慎用。

白　糖 (《子母秘录》)

【基原】 为禾本科植物甘蔗 Saccharum sinensis Roxb. 的茎叶经提取精制而成的乳白色结晶体。

【异名】 石蜜、白砂糖。

【性味归经】 甘,平。入脾经。

【功效】 润肺生津,补益中气。

【应用】

1. 肺之气阴两虚:石蜜和枣肉,巨胜末丸,每食后含一、二丸。(《食疗本草》)
2. 中虚脘痛,食鱼蟹不舒,食蒜口臭:糖霜点浓汤饮。(《随息居饮食谱》)
3. 盐卤中毒:糖霜多食。(《随息居饮食谱》)

【使用注意】 痰湿中满者不宜食。过多食糖会引起食欲减退、消化不良、肥胖症。老年人及高血压,动脉硬化,冠心病患者不宜多食。

【按语】 白砂糖为甘蔗之茎汁提炼而成,绵白糖一般为甜菜根等提炼而成,二者都具有性味甘平,补脾润肺的功能。在较强的劳动后,饮一杯糖开水,可以补充能量。

【参考文献】

1. 《本草纲目》:"久食则助热,损齿。石蜜、糖霜、冰糖,比之紫砂糖性稍平,功能相同,入药胜之,然不冷利。石蜜,即白砂糖也,凝结作饼块如石者为石蜜,轻白如霜者为糖霜,坚如冰者为冰糖,皆一物而有精粗之异也。"
2. 《本草纲目》:"润心肺燥热,治嗽消痰,解渴和中,助脾气,缓肝气。"

红　　糖 (《医林纂要》)

【基原】　为禾本科植物甘蔗Saccharum sinensis Roxb.的茎叶，经提取炼制而成的赤色结晶体。

【异名】　赤砂糖、紫砂糖、黑砂糖。

【性味归经】　甘，温。入脾、胃、肝经。

【功效】　补中缓肝，和血化瘀，调经，和胃降逆。

【应用】

1. 噤口痢：赤砂糖半斤，乌梅一个，水二碗，煎一碗时时饮之。(《摘元方》)

2. 上气喘嗽烦热，食即吐逆：紫砂糖、姜汁等分，相和，慢煎二十沸，每咽半匙。(《本草纲目》)

3. 食蒜口臭：赤砂糖解之。(《摘元方》)

4. 妇人血虚，月经不调：红糖100g，鸡蛋二个，茶叶少许，于月经清利后服食。(《食物与治病》)

【使用注意】　内热者不宜多食红糖，痰湿者忌食。

【现代研究】　红糖中含有丰富的铁质、蔗糖、一定量的核黄素、胡萝卜素、烟酸及微量元素钙、锰、锌等物质。

【按语】　红糖是产妇所需要的营养物质。一般饮红糖水3～5分钟后，血糖就会增加，血液循环加快，很快会感到全身温暖。

【参考文献】

1. 《随息居饮食谱》："散寒活血，舒筋止痛。"

2. 《本经逢原》："熬焦，治产妇败血冲心及虚羸老弱、血痢不可攻者。"

3. 《日华子本草》："润心肺，杀虫，解酒毒。"

冰　　糖 (《本草纲目》)

【基原】　为禾本科植物甘蔗Saccharum sinensis Roxb.的茎叶提取精制而成的冰块状结晶。

【性味归经】　甘，平。归脾、肺经。

【功效】　补中益气，和胃润肺，止咳化痰，养阴止汗。

【应用】

1. 噤口痢：冰糖15g，乌梅一个，浓煎频呷。(《随息居饮食谱》)

2. 小儿未能食谷，久疟不瘳：浓煎冰糖汤服。(《随息居饮食谱》)

3. 小儿盗汗：用木耳、红枣各15g，冰糖适量，水煎服，每日一剂，分2～3次服。

4. 阴虚久咳：陈海蜇(洗去盐味)，冰糖拌蒸食，效果明显。

【按语】　冰糖最为滋补，因此服用补药、补品时使用冰糖比白砂糖、绵白糖为佳。冰糖虽甚甘甜，性质比较平和，没有赤砂糖温热之弊，相对地说不易留湿、生痰、化热。

【参考文献】　《本经逢原》："世言糖性湿热，多食令齿龋生疳。近见患口疳者，细嚼冰糖辄愈，取其达疳以磨湿热凝滞也，又暴得咳嗽，吐血乍止，以冰糖与燕窝同煮连服，取其平补肺胃，而无止截之患也。"

食　　盐　（《名医别录》）

【基原】　为海水或盐井、盐池、盐泉中的盐水经煎晒而成的结晶。
【异名】　盐、白盐。
【性味归经】　咸，寒。入胃、肾、大小肠经。
【功效】　清火，凉血，解毒，涌吐。
【应用】
1．血痢不止：用白盐纸包烧研，调粥吃三、四次。(《救急方》)
2．贪食，食多不消，心腹坚满痛：盐一升，水一升。上二味煮令盐消。分三服，当吐出食。(《金匮要略》)
3．习惯性便秘：每日早晨空腹喝盐水一茶杯。
【使用注意】　水肿及咳嗽病人忌服。
【按语】　盐是人体必须的物质之一，且常用它作为药物来治疗某些疾病。现代医学认为盐是维持机体渗透压的主要成分，为人体生理功能不可缺少的物质。中医学认为食盐内服具有降火益肾等功效，并较早地作为清热解毒的外用药物来冲洗伤口。
【参考文献】
1．《神农本草经》："大盐令人吐。"
2．《本草纲目》："盐之气味咸腥，人之血亦咸腥，咸走血，血病无多食咸，多食则脉凝泣而变色，从其类也。"
3．《本草纲目拾遗》："除风邪，吐下恶物，杀虫，明目，祛皮肤风毒，调和脏腑，消宿物，令人壮健。"
4．《随息居饮食谱》："补肾，引火下行，润燥祛风，清热渗湿，明目，杀虫，专治脚气，点蒂钟坠，敷蛇虫伤。"

酱　　油　（《名医别录》）

【基原】　系用面粉或豆类，经蒸煮或发酵，加盐、水后制成酱的上层液体物质(下层糊状物即为酱)。
【异名】　豉油、酱汁、豆酱汁。
【性味归经】　咸，寒。入胃、脾、肾经。
【功效】　解热除烦，解毒。
【应用】
1．汤火烧灼未成疮：酱油敷之。(《肘后方》)
2．妊娠尿血：酱油一大盏(微焙令干)，生干地黄60g，捣罗为末，每于食前，以粥饮调下3g服之。(《海上方》)
【使用注意】　多食则生痰动气。
【参考文献】
1．《名医别录》："主除热，止烦满，杀百药、热汤及火毒。"
2．《本草纲目》："酱汁灌入下部，治大便不通，灌耳中，治蚰虫蚊入耳；涂制犬咬及汤火伤灼未成疮者有效；中砒毒，调水服。"

3．《本草求真》："解肾热邪。"

醋 (《名医别录》)

【基原】 以米、麦、高粱或酒、酒糟等酿制成的含有乙酸的液体。

【异名】 苦酒、醇酢、酢酒、米醋。

【性味归经】 酸、苦，温。入肝、胃经。

【功效】 活血散瘀，消食化积，消肿软坚，解毒疗疮。

【应用】

1．疝气冲痛：青皮、小茴香各15g，以米醋一碗煮干，加水二碗，煎八分，温和服。(《林氏家抄方》)

2．过食鱼腥、生冷水菜果实成积者：生姜捣烂，和米醋调食之。(《日华子本草》)

3．呃逆：醋30g，开水30ml，调和一起，随意少饮之。(《家庭食疗手册》)

【使用注意】 脾胃湿甚、痿痹、筋脉拘挛及外感初起忌服。健康人不宜过食。烹调醋不宜用铜器具，因为醋能溶解铜，引起铜中毒。

【现代研究】 醋含乙酸、琥珀酸、草酸、高级醇类、β-羟基丁酮、二羟基丙酮、酪醇、乙醛、甲醛、乙缩醛及山梨糖等糖类。

【按语】 醋作为调料食物，不仅有调味作用，还可以使胃酸增多，促进食欲，帮助消化，并有一定的杀菌作用。

【参考文献】

1．《本草衍义》："产妇房中常得醋气则为佳，醋益血也。"

2．《本草汇言》："醋，解热毒，消痈肿，化一切鱼腥水菜诸积之药也。"

3．《本草求真》："醋主敛，故书多载散瘀解毒，下气消食。"

酒 (《名医别录》)

【基原】 为米、麦、高粱等和曲酿成的一种饮料。

【性味归经】 甘、苦、辛，温。入心、肝、肺、胃经。

【功效】 通血脉，御寒气，行药势。

【应用】

1．阴毒腹痛：烧酒温饮。(《本草纲目》)

2．寒湿泄泻，小便清者：头烧酒饮之。

【使用注意】 阴虚、失血及湿热甚者忌饮。孕妇不宜饮过量酒。

【现代研究】 酒含有乙醇，此外有高级醇类、脂肪酸类、酯类、醛类及葡萄糖、麦芽糖和糊精。

【按语】 中医用酒治病，历史悠久。酒是世界上最古老的药品之一。以陈酒为上品。习惯上浸药酒多用烧酒，将各种性质的中药单味或复方放入酒中浸制，借酒的辛温行散、活血行气之性，以增强药力，便于药力迅速到达全身经脉。酒也是一种常用的调味品，在烹调时应用，以除腥秽。

【参考文献】

1．《医林纂要》："散水，和血，行气，助肾兴阳，发汗。"

2.《本草纲目》:"米酒,解马肉、桐油毒,热饮之甚良;老酒,和血养气,暖胃辟寒;烧酒,消冷寒气,燥湿痰,开郁结,止水泄,治霍乱,疟疾,噎膈,心腹冷痛,阴毒欲死,杀虫辟瘴,利小便,坚大便,疗赤目肿痛。"

八角茴香 (《本草品汇精要》)

【基原】 为木兰科植物八角茴香Illicium verum Hook. f.的果实。

【异名】 大茴香、八角香、舶茴香。

【性味归经】 辛、甘,温。入脾、肾经。

【功效】 温阳散寒,理气止痛。

【应用】

1. 小肠气坠:八角茴香、小茴香各9g,乳香少许,水煎服。(《仁斋直指方》)
2. 腰重刺胀:八角茴香,炒为末,食前酒服6g。(《仁斋直指方》)

【使用注意】 阴虚火旺者慎用。

【现代研究】 本品含挥发油(茴香油)、脂肪油以及蛋白质、树脂等。其醇提取物可抑制革兰氏阴性细菌和革兰氏阳性细菌。对真菌也有较好的抑制作用。茴香油具有刺激胃肠血管,增强血液循环的作用。

【按语】 茴香分大茴香和小茴香两种,二者虽然形状不一,但性味及药用功效基本相同,大茴香多用于调味,以个大、色红、油多浓香者为佳。莽草的果实(有毒不可误用)与大茴香为同属植物,形状与八角茴香很相似,极易混淆。主要区别在于:莽草果实较小,带树胶样气味,较苦。八角茴香适合于肝郁气滞,胃气上逆,有慢性胃炎者食用。

【参考文献】

1.《本草求真》:"余细嚼审八角茴香味,其香虽有,其味甚甘,其性温而不烈……若似八角大茴香甘多之味,而谓能除沉寒痼冷,似于理属有碍。盐水炒用,得酒良。"

2.《本草蒙筌》:"主肾劳疝气,小肠吊气挛疼,干、湿脚气,膀胱冷气肿疼。开胃止呕,下食,补命门不足,治诸瘘、霍乱。"

花 椒 (《日用本草》)

【基原】 为芸香科植物花椒 Zanthoxylum bungeanum Maxim.的果皮。

【性味归经】 辛,温。入脾、肺、肾经。

【功效】 温中散寒,除湿,止痛,杀虫,解鱼腥毒。

【应用】

1. 冷虫心痛:川椒120g,炒出汗,酒一碗淋之,服酒。(《寿域神方》)
2. 呃逆噫不止:川椒120g,炒研,面糊丸,梧子大,每服十丸,醋汤下。(《秘传经验方》)
3. 夏伤湿冷,泄泻不止:川椒 30g(慢火炒香熟为度),肉豆蔻(面裹,煨)15g,上为细末,粳米饭和丸黍米大。每服十粒,米饭下。(《小儿卫生总微论方》川椒丸)

【使用注意】 阴虚火旺者忌服,孕妇慎用。

【现代研究】 花椒的果皮中含有挥发油,主要为牻牛儿醇、柠檬烯,所含挥发油具有局部麻醉及镇痛作用,并有杀虫作用,可作驱蛔剂。矿物质磷、铁极为丰富。花椒对多种杆菌和球菌都有明显的抑制作用。

【按语】 花椒的果皮作为调料品,而它的种子,称为花椒目,仅作药物不作调料品。果皮具有特殊强烈的香气,味麻辣而持久,适合胃寒、纳食欠佳者食用。

【参考文献】

1．《药对》:"蜀椒,得盐味佳。可收水银。中其毒者,凉水、麻仁浆解之。"

2．《本草纲目》:"椒,纯阳之物,其味辛而麻,其气温以热。入肺散寒,治咳嗽;入脾除湿,治风寒湿痹,水肿泻痢;入右肾补火,治阳衰溲数,足弱,久痢诸症。"

3．《神农本草经》:"主风邪气,温中,除寒痹,坚齿发,明目。""主邪气咳逆,温中,逐骨关皮肤死肌,寒湿痹痛,下气。"

胡 椒 (《唐本草》)

【基原】 为胡椒科植物胡椒 Piper nigrum L. 的果实。

【异名】 浮椒。

【性味归经】 辛,热。入胃、大肠经。

【功效】 温中下气,消痰,解毒,和胃。

【应用】

1．五脏风冷,冷气心腹痛,吐清水:胡椒酒服之,亦宜汤服之。(《食疗本草》)

2．反胃呕哕吐食,数日不定:胡椒0.9g(末),生姜30g(微煨切),上两药,以水二大盏,煎取一盏,分温三服。(《圣惠方》)

【使用注意】 阴虚有火者忌服。

【现代研究】 胡椒含胡椒碱、胡椒脂碱、挥发油等物质。内服可作驱风、健胃剂,并有微弱的抗疟作用。小剂量食用可增进食欲,大剂量则刺激胃粘膜,引起充血性炎症。最近发现胡椒碱有抗惊厥作用,可用于治疗癫痫。

【按语】 胡椒有黑、白之分,同属一种果实。黑胡椒是未成熟果实,没有加工去皮的产物,而白胡椒气味峻烈,所以药用以白者为好。胡椒性热,凡胃冷咽逆,宿食不消,心腹冷痛大肠虚寒,完谷不化,寒痰积冷,四肢如冰者均宜食之。

【参考文献】

1．《本草衍义》:"胡椒,去胃中寒痰吐水,食已即吐,甚验。"

2．《日华子本草》:"调五脏,止霍乱,心腹冷痛,壮肾气,主冷痢,杀一切鱼、鳖、蕈毒。"

3．《本草求真》:"胡椒比之蜀椒,其热更甚。"

茶 叶 (《本草便读》)

【基原】 为山茶科植物茶 Camellia sinensis O. Ktze. 的叶。

【性味归经】 苦、甘,凉。入心、肺、胃经。

【功效】 生津止渴,清热解毒,祛湿利尿,消食止泻,清心提神。

【应用】

1．霍乱后烦躁卧不安:干姜(炮为末)6g,好茶末3g。上二味,以水一盏,先煎茶末令熟,即调干姜末服之。(《圣济总录》姜茶散)

2．热毒下痢:好茶500g(炙),捣末,浓煎一、二盏服。久患痢者亦宜服之。(《食疗本草》)

3．血痢:盐水梅(除核研)一枚,合腊茶加醋汤沃,服之。(《圣济总录》)

【使用注意】 失眠者忌服。

【现代研究】 茶叶中含400种化学物质,主要有嘌呤类生物碱,如咖啡碱、可可豆碱等;含有鞣质、挥发油、黄酮类化合物。试验证明茶叶对治疗放射性损伤,保护造血机能,提高白细胞数量有一定功效。可治疗痢疾、急慢性胃肠炎、急性传染性肝炎等病。

茶叶上可清头目,中消食滞,下利二便。《随息居饮食谱》曰:"清心神醒酒除烦,凉肝胆涤热消痰,肃肺胃明目解渴。"适于肥胖、高血压、水肿、肿瘤病人饮用。

【按语】 茶树通常种植三年以上即可采叶。以清明前后嫩叶初发时为佳,以后采摘时间愈迟品质愈次。由于加工不同可分绿茶、红茶等。绿茶能清心神,涤热,肃肺胃。红茶能温脾胃,畅中焦。

【参考文献】

1. 《随息居饮食谱》:"茶以春采色青,炒焙得,收藏不泄气者良,色红者,已经蒸盦,失其清涤之性,不能解渴,易成停饮。"

2. 《本草纲目拾遗》:"雨前茶产杭之龙井者佳,莲心第一,旗枪次之,于谷雨前撮成茗,故名。三年外陈者入药,新者有火气。"

蜂 蜜 (《本草纲目》)

【基原】 为蜜蜂科昆虫中华蜜蜂 Apis mellifer L.等所酿的蜜糖。

【异名】 石饴、沙蜜。

【性味归经】 甘,平。入肺、脾、大肠经。

【功效】 补中润燥,缓急解毒,降压通便。

【应用】

1. 风疹、风癣:沙蜜500g,糯饭500g,面曲150g,熟水五升,同入瓶内封七日成酒,以蜜入酒代之,亦良。(《本草纲目》蜜酒)

2. 高血压、慢性便秘:蜂蜜54g,黑芝麻45g。先将芝麻蒸捣如泥,搅入蜂蜜,用热开水冲化。一日2次分服。(《家庭食疗手册》)

【使用注意】 凡痰湿内蕴,中满痞闷及肠滑泄泻者忌服。不宜用蜂蜜喂养一岁以下婴儿。

【现代研究】 蜂蜜中含葡萄糖、果糖混合物较高,利于吸收。还含有蛋白质、淀粉、苹果酸等。其他还有脂肪、酶类、各种维生素(B_2、B_6、C、K等)和钙、磷、铁、锰等矿物质。蜂蜜有提高人体抵抗力的功能,能够使人精力充沛,调整脾胃功能,可治疗咽炎、便秘、胃及十二指肠溃疡,还能去腐生肌,加快创口愈合。另外,心脏病患者常食用可营养心肌。本品对于神经衰弱和肝炎病人也有疗效。

【按语】 由于蜂和蜜的来源不同,而有白蜜与黄蜜之分,以水果之花蜜,香甜洁静为佳。

【参考文献】

1. 《神农本草经》:"主心腹邪气,诸惊痫痉,安五脏诸不足,益气补中,止痛解毒,和百药。"

2. 《名医别录》:"养脾气,除心烦,食饮不下,止肠澼,肌中疼痛,口疮,明耳目。"

3. 《本草纲目》:"和营卫,润脏腑,通三焦,润脾胃。"

黑芝麻 (《三元延寿书》)

【基原】 胡麻科植物脂麻 Sesamum indicum DC. 的种子。

【异名】 胡麻。

【性味归经】 甘,平。入肝、肾经。

【功效】 滋养肝肾,润燥滑肠。

【应用】

1. 五脏虚损:黑芝麻九蒸九暴收贮。每服二合,汤浸布裹,去皮再研,水滤汁煎饮,和粳米煮粥食之。(《本草纲目》)

2. 肝肾不足,脱发目花,皮肤燥涩,大便闭坚:黑芝麻(炒)、桑叶(经霜者、去梗筋、晒枯)等分,为末,以糯米饮捣丸。日服12～15g,勿间断,自效。(《医级》桑麻丸)

3. 老人四肢无力,腰痠膝痛:黑芝麻1000g(熬),薏苡仁1000g,干地黄250g(切),上以绢袋贮,无灰酒一斗渍之,勿令泄气,满五、六日。空心温服一、二盏。(《奉亲养老新书》巨胜酒)

4. 妇人乳少:黑芝麻炒研,入盐少许食之。(《本草纲目》)

【使用注意】 脾弱便溏者勿服。

【现代研究】 黑芝麻含脂肪油、维生素E、维生素B_1、B_2、钙、磷、铁等,并含有优质蛋白和近十种主要氨基酸。药理研究表明,黑芝麻提取物给大鼠口服,可降低血糖。

【按语】 芝麻被誉为芬芳的补药,是良好的滋润补养强壮剂。芝麻所含的脂肪中,大多为不饱和脂肪酸,对老年人有重要意义,因此古人有芝麻能"延年"之说。芝麻质润多脂,滋肝肾,乌须发,润肠胃,常食补血。

【参考文献】

1. 《抱朴子》:"耐风湿,抗衰老。"
2. 《食疗本草》:"润五脏,主火灼,填骨髓,补虚气。"
3. 《玉揪药解》:"疗皮燥发枯、肉减乳少,医一切疮疡败毒消肿。"

麻油 (《本草经集注》)

【基原】 为胡麻科植物脂麻 Sesamum indicum DC. 的种子榨取之脂肪油。

【异名】 香油、胡麻油。

【性味归经】 甘,凉。入大肠经。

【功效】 润肠通便,解毒生肌。

【应用】

1. 小儿初生,大小便不通:真香油一两,皮硝少许。同煎滚,冷定,徐徐灌入口中,咽下即通。(《蔺氏经验方》)

2. 中百药、百虫、砒霜、河豚诸毒:生胡麻油一碗,灌之,吐出毒物。(《易简方》)

3. 急性喉痹:生麻油一合,急灌之。(《圣济总录》)

【使用注意】 脾虚泄泻者忌服。

【现代研究】 麻油含甘油、植物甾醇、芝麻素、维生素E等。

【按语】 麻油常用来炮制某些质地坚硬药材,使之松脆,便于入药。临床报道,可治鼻炎。

【参考文献】
1．《名医别录》："利大肠，胞衣不落，生者摩疮肿，生秃发。"
2．《千金·食治》："去头面游风。"

菜 子 油 (《摄生众妙方》)

【基原】 为十字花科植物油菜 Brassica campestris L. var. oleifera DC. 的种子的脂肪油。

【异名】 香油、菜油、油菜子油。

【性味归经】 辛，温。入肝、肺、脾经。

【功效】 通便，解毒。

【应用】 肠梗阻：按年龄大小用菜油50～250g，1次或2次服下。(《中国食疗学》)

【使用注意】 口服呕吐者不宜用；凡目疾、疮疡、产妇等忌用。

【现代研究】 菜油所含主要脂肪酸为油酸，还有亚油酸、亚麻酸等，含β-谷甾醇、菜油甾醇为多，小部分为胆甾醇。其次尚含有少量生育酚(维生素E)。

【按语】 菜油含多数不饱和脂肪酸，故患心脏病、高血压、高血脂者宜用。因其性质滑腻，近代临床用于治疗肠梗阻。

【参考文献】
1．《本经逢原》："治痈疽及痔漏中生虫。以菜子油涂之。"
2．《摄生众妙方》："治风疮不愈。"

花 生 油 (《本草纲目拾遗》)

【基原】 为豆科植物落花生 Auchis hypogaea L. 的种子榨出之脂肪油。

【异名】 落花生油。

【性味归经】 甘，平。入脾、肺经。

【功效】 滑肠下积。

【应用】

1．蛔虫性肠梗阻：熟花生油内服。年龄在15岁以下者每顿服60mg，服后6小时不见好转者再重复1次，少的服1次，多的服4次。年龄在16岁以上者，每顿服80mg，少的服1次，多的服3次。(《山东医刊》(2)：17，1963)

2．胃痛，胃酸过多，胃及十二指肠溃疡：每日晨冲服花生油2～4匙，半小时后始可饮食，连服一周见效。(《广西中医验方秘方汇集》)

【使用注意】 服后有严重呕吐现象者，不宜内服。

【现代研究】 花生油含有多种脂肪酸的甘油酯。脂肪酸中主要为油酸，其次为亚油酸、硬脂酸、落花生油酸、月桂酸、廿四烷酸、肉豆蔻酸、蜡酸等。研究发现，大鼠每日皮下注射1次花生油(计量为：0.05mg/100g)，连续3日，则其甲状腺轻度肿大，甲状腺摄碘率增高。

【按语】 花生油有补中气，润肺燥之功，可治食少乏力、乳母奶少及肺热燥咳等症。多食可润燥滑肠下积，大量饮用可治蛔虫性肠梗阻。近代制药方面已将其作油剂注射液的溶媒，并用作油膏等的基质。

【参考文献】《本草纲目拾遗》："滑肠下积。"

玫 瑰 花 （姚可成《食物本草》）

【基原】 为蔷薇科植物玫瑰 Rosa rugosa Thunb. 初放的花。

【异名】 刺玫花。

【性味归经】 甘、微苦，温。入肝、脾经。

【功效】 理气解郁，和血散瘀。

【应用】

1. 肝胃气痛：玫瑰花阴干，冲汤代茶饮服。（《本草纲目拾遗》）
2. 肝郁吐血，月汛不调：玫瑰花蕊300朵，初开者，去心蒂，新汲水砂铫内煎取浓汁，滤去渣，再煎，白冰糖500g收膏，早晚开水冲服。瓷瓶密收，切勿泄气。如专调经，可用红糖收膏。（《铜鹤亭集方》玫瑰膏）
3. 肝风头痛：玫瑰花四至五朵，合蚕豆花 9～12g，泡开水代茶频饮。（《泉州本草》）
4. 肺病咳嗽吐血：鲜玫瑰花捣汁炖冰糖服。（《泉州本草》）
5. 噤口痢：玫瑰花阴干煎服。（《本草纲目拾遗》）
6. 乳痈初起，郁症：玫瑰花初开者，阴干，燥者三十朵，去心蒂，陈酒煎，食后服。（《百草镜》）

【按语】 玫瑰花质轻而脆，气芳香浓郁。含有玫瑰油约0.03%，肝胃气郁者，玫瑰花泡饮最佳。

【参考文献】

1. 姚可成《食物本草》："主利肺脾，益肝胆，辟邪恶之气，食之芳香甘美，令人神爽。"
2. 《本草纲目拾遗》："和血，行血，理气。治风痹。"
3. 《本草再新》："舒肝胆之郁气，健脾降火。治腹中冷痛，胃脘积寒，兼能破血。"
4. 《现代实用中药》："用于妇人月经过多，赤白带下及一般肠炎下痢等。"
5. 《泉州本草》："治肺病咳嗽痰血，吐血，咯血。"

桂 花 （《本草纲目拾遗》）

【基原】 为木犀科植物木犀Osmanthus fragrans Lour.的花。

【异名】 木犀花。

【性味】 辛，温，无毒。

【功效】 化痰，散瘀，温中散寒，暖胃止痛。

【应用】

1. 津少口臭，痰湿内蕴，风虫牙痛：木犀花、百药煎、孩儿茶，作膏饼噙。（《本草纲目》）
2. 胃寒疼痛，嗳气饱闷：桂花子3g研末，玫瑰花 0.3g，开水冲泡，一日分2～3次温饮。（《食物中药与便方》）
3. 口臭：桂花子3g，煎水漱口，一日3次。（《食物中药与便方》）
4. 纳谷不香，消化不良：桂花 500g，水浸2小时，用蒸馏法取露。每服 30g，一日2次。

【按语】 桂花含芳香物质，如γ-癸酰内酯、α-紫罗兰酮等，香味强烈，可糖渍蜜饯供糖果食品用。也可浸酒、盐渍，及作香擦发泽之类，肝胃气滞者亦宜泡饮。

【参考文献】

1．《本草汇言》："散冷气，消瘀血，止肠风血痢。凡患阴寒冷气，瘕疝奔豚，腹内一切冷病，蒸热布裹烫之。"

2．《国药的药理学》："治口臭及视觉不明。"

3．《陆川本草》："治痰饮喘咳。"

茉 莉 花 （《本草纲目》）

【基原】 为木犀科植物茉莉 Jasminum sambac (L.) Ait 的花。

【异名】 小南强、柰花、鬘华、木梨花。

【性味】 辛、甘，温。

【功效】 理气，开郁，辟秽，和中。

【应用】

1．精神抑郁，心烦易怒，食纳减少，嗳气吞酸：茉莉花500g，加水浸2小时，用蒸馏法取露。每次30ml，一日2次，饮服。

2．纳呆，腹胀，恶心欲吐，胃脘隐痛：茉莉花干品30g或鲜品60g，粳米50g，加水如常法煮粥，熟即热服。另有疏理肝气作用，在女性经期，特别对有痛经现象者更为适宜。（《中华食物疗法大全》）

3．神经官能症，慢性胃炎，上腹胀痛，纳谷不香，失眠多梦：茉莉花、石菖蒲各6g，青茶10g。每日1剂，泡茶饮。（《四川中药志》）

【按语】 茉莉花含油率约为0.2～0.3%，主要成分为苯甲醇及其酯类、茉莉花素、芳樟醇、安息香酸芳樟醇酯等。具芳香味，作用与玫瑰花相似，能理气疏肝解郁。女性更宜经常饮服，特别是经期前后。

【参考文献】

1．《随息居饮食谱》："和中下气，辟秽浊。治下痢腹痛。"

2．《饮片新参》："平肝解郁，理气止痛。"

3．《现代实用中药》："洗眼，治结膜炎。"

4．《四川中药志》："用菜油浸泡，滴入耳内，治耳心痛。"

下篇 常用中医保健医疗食品

第十七章 鲜汁、饮、露

鲜汁、饮和露为古代常用的饮料。三者在制做和使用方法上有一定的区别。分述于下：

鲜汁，多由汁液丰富的植物果实、茎、叶或根，经捣烂，压榨取得。一般现用现取，不宜存放。如需长期贮存时，应把汁液和容器煮沸处理，并须密闭、冷藏，以防止发酵或霉变。本品一般单独饮用，也可调加适量的水和酒。其饮用量和服用方法较为灵活，可按病情而定。本品也可供做其他食品的添加原料。

饮，原为我国古代药剂之一。它是以质地轻薄，或具有芳香挥发性成分的药材为原料，经沸水冲泡，温浸而成的一种专供饮用的液体。常用的药料有植物的花、叶、果实、皮、茎枝、细根，切薄或经粉碎的其他药材等。饮的制作特点是不宜煎煮。沏茶，就是制饮的一种方法。服用时一般不定量，不定时，可以象喝茶那样，频频饮用，边饮边兑加沸水，味淡为止。

露，泛指自然界的露水。元代以前本草书上所指的露，也大多是植物的叶或花上的露水。如唐代《本经拾遗》曾载："百花上露，令人好颜色"。元代以后出现了蒸馏制酒法。以后逐渐出现了"露剂"。这里所指的露即是用自然界的花、果植物或其他材料经蒸馏而得到的一种液体。多作为饮料或做其他药品、食品原料。

西 瓜 汁 （《本草汇言》）

【配方】 西瓜肉500g。

【制法】 西瓜肉去子，用洁净纱布绞挤汁液。

【效用】 本品有清热、祛暑之效。适用于外感高热、口渴、烦躁、神昏等症。

【按语】 本品原用于治阳明热甚，舌燥烦渴，或神情昏冒，不寐，语言懒出等肺胃津伤之候。现多为夏季清热解暑所常用。西瓜肉味甘，性寒，清热祛暑力强，品种以白皮、白瓤、白子"三白西瓜"为优，长于清阳明气分之实热。西瓜汁有"天然白虎汤"之说。除此，本品尚可用于尿急、尿频、尿痛之热淋症。

本品对脾胃虚寒、湿盛者不宜多服。

鲜 李 汁 （《泉州本草》）

【配方】 鲜熟李子1000g。

【制法】 去核，将肉切碎，以洁净纱布绞汁。

【效用】 每饮50ml，一日三次，有清热、生津、滋阴功效，可用治肝经阴血不足之虚劳骨蒸,五心烦热之症。也可用于胃阴不足之内伤消渴症。

【按语】 本品原用于治骨蒸劳热或消渴引饮。现为养肝阴,除虚热常选饮料。此方不仅治疗虚劳骨蒸,而且还用于肺结核、甲状腺机能亢进、癌症等消耗性疾患的辅助治疗。本品性凉,甘酸化阴,以养阴清热为长。

苦菜姜汁 (《唐瑶经验方》)

【配方】 苦菜(苦苣菜)500g,生姜50g,黄酒适量。

【制法】 苦菜洗净,切碎,捣烂,用洁净纱布绞取汁液。再以生姜洗净,切为碎末,捣烂,也用洁净纱布绞取汁液。二液等量合并,每取30ml,兑黄酒10ml。

【效用】 冲水饮服,每日3次。适合用治阳性痈、疖、恶疮诸症。

【按语】 本品原用于治对口恶疮,现为阳性疖疮的治疗所选用。苦菜苦寒,清热解毒力强,佐以生姜、黄酒辛散之品以利疮疡之透散。另外,姜、酒亦可调和苦菜过寒之弊。

饴萝卜汁 (《本草汇言》)

【配方】 白萝卜1000g,饴糖100g。

【制法】 白萝卜洗净,切碎,以洁净纱布绞汁。每次取白萝卜汁30ml,调加饴糖20ml。再加沸水适量,搅匀。

【效用】 每日饮用3次,适用于新久咳嗽,胸满,喘息诸症。

【按语】 本品原用于治疗顿咳不止,为脾肺气虚咳嗽之常选方。本方凉温并调,适用于肺热、肺寒、新久咳喘症。白萝卜味辛甘,性凉,宽中下气,润燥止咳。饴糖甘温,补益脾肺,二味配伍相得益彰。除用治咳喘诸症之外,尚可用治脾胃升降不调所致的胃脘胀痛,以及呕逆泄泻等症。

五汁饮 (《温病条辨》)

【配方】 梨1000g,鲜藕500g,鲜芦根100g,鲜麦冬50g,荸荠500g。

【制法】 洗净的鲜芦根、梨去皮核、荸荠去皮、鲜藕去节和鲜麦冬切碎或剪碎,以洁净的纱布绞挤取汁。

【效用】 不拘量,冷饮或温饮,每日数次。适用于外感热病、口渴、咽干、烦躁等症。

【按语】 本品原用于治太阴温病,口渴甚,吐白沫粘滞不快者。为肺胃津伤,热盛所设。并可治疗瘅疟。方中鲜果皆为甘寒养阴之品,着重清肺经之火热,鲜芦根除清肺热外尚清胃热,鲜麦冬兼清肺胃经之火热,诸味相配,共成外感温热病饮服清热佳品。

又方,《重订广温热论》新定五汁饮,以鲜生地、鲜石斛、鲜芦根、梨、甘蔗绞汁,饮服。本方增加清胃经火热之力,除用治肺热证以外,尚可用治内伤消渴和呕吐等症。

脾胃虚寒者不宜多服。

姜茶饮 (《圣济总录》)

【配方】 绿茶10g,干姜3g,沸水适量。

【制法】 绿茶、干姜切丝,放入瓷杯中,以沸水冲泡,温浸片刻。

【效用】 趁热频频饮用,可用治呕吐、泄泻、烦躁等症。

【按语】 本饮原名为姜茶散。原用于治疗霍乱后期的烦躁不安。为脾胃失于和降,引起吐泻之症所设。绿茶苦凉,佐以干姜辛温。取辛开苦降,凉温并调之意。有调和脾胃,醒神除烦之功效。本品临床适用于胃、十二指肠溃疡,慢性胃炎,以及胃肠神经官能症。

姜糖苏叶饮 (《本草汇言》)

【配方】 生姜 6g,紫苏叶 3g,红糖适量,沸水适量。

【制法】 生姜切丝,苏叶捻碎和红糖放入瓷杯中,以沸水冲泡,温浸片刻。

【效用】 趁热频频饮用,适合用治风寒感冒,胃寒型呕逆,泄泻,腹胀疼痛,以及因吃鱼虾所致的轻微食物中毒症状。

【按语】 本饮品名为后人所加。原用于治外感风寒,现为外感风寒引起胃脘不适者常选用的饮料方。生姜和苏叶皆为辛温发散风寒之品。生姜兼温胃降逆,苏叶兼理气解海鲜食物中毒之功效,红糖补中温中,诸味相须配伍共奏行气解表,温中降逆,除胀止泻之效。

醋浸生姜饮 (《食医心镜》)

【配方】 生姜适量,米醋适量,红糖适量。

【制法】 生姜洗净切片,以米醋浸腌一昼夜。用时,取3片姜,加红糖适量,以沸水冲泡,温浸片刻。

【效用】 趁热频饮,适用于食欲不振,呕吐,中寒瘀阻腹痛等症。

【按语】 本饮品名为后加。原用于治呕吐,百药不差,为脾胃寒凝瘀阻,引起呕吐、腹脘疼痛的常选饮品方。米醋苦酸温,活血化瘀,生姜温中降逆,红糖温中补虚,三味配伍,共成温中,补中,降逆,化瘀之品。临床可用于胃寒中阻,瘀滞性胃神经官能症,萎缩性胃炎,胆道蛔虫症以及妊娠恶阻等症。

姜茶乌梅饮 (《世医得效方》)

【配方】 生姜 10g,乌梅 30g,红茶 6g。

【制法】 生姜洗净,切丝,乌梅和红茶共放保温杯中,以沸水冲泡,温浸半小时,再加红糖。

【效用】 趁热频饮,每日2次,用治虚寒性慢性泄泻。

【按语】 本饮品名为后加。原用于治休息痢。为脾胃虚寒泄泻常选用的饮品方。生姜温中散寒,乌梅酸温,红糖甘温皆为温中收敛之品。诸味相配,共奏温中止泻之效。临床可用于慢性肠炎,痢疾,以及虚寒性腹泻等症。

丝瓜花蜜饮 (《滇南本草》)

【配方】 干丝瓜花 10g,蜂蜜适量。

【制法】 丝瓜花放入瓷杯中,以沸水冲泡,温浸10分钟,再调入蜂蜜。

【效用】 趁热顿服,每日3次,用治肺热咽痛,咳吐黄痰,喘息,胸痛等症。

【按语】 本饮品名为后加。原用于治肺热咳嗽,喘急气促。为肺热咳嗽常用饮品。丝瓜花甘苦寒,清肺热为长,兼清热解毒。临床适用于急性咽炎、鼻窦炎、支气管炎和肺炎等症。

五味枸杞饮 (《摄生众妙方》)

【配方】 醋炙五味子 5g,枸杞子 10g,白糖适量。

【制法】 五味子和剪碎的枸杞子放入瓷杯中,以沸水冲泡,温浸片刻,再调入白糖。

【效用】 趁热频饮,随饮随兑入沸水适量至味淡。经常饮用本品有补肾功效。适用于素体或病后倦怠、乏力、虚汗、腰膝酸痛等肾气亏损诸症;也可作为养生补益之剂。

【按语】 本饮品名为后加。原用于治疰夏虚病,为脾胃虚弱或气阴不足者常用之品。五味子以酸为主,温而不燥,敛气滋阴,枸杞子甘平,既滋肾阴,又助肾阳。适用于常人或病者诸百损之症。本方注解适合用治"夏虚",说明对气阴耗散症者尤为适宜。

桑菊薄竹饮 (《广东凉茶方》)

【配方】 桑叶 10g,菊花 10g,苦竹叶 30g,白茅根 30g,薄荷 6g。

【制法】 上项原料洗净,放入茶壶内,用沸水冲泡温浸30分钟。

【效用】 代茶频饮,可治疗外感或内热所致的目赤,头痛,发热,喉痛等症。

【按语】 本饮原用于外感风热,为肺、肝有热常用的饮品。桑叶、菊花辛凉解表,尤以清肺、肝大热,明目为长;苦竹叶、白茅根苦凉以清肺、心经之内热;薄荷辛凉,除可发散肺经之表热,尚可疏解肝经之郁热。诸物配伍,共成清散表里火热之佳品。本饮除可作为治疗性饮料外,夏季也可作为防暑清凉饮料。

大小蓟饮 (《圣济总录》)

【配方】 干大蓟 10g,干小蓟 10g。

【制法】 大蓟、小蓟共置杯中,以沸水冲泡,温浸片刻。

【效用】 代茶频饮,每日3次,可用治血热性咯血、吐血、便血等出血症。

【按语】 本饮原用于治血热引起的吐衄血,为治疗肝经热盛的常用饮品。大小蓟苦寒,入心肝血分,长于清热凉血,并兼有清热解毒,利尿,利胆,清降肝阳之功效。本品也适合疮疡、肝炎、泌尿系感染、高血压患者饮用。

甘桔饮 (《伤寒论》)

【配方】 桔梗 6g,生甘草 3g。

【制法】 桔梗、甘草碎为粗末,共置杯中,以沸水冲泡,温浸片刻。

【效用】 代茶频饮,每日2次,可用治咽喉肿痛。

【按语】 本方原名甘桔汤,原用于治少阴症引起的咽痛。现有人认为此方是治疗一切新久咽喉痛的基础方,可用于急慢性咽炎、喉炎、扁桃腺炎等。也可治风热犯肺的失音症。

益寿饮 (《华佗·青囊书》)

【配方】 罗布麻叶 3g,枸杞子 6g,黄精 9g。

【制法】 罗布麻叶与洗净的枸杞子和黄精放在瓷杯中,以沸水冲泡,温浸片刻。

【效用】 代茶频频饮用,每日3次。有抗衰防老,平降肝阳功效,中老年人适宜代茶饮用。

【按语】 本方原名"漆叶青粘散"。现名为后人所加。后世考证其主要成份为罗布麻叶与枸杞子与黄精,为延年益寿方。枸杞子平补肾阴肾阳;黄精益气、滋阴,罗布麻叶甘苦,凉,清火,利尿,以通利为长。近代研究罗布麻有良好降压、平喘止咳功效。尤适合中老年人作为保健饮料使用。

米 露 (《本草纲目拾遗》)

【配方】 新鲜大米 1000g,或稻花 500g,水适量。
【制法】 粳米或稻花置蒸馏瓶中,加水适量,依法蒸馏,取得蒸馏液 1000ml 为止。
【效用】 冷饮或温饮,每次 50ml,每日3次。有和胃益肺之功效。适用于脾胃不和,脾肺失养所致的口干,纳呆,脘腹胀闷,消化不良,以及燥咳少痰等症。
【按语】 本品原用于治肺胃津伤引起的诸症。为脾胃亏损,肺胃津损常选用之方。白粳米或稻花性凉,以清养、和中为长。《本草纲目拾遗》说,米露"大补脾胃亏损,生肺金如神",临床可作为慢性胃炎、肺结核等患者饮料。

姜 露 (《本草纲目拾遗》)

【配方】 鲜姜 500g,水适量。
【制法】 鲜姜置蒸馏瓶中,加水适量,依法蒸馏,取得蒸馏液 1000ml 为止。
【效用】 冷饮或温饮,每次 50ml,每日3次。有散寒温中功效。适用于外感风寒,食欲不振,呃逆呕吐,以及咳嗽痰饮等症。
【按语】 本品原用于温胃止呕,为胃脘虚寒不适者常用之方。生姜辛散温通,外散寒邪,内可温中,并可降逆除痰。本品作为饮料,可预防流感,健胃消食,止咳化痰,也可用治胃神经官能症和妊娠恶阻。

金 银 花 露 (《本草纲目拾遗》)

【配方】 鲜金银花250g,水适量。
【制法】 金银花置蒸馏瓶中,加水适量,依法蒸馏,取得蒸馏液 1000ml 为止。
【效用】 冷饮或温饮,每次 30～50ml,每日2次。有清热、解毒和消暑功效。可用于暑温口渴、热毒疮疖等症。
【按语】 本品原用于清热消暑,为暑季清热解毒之常用品。本品可单独使用,也可与其他清热解毒类饮料兑配使用,除增强其清热解毒功效外,尚可发挥其调香效力。

茉 莉 花 露 (《本草纲目拾遗》)

【配方】 鲜茉莉花 250g,水适量。
【制法】 茉莉花置蒸馏瓶中,加水适量,依法蒸馏,取得蒸馏液 1000ml 为止。
【效用】 冷饮或温饮,每次 30～50ml,每日2次。有健脾行气功效。适用于食欲不振,口臭,口粘,胸腹胀闷等症。
【按语】 本品原用于宽胸理气,为除气郁不畅所选用。茉莉花辛甘温,具有理气、开郁、辟秽、和中之功效。茉莉花露,《本草纲目拾遗》记载,能"解胸中一切陈腐之气"。本品可单独使用,也可兑配其他同类性质饮料同服,少量亦可作调香剂使用。

鸡　　露　（《本草纲目拾遗》）

【配方】　童子鸡1只(约重500g)，姜、葱、黄酒、盐、水适量。

【制法】　将鸡去毛和内脏，洗净，放汽锅内，加入调料，不加水。利用汽锅所生成之蒸馏水，制得"鸡露"，约1000ml。

【效用】　鸡露甘平，具有益气增力，养血生津之功效，经常佐餐食用，增进营养。适宜于体弱、产后、病后、老年人食用。

【按语】　本品原用于补益虚损，为气虚者所选用。鸡肉是益气补精的佳品，老少皆宜。童子鸡鲜嫩，味美，易熟烂。蒸得鸡露后，鸡肉也可食用。

第十八章 汤

汤,在烹调上多称之为汤菜,在中医学上则称之为汤液,是用少量食物或加中药,再加入较多量的水或另外精制好的汤汁,烹制成以汤汁为主,汤多菜少,食用以喝汤为主的一类菜式。

汤一般是用水作为溶剂制成。在条件具备的地方则多用精制的汤汁制作汤菜。精制的汤汁一般可分为清汤和白汤两类,使用时可按需要进行选择。如以清汤制成的清汤鱼肚;以白汤制成的奶汤鲫鱼等。利用精制的汤汁制作汤菜,可提高汤菜的质量。不仅可使口味鲜美,而且还能增强菜肴的滋补作用。

汤的制作多用氽、煮、炖等方法,水应一次加足,中途不宜再添加冷水。在火候的掌握上,应先用旺火煮沸,再改用中、小火加热至汤成。它具有制作简便,加减方便,保持原汁原味,适应面广,易消化吸收的特点。若所用的配方中含有不能食用的中药,可先用中药制成汤汁,或与食物一同烹制,汤成后去除中药,然后食用。

汤的制作除用氽、煮、炖的方法外,在用名贵原料制作汤菜时,为了保护原料,提高效用,还可采用蒸和隔水炖的方法加工。其中隔水炖,是将原料放入盛器内,加入水和调味品,或用桑皮纸封口,再放入水锅内炖制。隔水炖应注意锅内的水须低于盛器的入口,以水滚沸时不侵入为度。其次,还应掌握好加热的时间,以原料熟烂为度。

当归生姜羊肉汤 (《金匮要略》)

【配方】 当归20g,生姜30g,羊肉500g,黄酒、食盐各适量。

【制法】 当归、生姜冲洗干净,用清水浸软,切片备用。羊肉剔去筋膜,放入开水锅中略烫,除去血水后捞出,切片备用。当归、生姜、羊肉放入砂锅中,加清水、黄酒、食盐,旺火烧沸后撇去浮沫,再改用小火炖至羊肉熟烂即成。食用时捡去当归和生姜。

【效用】 本品有温中补血,祛寒止痛的功效。适用于产后血虚,腹中冷痛,寒疝腹中痛,以及虚劳不足。

【按语】 本品原方用于产后腹中痛,并腹中寒疝虚劳不足,为治疗心腹血虚寒痛的常用方。血虚不能濡养,阳虚不得温煦,则见脘腹冷痛;劳伤过度,或久病失治,营血耗损,阳气虚衰,则见虚劳不足。治宜温中补血,祛寒止痛。方中以当归养血和血;以生姜温中散寒;重用羊肉之血肉有情之品,能温中补虚。三者合用,共成温中补血,祛寒止痛之方。本品重在温补养血,应用以虚寒为主。

《本草纲目》以本品去当归、生姜,单用羊肉一味煮汤食,则重在温补,用于"五劳七伤虚冷"。《随息居饮食谱》用于"产后虚羸,腹痛觉冷,自汗,带下,或乳少,或恶露久不已,兼治虚冷劳伤,虚寒久疟"。

羊肉有绵羊肉和山羊肉之分,但以绵羊肉肉质最为肥美,为上等羊肉。此外,有的地区煮羊肉汤,习惯上多加用胡椒粉。

本品重在温补,实热病证者不宜食用。

乌贼桃仁汤 （《陆川本草》）

【配方】 鲜乌贼鱼肉250g,桃仁15g,黄酒、酱油、白糖各适量。

【制法】 乌贼鱼肉冲洗干净,切条备用。桃仁洗净,去皮备用。乌贼鱼肉放入锅中,加桃仁、清水,旺火烧沸后加黄酒、酱油、白糖,再用小火煮至熟烂即成。

【效用】 本品有养血调经功效。适用于血虚经闭。

【按语】 本品方名为后补。原方用于妇人经闭,为治疗血虚经闭的代表方。血虚冲任失养,血海空虚,则见经闭,治宜养血调经。方中以乌贼鱼肉为主,为血肉有情之品,能养血调经,与妇女最为相宜;以桃仁为辅佐,活血调经。两者合用,一养血以调经,一活血以调经,而以养血为主。故适用于血虚兼有血滞之经闭及血虚经闭。

《唐瑶经验方》以本品去乌贼鱼,加莲藕煮食,则活血调经之力增强,原方用于"产后血闭"。

孕妇忌食。

人参莲肉汤 （《经验良方》）

【配方】 人参10g,莲子(去芯)50g,冰糖适量。

【制法】 人参、莲子放在小碗内,加水适量,浸泡半日,再加冰糖。将碗放在蒸锅内,蒸30分钟即可。保留人参,次日可再加莲子,如法浸泡、蒸制,可连续使用人参2～3次。每次蒸制后,喝汤,吃莲子。

【效用】 本品有健脾益气,补肾养心功效,适用于体弱、病后、产后气虚所致的倦怠、乏力、自汗、失眠、泄泻等症。

【按语】 本品为民间常用滋补小食品。常人,尤其老年人或病后康复患者多用。其中莲子性平和,长于健脾、益肾、养心;配以人参,除可增强其益气之效外,还可生津止渴,调和荣卫。人参品种较多,可按患者不同证情,如气虚,或兼有阴分不足,五心烦热、午后潮热等,选择白参、红参、西洋参等。

百合鸡子黄汤 （《金匮要略》）

【配方】 百合7枚,鸡子黄1枚,白糖适量。

【制法】 百合脱瓣,清水浸泡一宿,待白沫出,去其水。放入锅中,加清水,旺火烧沸后再改用小火煮约半小时,然后加入鸡子黄搅匀,再沸,调以白糖(或冰糖)进食。

【效用】 本品有滋阴润肺,清心安神功效。适用于百合病,神情不宁,沉默少言,欲睡不能睡,欲行不能行,欲食不能食,似寒无寒,似热无热,口苦,尿黄。

【按语】 本品原用于百合病吐之后者,为治疗百合病的代表方。百合一病多由七情郁结,或大病之后,心肺阴虚而生内热所致。法宜滋阴润肺,清心安神。方中以百合为主,润肺清心以安神;以鸡子黄为辅佐,滋阴清热以除烦宁心,合用而成滋阴润肺,清心安神之方。本方重在滋阴清热,清而补之,治疗以虚热为主。

本方可用于大病后精神失常,妇女癔病。

蛏肉刺瓜汤 (《泉州本草》)

【配方】 鲜蛏子肉150g,刺瓜(黄瓜)150g,生姜、黄酒、食盐各适量。

【制法】 鲜蛏子肉冲洗干净,切段备用。刺瓜冲洗干净,切片备用。蛏子肉、刺瓜放入锅中,加清水、黄酒、生姜、食盐,旺火烧沸后,再略煮即成。

【效用】 本品有清热止痢功效。适用于热痢,下痢脓血。

【按语】 本品方名为后补。原方用于中暑血痢,为清热止痢方。热滞肠腑,血络损伤,大肠传导功能失司,通降不利,则见血痢。法宜清热止痢。方中以蛏肉为主,清热止痢;以黄瓜为辅佐,清热以助止痢,合用而成清热止痢之方。本方寒凉,清热之力较强,治疗以热证血痢为主。

蛏子肉鲜嫩,煮的时间不宜太长,两三沸即成,以免久煮变老。

本品寒凉,寒湿冷痢者不宜食用。

浓 藕 汤 (《随息居饮食谱》)

【配方】 鲜藕500g,白糖适量。

【制法】 藕去皮去节,冲洗干净,切厚片,放入砂锅中,加清水,旺火烧沸后,再改用小火熬煮至藕极烂,调以白糖进食。

【效用】 本品有补益心脾,疏郁清热功效。适用于心脾两虚,内热血少,吐血,衄血。

【按语】 本品原方用于阴虚肝旺,内热血少,及诸失血证,为补益心脾的常用方。本方重用莲藕一味,浓煮汤进食,大能补益心脾,兼可疏郁清热,用于心脾两虚及出血症,功效显著。

本方用鲜藕煮食,宜选粗壮老藕,用砂锅小火煨至极烂,以增强补益之力。不宜用嫩藕及铁器炊具烹制。

鲤鱼赤小豆汤 (《外台秘要》)

【配方】 鲜鲤鱼1条(约重1000g),赤小豆150g。

【制法】 鲤鱼去鳞及内脏,再去除头、尾及骨,冲洗干净备用。赤小豆洗净,放入锅中,加清水,旺火烧开后改用小火,煮至半熟时,加鲤鱼,煮至熟烂即成。不加调料淡食。

【效用】 本品有利水消肿功效,适用于水肿,脚气。

【按语】 本品方名为后补。原方用于水病身肿,大腹水肿,为利水消肿常用方。三焦气化失常,水湿泛溢肌肤,则见水肿,法宜利水消肿。方中鲤鱼、赤小豆皆能利水消肿,两者合用,更增强利水消肿之效。用治水肿,疗效显著。

本方可用于营养不良性水肿,肝硬化腹水。

驴 肉 汤 (《饮膳正要》)

【配方】 黑驴肉500g,豆豉、黄酒、食盐各适量。

【制法】 驴肉冲洗干净,切块,放入锅中,加豆豉、黄酒、食盐、清水,旺火烧沸后再改用小火煮至熟烂即成。

【效用】 本品有补血益气功效,适用于虚弱劳损,风眩,心烦。

【按语】 本品原用于风狂,忧愁不乐,为补血益气方。久病体虚,或劳伤过度,气血耗损,则见劳损;气血不足,不能上荣头目,则见虚风眩晕;气血亏虚,心神失养,则见心烦,法宜补血益气。方中重用驴肉为主,血肉有情之物,能补血益气;以豆豉为辅佐,兼清心除烦,合用而为补血益气大方。**本品补气血重在补血,用治气血亏虚而以血虚为主。**

驴肉以黑驴肉为上品。

虾米酒汤 (《本草纲目拾遗》)

【配方】 鲜虾米100g,米酒适量,食盐少许。
【制法】 鲜虾米冲洗干净,放入锅中,加黄酒、清水、食盐,煮熟即成。
【效用】 本品有通乳功效,适用于产后乳汁不下。
【按语】 本品原用于无乳及乳病,为通乳常方。方中以虾米为主,通乳下乳;以黄酒为辅佐,助行药势。两者合用,更增强通乳之效。本方重在通乳,若血虚乳汁生化无源者,可佐猪蹄汤同食,以达养血通乳的目的。

本品属于发物,患皮肤疮疥者不宜食用。

冬瓜瓤汤 (《圣济总录》)

【配方】 鲜冬瓜瓤250g。
【制法】 冬瓜瓤(去皮与子之瓜肉)放入锅中,加清水适量,煮汤淡饮,不拘用量。
【效用】 本品有利水消肿功效,适用于水肿,小便不利。
【按语】 本品方名为后补。原方用于水肿烦渴,小便少者,为利水消肿方。本品重用鲜冬瓜瓤一味,煮汤代茶频饮,能利水消肿,用治水肿,小便不利。本品利水消肿的作用,瓤不及皮肉,可用于水肿轻症。

蕹菜汤 (《岭南采药录》)

【配方】 蕹菜250g,冰糖适量。
【制法】 蕹菜摘洗干净,切碎,放入锅中,加清水,煮汤,调以冰糖(或蜂蜜)进食。
【效用】 本品有止血功效,适用于鼻血、尿血、便血。
【按语】 本品方名为后补。原方用于鼻血不止,为止血方。络脉损伤,血不循经,则见出血。法宜止血。方中以蕹菜为主,能制止出血;以冰糖为辅佐,补肺胃以助止血,兼可调味,合用而为止血之方。本品偏于寒凉,用治出血,以偏于热性出血者为宜。

玫瑰花汤 (《饲鹤亭集方》)

【配方】 玫瑰花初开者30朵,冰糖适量。
【制法】 玫瑰花去心蒂,洗净,放入砂锅中,加清水浓煮,调以冰糖进食。
【效用】 本品有理气解郁,和血散瘀功效。适用于肝郁吐血,月经不调。
【按语】 原方制成膏剂,名玫瑰膏,用于肝郁吐血,经汛不调,为理气和血常用方。肝郁气滞,瘀血内阻,络脉损伤,则见出血,法宜理气和血。方中以玫瑰花为主,理气和血止血;以冰糖为辅佐,补益滋润,兼能止血,合用而成理气和血止血方。本品若专用于调经,则可用红糖,以增强活血调经的效果。

此外,《泉州本草》还以本品用于"肺痈咳嗽吐血"。

参 枣 汤 (《十药神书》)

【配方】 人参10g,大枣5枚。

【制法】 人参切片备用。大枣洗净备用。人参放入砂锅中,加清水浸泡半天,加大枣,煮约1小时即成。

【效用】 本品有大补气血功效。适用于气血亏虚,虚弱劳损。

【按语】 本品原名独参汤,为大补气血的代表方。长期调摄不当,久病失于调治,或失血过多,均可导致气血严重亏虚和虚弱劳损,法宜大补气血。方中以人参为主,大补元气;以大枣为辅佐,补气养血。人参与大枣配伍,并可益气生血,合用而成大补气血之方。

本方可用于贫血。

本品补益之力较强,实证、热证者不宜食用。

人 参 胡 桃 汤 (《济生方》)

【配方】 人参10g,胡桃肉5个,生姜5片。

【制法】 人参切片。胡桃肉洗净。人参、胡桃肉放入砂锅中,加生姜、清水,煮约半小时即成。

【效用】 本品有补气温肺,定喘止咳功效。适用于虚寒喘咳,肺虚久咳。

【按语】 本品原用于胸满喘急,不能睡卧,为补气温肺,定喘止咳的常用方。肺气虚寒,不能温煦,气失所主,则见喘咳。法宜补气温肺,定喘止咳。方中以人参、胡桃肉为主,人参补益肺气,胡桃肉温肺定喘咳;以生姜为辅佐,温肺止咳。三者合用,共成补气温肺,定喘止咳之方。本品补益之力较强,治疗以肺虚为主的久咳久喘。

本品用胡桃肉不宜去皮,宜连皮使用,以增强定喘止咳作用。又由于本方重在温补肺气,实证或阴虚喘咳者不宜食用。

雪 羹 汤 (《古方选注》)

【配方】 海蜇50g,荸荠4枚,食盐适量。

【制法】 海蜇用温水洗净,切块备用。荸荠去皮洗净,切块备用。海蜇、荸荠放入锅中,加清水、食盐,旺火烧沸后,再改用小火煮约15分钟即成。

【效用】 本品有清热化痰,润肠通便功效。适用于痰热咳嗽,大便燥结。

【按语】 本品原用于阴虚痰热,大便燥结,为清肺润肠方。痰热郁肺,壅阻肺气,肺失清肃,则见咳嗽;津亏肠燥,肠腑失濡,则见大便燥结。法宜清肺化痰,润肠通便。方中以海蜇为主,清热化痰,润肠通便;以荸荠为辅佐,清热化痰以助海蜇之力。两者合用而为清热化痰,润肠通便之方。本品清肺化痰而不伤正气,兼可滋润,故对痰热咳嗽而素体阴虚不耐攻伐者尤为适宜。

本品除清热化痰,润肠通便外,并可消积化滞,故《本草纲目拾遗》还以本品用于"小儿一切积滞"。

本方可用于高血压病和慢性气管炎病。

海蜇入汤,久煮则融化。

虚寒者不宜食用。

荸荠汤 (《泉州本草》)

【配方】 荸荠6枚。
【制法】 荸荠去皮洗净,打碎,放入锅中,加清水,煮汤代茶饮。
【效用】 本品有清利湿热功效,适用于湿热黄疸,小便不利。
【按语】 本品方名为后补。原方用于湿热黄疸,小便不利,为治疗湿热黄疸方。湿热郁蒸,肝胆疏泄功能失常,胆汁外溢肌肤,则见黄疸,法宜清利湿热。本品单用荸荠一味,清利湿热,兼可通利肠腑,以使湿热下泄,湿热得清,胆汁归于常道,则黄疸自除。此外,本品清利湿热,对于酒客肺胃湿热者亦可适用。

虚寒黄疸者不宜食用。

山楂汤 (《简便单方》)

【配方】 山楂 100g,冰糖适量。
【制法】 山楂冲洗干净,去核切片,放入锅中,加清水,煮约20分钟,调以冰糖进食。
【效用】 本品有消食化积功效。适用于食滞不化,肉积不消,积滞腹痛。
【按语】 本品方名为后补。原方用于食肉不消,诸滞腹痛,为治疗肉食积滞常用方。饮食不节,过食油腻肉食,伤害脾胃,运化失常,而成积滞。法宜消食化积。本品单用山楂一味,消食化积,助脾健胃,尤擅消油腻肉食积滞,而为肉食积滞常用方。

本方可用于高血压病和高脂血症。

山楂红糖汤 (朱震亨方)

【配方】 山楂10枚,红糖适量。
【制法】 山楂冲洗干净,去核打碎,放入锅中,加清水煮约20分钟,调以红糖进食。
【效用】 本品有活血散瘀功能。适用于产妇恶露不尽,产后儿枕痛。
【按语】 本品方名为后补。原方用于产妇恶露不尽,腹中疼痛,或儿枕作痛,为治疗产妇恶露不尽和产后腹痛常用方。产后瘀血内阻,冲任失畅,血不归经,则见恶露不尽;产后瘀血内阻,胞脉不通,则见儿枕痛,法宜活血散瘀。方中以山楂为主,活血散瘀;以红糖为辅佐,活血祛瘀以助山楂之力。两者合用可增强活血散瘀功效。瘀血得除,冲任通畅,则恶露尽腹痛自除。

《医钞类编》还以本品用于"痢疾赤白相兼"之症。

花生冰糖汤 (《杏林医学》)

【配方】 落花生 100g,冰糖适量。
【制法】 落花生洗净,放入锅中,加清水、冰糖,煮约半小时即成。
【效用】 本品有润肺止咳功效。适用于肺虚燥咳,秋燥咳嗽。
【按语】 本品方名为后补。原方用于久咳,秋燥,小儿百日咳,为治疗燥咳方。阴虚肺燥,或燥邪伤肺,肺失润降则见咳嗽,法宜润肺止咳。方中以落花生为主,润肺止咳;以冰糖为辅佐,润肺止咳以助效力。两者合用,共成润肺止咳之方。

本方可用于慢性气管炎。

本品滋润，痰湿咳嗽者不宜食用。

桂圆生姜汤 (《泉州本草》)

【配方】 桂圆干14枚，生姜3片，食盐适量。

【制法】 桂圆干洗净，放入锅中，加清水浸泡后，再加入生姜、食盐，煮约半小时即成。

【效用】 本品有补脾止泻功效，适用于脾虚泄泻。

【按语】 本品方名为后补。原方用于脾虚泄泻，为治疗脾虚泄泻方。脾胃虚弱，运化无权，则见泄泻，法宜补脾止泻。方中以桂圆为主，补脾胃以止泄泻；以生姜为辅佐，温中止泻，合用而为补脾止泻之方。本品偏于温补，对脾虚偏寒之泄泻尤为适宜。

《泉州本草》还以本品加大枣煮汤食，变补脾止泻方为补益气血方，用于"妇人产后浮肿"。

本品重在温补，对湿热泄泻者不宜食用。

第十九章 酒、醴、醪

传统保健酒,从成分来讲,有"酒"、"醴"、"醪"之分。"酒"主要含普通药材成分;"醴"除含普通药材成分外,尚有糖的成分;而"醪"除含有糖成分外,尚有酿酒所产生的酒渣成分(即醪糟)。

药酒简单的制法如下:

冷浸法:把药料按量浸泡在一定浓度的白酒中,经常振摇,储存一个时期即可饮用。

热浸法(煮酒法):先以药材和酒同煎一定时间,然后再放冷,贮存。这是一种较古老的制做药酒、食用酒的方法,早在汉代就有青梅煮酒的传说。这种方法既能加速浸取速度,又能使一些成分容易浸出。煮酒时要注意防火安全,可采用隔水煮炖的间接加热方法,即把药料和酒先放在小铝锅、搪瓷罐等容品中,然后再放在另一盛水的大锅里煮炖。这样既不会因温度过高损失酒的成分,也比较安全。

药米同酿法:把药料细粉或药汁与米同煮后,再加酒曲,经过发酵制成含糖分较高的醴或醪。

酒,只适合能饮酒和无肝肾疾患的人饮用,并应控制用量。

枸 杞 子 酒 (《圣惠方》)

【配方】 干枸杞子200g,60度白酒300ml。

【制法】 干枸杞子洗净,剪碎,放入细口瓶内,加入白酒,瓶口密封。每日摇一次。

【效用】 浸泡一周后开始饮用,边饮边添加白酒(200ml)。每日晚餐或临睡前饮用10~20ml。适用于肝肾虚损型目暗、目涩、视弱、迎风流泪等目疾,并可长肌肉,益面色。

【按语】 本品原用于肝虚或当风流泪,为治疗肝肾虚损的常用方。方中枸杞子味甘性平,可以养阴补血,益精明目。研究证明,枸杞子有降低血糖作用,能轻微抑制脂肪在肝细胞内沉积和促进肝细胞新生,并可降低胆固醇,阻止动脉粥样硬化的形成。制成酒剂,能通达经络,助行药力。

外邪实热,脾虚有湿及泄泻者忌服。

红 花 酒 (《金匮要略》)

【配方】 红花100g,60度白酒400ml。

【制法】 红花放入细口瓶中,加入白酒,浸泡一周,每日振摇一次。

【效用】 必需时服用10ml,也可兑凉白开水10ml和加红糖适量。适用于妇女血虚、血瘀性痛经症。

【按语】 本品原用于妇人六十二种风及腹中血气刺痛,原名"红蓝花酒",为治疗妇女血虚、血瘀性痛经的常用方。

方中红花活血祛瘀力强,放白酒中浸制,借酒的辛温行散,活血行气之性,以增强药性和便于药力迅速到达全身经脉。

孕妇忌服。

丁 香 煮 酒 (《千金翼方》)

【配方】 黄酒50ml,丁香2粒。
【制法】 黄酒放在瓷杯中,加入丁香,把瓷杯放在有水的蒸锅中加热蒸炖10分钟。
【效用】 趁热饮酒。适用于感寒性腹痛、腹胀、吐泻等症。
【按语】 本品原用于治霍乱,止吐,为治疗寒性吐泻的常用方。

方中丁香、黄酒均味辛性温,具有温中散寒作用。然而丁香又能降逆止呕,酒可醒脾胃助消化,配合治疗胃寒呕逆效佳。

本品辛温,故热病及阴虚内热者忌服。

栝 楼 醴 (《子母秘录》)

【配方】 全栝楼30g,黄酒100ml。
【制法】 全栝楼和黄酒同放瓷杯中,再将瓷杯放在有水的蒸锅中以小火蒸炖20分钟。
【效用】 每次温饮20ml,每日2次。适用于乳腺炎初起红肿热痛等症。
【按语】 本品原用于乳肿痛,为治疗乳痈初起红肿热痛的常用方。品名为后加。方中的栝楼清肺热,利咽喉,消痈肿疮毒,对大肠杆菌、宋内氏痢疾肝菌、变形杆菌、伤寒杆菌、副伤寒杆菌、绿脓杆菌、霍乱弧菌等均有抑制作用。

脾胃虚寒,大便不实,有寒痰、湿痰者不宜服用本品。

地 黄 煮 酒 (《圣惠方》)

【配方】 黄酒200ml,生地黄6g,益母草10g。
【制法】 黄酒倒入瓷杯中,再加生地黄、益母草,把瓷杯放在有水的蒸锅中加热蒸炖20分钟。
【效用】 每次温饮50ml,每日2次,适用于瘀血性产后出血症。
【按语】 本品原用于虚劳证。品名为后加。方中益母草活血祛瘀,生地止血,制成酒剂,通达经络,助行药力。

脾虚泄泻,胃虚食少,胸膈多痰者慎食。

桂 圆 醴 (《万氏家抄方》)

【配方】 洁净的桂圆肉200g,60度白酒400ml。
【制法】 将桂圆肉放在细口瓶内,加入白酒,密封瓶口,每日振摇一次,半月后可饮用。
【效用】 每日2次,每次10~20ml。用于虚劳衰弱、失眠、健忘、惊悸等症。
【按语】 本品原用于温补脾胃,助精神,为治疗虚劳、心悸的常用方。品名为后加。方中桂圆味甘性温,能补益心脾,养血安神,对神经性心悸有一定疗效。配合白酒,通经络,行药力,使之更好地发挥作用。

内有痰火及湿滞停饮者忌服。

香橼鳢 (《养疴漫笔》)

【配方】 鲜香橼100g,蜂蜜50ml,60度白酒200ml。

【制法】 香橼洗净,切碎,加水200ml放铝锅内煮烂后,加入蜂蜜、白酒煮沸,停火,同入细口瓶中,密封贮存,一月后即可饮用。

【效用】 每次10ml,每日2次,适用于久咳。

【按语】 本品原用于治嗽,为治疗咳嗽的常用方,品名为后加。方中香橼性味辛苦温,有行气化瘀作用,配以蜂蜜、白酒,增强润燥、通经作用。

阴虚血燥及孕妇气虚者慎服。

茯苓酒 (《饮膳正要》)

【配方】 茯苓60g,白酒500ml。

【制法】 取茯苓,加入白酒浸7日以上。

【效用】 每日适量饮用。适用于脾虚湿盛,气血不畅所致的体弱食少,头晕,四肢沉重少力等症。

【按语】 茯苓味甘淡,性平,具有健脾补中,利水渗湿,养心安神的作用。研究证明,茯苓可增强机体的细胞免疫和体液免疫功能,能促进钠、氯、钾等电解质的排出,有缓慢而持久的利尿作用。

虚寒精滑或气虚下陷者忌服。

绿豆酒 (《寿世青编》)

【配方】 绿豆60g,山药60g,黄柏45g,牛膝45g,玄参45g,沙参45g,白芍45g,山栀45g,天门冬45g,天花粉45g,蜂蜜45g,当归36g,甘草9g。

【制法】 将绿豆、山药、黄柏、牛膝、玄参、沙参、白芍、山栀、天门冬、麦门冬、天花粉、甘草、当归粉碎,以绢袋装好,以适量酒浸泡数日后兑入蜂蜜。

【效用】 适用于肺津不足,燥热而咳,干咳少痰,口干易烦等症。

【按语】 绿豆清热生津,利水解毒;山药、玄参、沙参、天冬、麦冬、天花粉滋阴养肺,润燥生津;山栀、黄柏清热泄火。山栀且可导热自小便而出;蜂蜜、甘草润肺调中解毒,同时有矫味作用;当归、白芍养阴血;牛膝活血利尿,引热下行。全方用药以寒凉为主,滋阴润肺,降火解毒。

药虽寒凉而酒性大热,如有动血,或咳血、衄血等现象则应慎用。

薯蓣酒 (《本草纲目》)

【配方】 薯蓣240g,防风300g,山茱萸240g,人参180g,白术240g,五味子240g,丹参180g,生姜180g,黄酒1500g。

【制法】 将薯蓣、防风、山茱萸、人参、白术、五味子、丹参、生姜切碎,以生绢袋盛好,用黄酒在瓷制容器内密闭浸泡7天后,过滤使用。

【效用】 每次饮用1~2盅,每日2次。适用于脾气虚弱,食少乏力,眩晕,易患外感等证。

【按语】 本品为治疗脾虚乏力的常用方。方中人参、白术、山药健脾益气;山茱萸、五味子补肝肾、固精气；丹参活血祛瘀，防风疏风散邪；生姜和胃降逆，全方配用具有健脾益气，补肝肾，固敛精气，增强抵御外邪能力的作用。

海藻酒 (《肘后方》)

【配方】 海藻500g，白酒2000ml。

【制法】 海藻以绢袋盛之，浸于酒中，春、夏季节浸2天，秋、冬季节浸3天，酒饮完后，可再浸200ml酒，最后，还可将其渣曝干为末服用。

【效用】 每服1小盅，日3次。适用于瘿病。是指以颈前喉结两旁结块肿大为主要特征的一类疾病。

【按语】 本品原用于"颔下瘰疬如梅李"，为治疗瘿病的常用方。方中海藻苦、咸，性寒，有化痰、软坚、散结功效，且富含碘，制成药酒后，酒又可助宣通气血，所以对于缺碘造成的单纯性甲状腺肿有较好的治疗作用。

脾胃虚寒蕴湿者忌服

固春酒 (《随息居饮食谱》)

【配方】 鲜嫩桑枝120g，大豆黄卷(或黑豆)120g，生苡仁120g，功劳子120g，五加皮60g，金银花60g，木瓜60g，蚕砂60g，川黄柏30g，松仁30g，烧酒5000ml，白蜜120g。

【制法】 将桑枝、大豆黄卷、苡仁、功劳子、金银花、五加皮、木瓜、蚕砂、川黄柏和松仁以绢袋盛好，烧酒和白蜜同时装入坛内密封，隔水文火加热1.5小时后取出，再浸7日即可饮用。

【效用】 每日饮1~2盅。适用于感受风湿，兼有热象的风湿关节疼痛、肿胀、活动不便等症。

【按语】 桑枝祛风通络，五加皮、蚕砂除风湿，薏苡仁利水渗湿，功劳子、金银花、川黄柏清热燥湿，木瓜舒筋活络，辅以松仁、大豆黄卷补益利湿。

桑椹醪 (《本草纲目》)

【配方】 鲜桑椹1000g，糯米500g。

【制法】 鲜桑椹洗净捣汁(或以干品300g煎汁去渣)，再将药汁与糯米共同烧煮，做成糯米干饭，待冷，加酒曲适量，拌匀，发酵成为酒酿。

【效用】 每日随量佐餐食用。适用于肝肾阴亏、消渴、便秘、耳鸣、目暗、瘰疬、关节不利等症。

桑椹滋阴补血力强，辅以糯米补中益气，提高疗效。

薏苡仁醪 (《本草纲目》)

【配方】 生薏仁米100g，糯米500g。

【制法】 薏仁米加水适量煮成稠米粥。再以糯米500g烧煮成干米饭。将二者拌匀，待冷，加酒曲适量，发酵成为酒酿。

【效用】 每日适量佐餐食用，有健脾胃，去风湿，强筋骨之效，适用于风湿性关节炎。

【按语】 本品原用于去风湿，强筋骨，健脾胃，为治疗风湿痹痛的常用方。方中薏苡仁具有利水渗湿、除痹作用,配合糯米补中益气,使之提高疗效。

脾约便难及孕妇慎服。

巨 胜 酒 (《寿亲养老新书》)

【配方】 巨胜子200g,苡仁200g,干地黄250g,无灰酒 4L。

【制法】 将上述药物入于绢袋中,用无灰酒浸泡,注意密封,勿使泄气,一周后可以使用。

【效用】 每次10至20ml,每日一至二次。适用于老年人肝肾不足,筋骨失养,风湿阻滞经脉所致的腰膝无力,筋骨拘挛疼痛等症。

【按语】 巨胜子即芝麻,能补益肝肾,滋润胃肠,辅以苡仁健脾、干地黄养阴。制成酒剂,通达经络,助行药力,使之提高疗效。

虎 鹿 二 仙 酒 (《信验方》)

【配方】 虎骨500g,鹿筋1000g,枸杞500g,龙眼肉500g,怀牛膝250g,当归250g,白蜜500g。

【制法】 先将虎骨、鹿筋分别用开水煮片刻,洗净煎熬成膏。再将枸杞、龙眼肉、怀牛膝、当归熬成膏,诸膏合在一起,加入白蜜,再略熬成膏。以每15g膏用酒1000ml的比例,用好烧酒浸泡。及至用时,加入适量好黄酒掺和饮用。

【效用】 夏季饮用量宜少,冬季饮用量宜略多,结合个人病况,体质及习惯使用。适用于肝肾不足,风寒入侵,腰膝痿软,举步无力,筋骨关节疼痛等症。

【按语】 虎骨祛风定痛、强筋壮骨;鹿筋补血益气;配以枸杞子、龙眼肉养阴益精,怀牛膝、当归活血止痛,白蜜缓急止痛。制成酒剂,通经络,止疼痛,以加强作用。

对 虾 酒 (《本草纲目拾遗》)

【配方】 新鲜大对虾一对,60度白酒250ml。

【制方】 大对虾置大口瓶或瓷罐中,加入白酒密封浸泡一周。

【效用】 每日随量饮酒,也可佐餐。酒尽时,烹食对虾分顿食用。适用于性机能减退,阳痿。

【按语】 虾性味甘温,主入肾经,有温肾壮阳之功。《本草纲目》曰:"虾仁下乳汁,壮阳道,煮汁吐风痰。"配以白酒,以增强作用。

本品性温,走窜,助阳。阴虚阳亢,及皮肤病、热喘患者慎用。

红 糖 醴 (《子母秘录》)

【配方】 黄酒50ml,红糖10g。

【制法】 黄酒和红糖同置小铝锅中,以小火煮沸,待糖溶化后,停火。

【效用】 趁热顿服。适用于感寒性腹痛、腹泻症。

【按语】 红糖味甘性温,能补中暖肝,活血化瘀。辅以黄酒,促进血气运行,增强疗效。

青 蒿 醪 （《本草纲目》）

【配方】 鲜青蒿1000g，糯米500g。

【制法】 鲜青蒿洗净，捣汁（或以干品200g煎汤去渣），再将药汁与糯米共同烧煮，做成糯米干饭，待冷，加酒曲适量，拌匀，发酵成为酒酿。

【效用】 每日随量佐餐食用。适用于疟疾。

【按语】 本品原方用于"虚劳久疟"，为治疗疟疾的常用方。

方中青蒿有控制发热和抑制疟原虫发育的双重作用，治疗疟疾疗效甚佳。配以糯米补中益气，使之更好地发挥作用。

产后血虚，内寒作泻，及饮食停滞泄泻者，勿用。凡产后脾胃薄弱，忌与当归、地黄同用。胃虚者慎用。

五 加 皮 醪 （《本草纲目》）

【配方】 五加皮50g，糯米500g。

【制法】 五加皮洗净，加水适量泡透，煎煮。每30分钟取煎液一次，共取两次。再将煎液与糯米共同烧煮，做成糯米干饭，待冷，加酒曲适量，拌匀，发酵成为酒酿。

【效用】 每日随量佐餐食用。除强健筋骨外，还可治疗风湿性关节炎。

【按语】 本品原用于一切风湿痿痹，能壮筋骨，填精髓，为治疗风湿痹痛的常用方。方中五加皮祛风湿，壮筋骨，制成酒剂，促进气血运行，通经络，行药力。

阴虚火旺者慎服。

第二十章 蜜 膏

蜜膏,是由鲜果汁、鲜药汁或药物的水煎液经过煎熬浓缩,再调加蜂蜜而成的稠膏。因其具有滋补功效,亦俗称"膏滋"。

蜜膏的制法和汤液相似。一般是把鲜品汁液,或经过两次煎煮所得的汤液,再继续以小火煎熬浓缩至稠粘如蜜时,兑加蜂蜜一倍,调匀制成。

服用蜜膏很方便,每次一汤匙直接食用或用热水冲化饮食。

蜜膏含的蜂蜜较多。蜂蜜不仅有调味作用,同时也有滋润和补益的功效。此外,蜂蜜还具有一定的防腐作用。

依照上述的特点,可按个人所需,或在原料较容易取得时,多制备一些蜜膏,供以后慢慢使用。

蜜膏应装在深色大口瓶内,盖紧瓶口,放在阴凉处避光保存。

乌鸡蜜膏 (民间验方)

【配方】 乌骨鸡2只(约1000g),蜂蜜500g。

【制法】 乌鸡去毛与内脏,洗净,加水适量,以小火炖煮,熟烂后,用细箩过滤,再加热浓缩,稠粘后再加入蜂蜜,调匀,成膏状即可。

【效用】 每次一汤匙,以沸水冲化饮用,每日2次。适用于病后、产后阴血亏损所致的消瘦,低热不除,五心烦热,盗汗,以及月经不调等症。

【按语】 本方在民间流行甚广,市售成品名为"乌鸡精",也有添加枸杞、桑椹、当归、白芍等成份者。乌骨鸡味甘性平,入肝、肾经,走血分与阴分。为养血滋阴调补佳品。

桑椹蜜膏 (《医学大辞典》)

【配方】 鲜桑椹1000g(或干品500g),蜂蜜300g。

【制法】 桑椹加水适量煎煮,30分钟取煎液一次,加水再煎,共取煎液2次,合并煎液,再以小火煎熬浓缩,至较稠粘时,加入蜂蜜,至沸停火,待冷装瓶备用。

【效用】 每次一汤匙,以沸水冲化饮用,每日2次。适用于神经衰弱失眠、健忘、目暗、耳鸣、烦渴、便秘,以及须发早白等症。

【按语】 本方原用于治疗瘰疬。桑椹味甘性寒,生食可清热生津,加蜂蜜熬膏,有补肝益肾,滋液熄风的功效。

脾胃虚寒作泄者勿用。

葡萄蜜膏 (《居家必用事类全集》)

【配方】 鲜葡萄汁500g,蜂蜜1000g。

【制法】 葡萄汁以小火煎熬浓缩至粘稠如膏时,加入蜂蜜,加热至沸,停火待冷,装瓶备用。

【效用】 每次一汤匙,以沸水化开代茶饮用。适用于热病烦渴,或食欲不振等症。

【按语】 本方品名为后加。原用于除烦止渴。葡萄性味甘酸平,能滋肝肾阴液,配合蜂蜜,具有补益气血,润燥作用。

痰湿内盛者慎用。

葡萄藕蜜膏 (《圣惠方》)

【配方】 生地200g,葡萄汁250g,鲜藕汁250g,蜂蜜500g。

【制法】 生地洗净,加水适量浸泡透发,再加热煎煮,每20分钟取煎液一次,加水再煎,共取3次,合并煎液,再以小火加热煎熬浓缩,至粘稠粘时,加葡萄汁和鲜藕汁,再继续煎熬成膏状,加入蜂蜜,至沸后停火,待冷装瓶备用。

【效用】 每次一汤匙,以沸水冲化顿饮,每日2次。适用于尿急、尿痛、小便赤热,以及尿血等症。

【按语】 本方品名为后加。原用于治疗热淋、小便涩少、灼痛沥血。生地能够清热凉血,养阴生津,其提取物可促进血液凝固而有止血作用。葡萄可以补气血,强筋骨,利小便。藕为清暑生津之佳品,不论常人、热病及其病后都宜,有出血倾向者更宜。藕汁止血,支气管咯血、消化道出血、尿血、皮下出血、齿鼻出血、癌肿出血等都可应用,有一定疗效。

阳虚体质者不宜使用。

五汁蜜膏 (《经验广集》)

【配方】 鸭梨1000g,白萝卜1000g,生姜250g,炼乳250g,蜂蜜250g。

【制法】 鸭梨、白萝卜和生姜洗净,切碎,分别以洁净的纱布绞汁,取梨汁、萝卜汁放入锅中,先以大火,后以小火煎熬浓缩如膏状时,加入姜汁、炼乳和蜂蜜,搅匀,继续加热至沸,停火,待冷装瓶备用。

【效用】 每次一汤匙,以沸水冲化,或加黄酒少许,顿饮,每日2次。适用于虚劳,肺结核低热,久咳不止等症。

【按语】 本方品名为后加。原方用于治疗噎膈。鸭梨、白萝卜、炼乳、蜂蜜均匀为甘味,有补益作用。梨又可养阴清热,润肺止咳;萝卜有止咳化痰作用,对感冒、流感、脑膜炎、白喉等传染病有一定的预防作用;生姜性味辛、微温,可以发汗解表,温肺止咳;炼乳对于大病后不足,万病虚劳有良好的疗效;蜂蜜补中润燥。所以,制成蜜膏可治疗慢性虚弱性疾病。脾虚便溏者忌服。

秋梨蜜膏 (《本草求原》)

【配方】 鸭梨1500g,鲜生姜250g。

【制法】 鸭梨洗净,去核,切碎,以洁净的纱布绞汁;再以鲜生姜洗净,切丝,以洁净纱布绞汁备用。取梨汁放在锅中,先以大火,后以小火煎熬浓缩,至稠粘如膏时,加入一倍的蜂蜜、姜汁,继续加热至沸,停火,待冷装瓶备用。

【效用】 每次一汤匙,以沸水冲化,代茶饮用,每日数次。适用于肺热型咳嗽,痰黄,喉痛等症。

【按语】 本方品名为后加。原方用于清痰止嗽。梨性寒,味甘微酸,能够清毒热,生阴液,滋五脏,降火生津,清热滋肺,滋润止咳。生姜也具止咳作用。加蜂蜜制成膏是肺热燥咳的食疗佳品。

本品不宜用于痰湿咳嗽。

桂圆参蜜膏 (《得配本草》)

【配方】 党参250g,沙参125g,桂圆肉120g。

【制法】 党参、沙参、桂圆肉先以适量水浸泡透发后,加热煎煮。每20分钟取煎液一次,加水再煎,共取煎液3次,合并煎液,以小火煎熬浓缩,至粘稠如膏时,加蜂蜜一倍,至沸停火,待冷装瓶备用。

【效用】 每次一汤匙,以沸水冲化,顿饮,每日3次,适用于体质虚弱,消瘦,烦渴,干咳少痰,声音嘶哑,乏力疲倦等症。

【按语】 本品名为后加。原方用于清肺金,补元气,开声音,助筋力。党参、沙参、桂圆肉均味甘滋补。党参补中益气,能通过脾脏的作用增加红细胞和血色素,可治疗血虚萎黄及慢性出血疾患引起的气血两亏的病证。沙参具有养阴清热,润肺滋肾功效,其所含的天冬酰胺经动物试验证明有镇咳、祛痰作用。桂圆肉能生津液,润五脏。辅以蜂蜜,使药力缓慢吸收,适用于慢性虚弱性疾病。

本品对于气滞者不宜使用。

羊脂蜜膏 (《古今录验方》)

【配方】 生地60g,生姜汁50g,羊脂100g,蜂蜜200g。

【制法】 生地加水适量煎煮,每20分钟取煎液一次,加水再煎,共取煎液3次,合并,再以小火煎煮浓缩至稠粘如膏时,加生姜汁50ml和蜂蜜,至沸,停火,待冷后装瓶备用。

【效用】 每次一汤匙,直接口服,每日2次。适用于身体虚弱久病或产后身体消瘦。

【按语】 本方原用于治疗产后诸病羸瘦。羊脂味甘性温,可以补虚,润燥,配以生地滋阴养血,生姜除湿开胃,制成蜜膏,使药力缓慢吸收。

外感不清,痰火内盛者慎用。

猪油蜜膏 (《本草纲目》)

【配方】 猪油100g,蜂蜜100g。

【制法】 猪油和蜂蜜分别用小火煎煮至沸,停火,凉温。油混合调匀即可。

【效用】 每次直接食用一汤匙,每日2次。适用于肺燥咳嗽,肠燥便秘以及身体消瘦等症。

【按语】 本方品名为后加。原用于治疗肺热暴喑。猪油、蜂蜜均匀为甘味,可以共同发挥补虚、润燥、解毒作用。蜂蜜性平,而猪油性凉,所以二者制膏治疗肺热燥咳效佳。

猪油酒蜜膏 (《千金要方》)

【配方】 猪油100g,生姜汁100g,黄酒50g。

【制法】 猪油、生姜、黄酒和蜂蜜同置锅中煮沸,装瓶备用。

【效用】 每次一汤匙，以沸水冲化饮用，每日2次。适用于产后体虚，忽冷忽热，常出虚汗等症。

【按语】 本方品名为后加。原用于治疗赤白带下。猪油具有补虚润燥作用，配以生姜、黄酒、蜂蜜，除湿开胃，增进食欲，散寒活血，缓急止痛。

阴虚内热者慎用。

乌发蜜膏 (《积善堂经验方》)

【配方】 制何首乌200g，茯苓200g，当归50g，枸杞50g，菟丝子50g，牛膝50g，补骨脂50g，黑芝麻50g。

【制法】 制何首乌、茯苓、当归、枸杞、菟丝子、牛膝、补骨脂、黑芝麻加水适量浸泡透发，再放在铝锅内加热煎煮。每20分钟取煎液一次，加水再煎，共取煎液3次，合并煎液，先以大火，后以小火加热煎熬浓缩，至稠粘如膏时，加蜂蜜一倍，调匀，加热至沸，停火，待冷装瓶备用。

【效用】 每次一汤匙，以沸水冲化顿饮，每日2次，适用于治疗须发早白或脱发症。

【按语】 本方品名为后加。原用于乌须发，壮筋骨，固精气。

黑牛髓膏 (《饮膳正要》)

【配方】 黑牛髓250g，鲜地黄汁250g，白沙蜜250g。

【制法】 将三味和匀煎熬成膏。

【效用】 晨起空腹食一匙，用温黄酒调之。适用于因肾虚弱而引起的腰膝无力，形体瘦弱，或创伤骨折等症。

【按语】 本方品名为后加。原用于治疗瘦病。牛髓功专补肾填髓，合地黄、蜂蜜以滋阴血，故可用以辅助脊骨劳损或外伤的恢复。

脾虚泄泻、胸膈多痰者慎用。

第二十一章 粥

粥，是用较多量的水加入米或面，或在此基础上再加入其他食物或中药，煮至汤汁稠浓，水米交融的一类半流质食品。其中以米为基础制成的粥又称稀饭，以面为基础制成的粥又称糊。《随园食单》在论及"粥单"时曾指出："见水不见米，非粥也；见米不见水，非粥也。必使水米融洽，柔腻如一，而后谓之粥"。进一步明确了汤、饭、粥的区别。

粥的种类很多，如米粥、面粥、菜粥、果粥、肉粥等。在烹调上，一般分为普通粥和花色粥两类。其中普通粥是指单用米或面煮成的粥；花色粥则是在普通粥用料的基础上，加入各种不同的配料，制成的粥品种繁多，咸、甜口味均有，丰富多彩。以广式咸味粥为例。常见的如鱼片粥、干贝鸡丝粥、肉丝粥等。

粥的制作一般有煮粥和焖粥两种方法。煮粥是指先用旺火烧至滚开，再改用小火煮至粥汤稠浓。焖粥是指用旺火加热至滚沸后，即倒入有盖的木桶内，盖紧锅盖，焖约2小时即成，具有香味较浓的特点。但一般多采用煮粥的方法。此外，花色粥的制作，还有以煮好的滚粥冲入各种配料，调拌均匀即成，如生鱼片粥等。

粥在传统营养学上占有重要地位。它与汤食一样，也具有制作简便、加减灵活、适应面广、易消化吸收的特点。不仅如此，清·黄云鹄在其《粥谱》中还谓粥"于养老最宜：一省费，二味全，三津润，四利膈，五易消化"，对粥案大力推崇。粥在制做时，应注意水应一次加足，一气煮成，才能达到稠稀均匀，米水交融的特点。煮粥用的米、既可先放在冷水中浸泡5～6小时后再煮，也可淘洗后直接煮粥。先浸后煮可缩短煮粥的时间。但浸泡时易致养分损失。若配方中配有不能食用的中药，则可先用中药煮取汤汁，再加入米或面煮粥。若粥中加入的配料形体较大，应细切或碾粉后再下锅，以使粥稠味浓。

粥多在早晨食用，以适应人体肠胃空虚的特点。正如宋·张来在《粥记》中所说："每日清晨食粥一大碗，空腹胃虚，谷气便作，所补不细，又极柔腻，与胃相得，最为饮食之妙诀"。

薏苡仁粥 （《本草纲目》）

【配方】 薏苡仁、粳米各50g。

【制法】 薏苡仁、粳米分别用清水浸泡,淘洗干净，放入锅内，加清水。先用旺火烧沸后，再改用小火煮至熟烂稠厚即成。

【效用】 本品有祛风除湿、利水消肿功效。适用于风湿痹痛,筋脉拘挛,屈伸不利,水肿。

【按语】 本品原用于久风湿痹，补正气，利肠胃，消水肿，除胸中邪气，治筋脉拘挛。为治疗风湿痹痛的常用方。风湿外侵，痹阻经络，气血运行不畅，则见痹痛；三焦气化功能失常，水湿停留，泛滥肌肤，则见水肿。法宜祛风除湿，利水消肿。方中以薏苡仁为主，祛风除湿，利水消肿；以粳米为辅佐，补益扶正，以助祛邪，合用而为祛风除湿，利水消肿之方。本方用于痹痛，以祛风除湿为主，兼扶正气，尤宜于体虚风湿痹痛者。本方用于水肿，其利水消肿之力较弱，可用于轻度水肿。

除《本草纲目》外,《调疾饮食辩》谓本品"主除湿,利腰脚。"《本草纲目》还单以薏苡仁煮粥食,用于治疗"消渴饮水"。

本方可用于风湿性关节炎、痛风、皮肤扁平疣,以及防治癌症。

方中薏苡仁具有甘淡下行之性,故孕妇不宜食用。

黑脂麻粥 (《本草纲目》)

【配方】 黑脂麻25g,粳米50g。

【制法】 黑脂麻炒后研细末备用。粳米淘洗干净备用。黑脂麻与粳米放入锅内,加清水,旺火烧沸后,再改用小火煮至粥成。

【效用】 本品有补益肝肾,滋养五脏功效。适用于肝肾不足,虚风眩晕,肠燥便秘,病后虚羸,干咳无痰,须发早白,产后乳少。

【按语】 本品原名"脂麻粥",用于五脏虚损,益气力,坚筋骨,以及大肠风闭,干咳无痰,为滋补肝肾常用方。肝肾不足,不能上充于脑,则见眩晕;肺失滋润,则见干咳;津枯肠燥,则见便秘;发失荣养,则见须发早白;乳汁化源不足,则见产后乳少;五脏失于滋养,则见虚弱羸瘦。法宜补益肝肾,滋养五脏。方中以黑脂麻为主,补益肝肾,滋养五脏。以粳米为辅佐,养脾胃,益虚损,以助滋补功效。两者合用而成补益肝肾,滋补五脏之方。本方重在滋补,尤宜于阴精不足,血虚津亏者。方中黑脂麻并能预防早衰,故又宜于老年体衰者选用。

本品加蜂蜜调食,则滋补润燥之力更强。

本品滋补之力较强,故痰湿内盛及大便溏泻者不宜食用。

胡桃仁粥 (《海上集验方》)

【配方】 胡桃仁50g,粳米100g。

【制法】 胡桃仁切成细米粒样大小备用。粳米淘洗干净备用。粳米放入锅内,加清水,旺火烧沸后,再改用小火煮至粥成,然后加入胡桃仁,候两三沸即可。

【效用】 本品有补肾固精、温肺定喘功效。适用于肾虚腰痛,小便频数,虚寒咳喘,石淋。

【按语】 本方原名"胡桃粥",用于石淋,阳虚腰痛,五痔,兼润肌肤,黑须发,利小便,止寒嗽,温肺润肠,润燥养血,生命门火,为温补肺肾常用方。肾虚腰府失养,膀胱气化失约,则见腰痛和小便频数;肾虚不能纳气,肺虚不能主气,则见咳喘。法宜补肾温肺。方中以胡桃仁为主,补肾固精,温肺定喘,以粳米为辅佐,温补下元,合用而为补肾温肺之方。本品偏于温补,尤宜于虚寒病证。本方又能补肾健脑,还可用于神经衰弱。本方加冰糖调食,可增强润肺止咳功效,适宜于肺虚久咳。

本品偏于温补,故阴虚火旺及痰热咳嗽者不宜食用。

黄精粥 (《调疾饮食辩》)

【配方】 黄精50g,粳米100g。

【制法】 黄精清水浸泡后捞出,切碎备用。粳米淘洗干净备用。黄精与粳米放入锅内,加清水,旺火烧沸后改用小火煮至粥成。

【效用】 本品有补虚损,益气阴功效。适用于虚弱劳损。

【按语】 本品用于诸虚百损,不拘阴阳气血,能填精益脏,为治疗虚弱劳损常用方。虚弱劳损,多由久病失于调治,耗损气阴而成。法宜补虚损,益气阴。方中以黄精为主,补虚损,填精髓,益气阴;以粳米为辅佐,补气养血以增强黄精补虚之力。两者合用而为补益虚损之方。本方滋补之力较强,虚弱劳损以阴虚精亏为主者尤为适宜。本方加冰糖调食,可增强其滋补润肺功效,适宜于肺痨咳嗽、咯血。可用于肺结核。

本品性质滋腻,易助湿生痰,故脾虚湿困,痰湿咳嗽以及中寒便溏者不宜食用。

橘 皮 粥 (《调疾饮食辩》)

【配方】 橘皮50g,粳米100g。

【制法】 橘皮研细末备用。粳米淘洗干净,放入锅内,加清水,煮至粥将成时,加入橘皮,再煮10分钟即成。

【效用】 本品有理气运脾功效。适用于中焦气滞,脾失健运,脘腹胀满,不思饮食。

【按语】 本品原用于脾气不运,食物作胀,为理气运脾常用方。中焦气滞,脾失健运,则见脘腹胀满,法宜理气运脾。方中以橘皮为主,理气调中,健脾助运;以粳米为辅佐,补气健脾,合用而成理气运脾之方。本品偏于温燥,气滞偏寒者尤宜。橘皮也可用蜜饯橘饼代替。

《寿亲养老新书》以本品加苎麻根、良姜末煮粥,名"陈橘皮粥",分早、晚空腹进食,用于"妊娠冷热气痛连腹不可忍"。本品辛散温燥,故气虚吐血及阴虚燥咳者不宜食用。

薤 白 粥 (《食医心镜》)

【配方】 薤白150g,粳米100g,食盐适量。

【制法】 薤白冲洗干净,切成碎粒备用。粳米淘洗干净,放入锅中,加清水,略煮后加薤白、食盐,再煮至粥成。

【效用】 本品有行气导滞,通阳止痢功效。适用于奔豚气痛,赤白冷痢,里急后重。

【按语】 本品原用于赤白痢下,奔豚冷气,胃寒吐逆,胸胁胀痛,老人冷痢,以及产后痢,小儿疳痢。为导滞止痢常用方。寒滞肠腑,通降不利,气血壅滞,络脉损伤,大肠传导功能失司,则见痢下赤白,里急后重,腹中疼痛。法宜行气导滞,通阳止痢。方中以薤白为主,行气导滞,通阳散寒;以粳米为辅佐,健脾止痢。两者合用,共成行气导滞,通阳止痢之方。本品辛温,能散阴寒之凝结以通阳,用治奔豚气和痢疾,以冷痛冷痢为宜。《寿亲养老新书》以本品加葱白;调以五味椒姜,空腹进食,用于"老人肠胃虚冷,泄痢水谷不分"。

本品辛散温热,故气虚及阴虚内热者不宜食用。

马 齿 苋 粥 (《圣惠方》)

【配方】 马齿苋150g,粳米100g。

【制法】 马齿苋择洗干净,切成碎段备用。粳米淘洗干净备用。马齿苋与粳米放入锅中,加清水,旺火烧沸后,再改用小火煮至粥成。不加盐、醋,空腹淡食。

【效用】 本品有清热解毒,凉血止痢功效。适用于热痢脓血。

【按语】 本品原名"马齿粥"、"马齿菜粥",用于血痢,脚气头面水肿,心腹胀满,小便淋涩,为治疗热痢脓血的代表方。热毒内盛,络脉损伤,大肠传导功能失司,则见痢下脓血。法宜清热解毒,凉血止痢。本品以马齿苋为主,清热解毒,凉血止痢;以粳米为辅佐,健脾止痢,合用而成清热解毒,凉血止痢之方。本方清热解毒,凉血止痢之力较强,用治热毒血痢疗效显著。《经效产宝》还以马齿苋取汁煮沸。蜂蜜调服,用于"产后血痢,小便不通,脐腹痛"。

本品性寒滑利,脾胃虚寒,肠滑便泻者不宜食用。

松 子 粥 (《士材三书》)

【配方】 松子仁25g,粳米100g,食盐适量。

【制法】 松子仁、粳米分别淘洗干净,放入锅中,加清水、食盐,旺火烧沸后再改用小火煮至粥成。

【效用】 本品有润肺滑肠功效。适用于肺燥咳嗽,肠燥便秘。

【按语】 本品原名为"松子仁粥",能润心肺,和大肠,为润肺滑肠常用方。肺燥失于润降,则见咳嗽;肠燥失于濡润,则见便秘。法宜润肺滑肠。方中以松子仁为主,润肺止咳,滑肠通便;以粳米为辅佐,充养脾胃,合用而为润肺滑肠之方。本方偏于滋补,用于肠燥便秘,尤宜老年人或体虚者。本品滋补强壮,虚弱羸瘦者也可食用。

本品重在滋润,对痰湿咳嗽及大便溏泻者不宜食用。

芋 头 粥 (《岭南采药录》)

【配方】 芋头100g,粳米100g。

【制法】 芋头略煮后去皮,切成细丁块备用。粳米淘洗干净,放入锅中,加芋头、清水,旺火烧沸后,再改用小火煮至粥成。

【效用】 本品有消瘰散结功效。适用于瘰疬。

【按语】 本品原名"芋粥",用于小儿连珠疬及虚疬,大人亦合,并可免一切疥疮。主宽肠胃,益脾气,消虚肿,为治疗瘰疬常用方。疬一病,多必体虚痰结而成,法宜消瘰散结。方中以芋头为主,消瘰散结;以粳米为辅,益气补虚。两者合用,消中有补,故适用于瘰疬和虚疬。

本品多食滞气,故食滞者不宜食用。

枸 杞 叶 粥 (《太平圣惠方》)

【配方】 鲜枸杞叶250g,粳米100g,豆豉汁、葱白、食盐各适量。

【制法】 枸杞叶摘洗干净,切碎备用。粳米淘洗干净,放入锅中,加清水、枸杞叶、葱白、食盐,旺火烧沸后再改用小火煮至粥成。

【效用】 本品有补虚劳,清内热功效。适用于虚劳发热。

【按语】 本品原名"枸杞粥",用于五劳七伤,房事衰弱,为治疗虚劳方。虚劳多由久病失治,耗损阴血,阴虚则内热。法宜补虚劳,清内热。方中重用枸杞叶为主,补虚劳,清内热;以粳米、豉汁为辅佐,粳米补养肠胃,豆豉清热除烦。诸料合用,共成补虚劳,清内热之方。本品补而能清,除虚劳发热外,还可用于热病后调治。《圣济总录》以本品加羊肾,名枸杞羊肾粥,则补肾之力增强,用于"阳气衰,腰脚疼痛,五劳七伤"。

薯 蓣 粉 粥 (《调疾饮食辩》)

【配方】 薯蓣粉100g。

【制法】 薯蓣粉和清水调入锅内,旺火加热,并不断以筷子搅拌,至两三沸即成。若小儿食用,亦可少调以白糖进食。

【效用】 本品有健脾止泻,补肾固精功效。适用于脾虚久泻,肾虚遗精,以及虚损羸弱。

【按语】 本品能益气健脾,固精滑,止久泻,用于阴虚劳热,或喘或嗽,或大便滑泻,小便不利,一切羸弱虚损之证,为补益涩肠固精常用方。脾胃虚弱,运化无权,则见久泻;肾虚封藏失职,则见遗精。法宜健脾止泻,补肾固精。本品单用薯蓣一味,健脾止泻,补肾固精,且用粉煮粥。意在增强其固涩之力,此为本品的一个特点。

若泄泻日久,肠滑不固者,《医学衷中参西录》以本品加鸡子黄煮粥食,名"薯蓣鸡子黄粥",以增强其固涩大肠之力。书中还以本品加薏苡仁、柿霜饼煮粥食,名"珠玉二宝粥",用于"脾肺阴分亏损,饮食懒进,虚热劳嗽。并治一切阴虚之证"。

本品重在补益固涩。气滞、便难及湿热实邪者不宜食用。

梨 粥 （《太平圣惠方》）

【配方】 鸭梨3个,粳米100g。

【制法】 鸭梨冲洗干净,切碎,放入锅中,加清水煮半小时,捞去梨渣。再加入淘洗干净的粳米,续煮至粥成。

【效用】 本品有清热除烦,止咳化痰功效。适用于小儿风热,神昏烦躁,肺热咳嗽。

【按语】 本品原用于小儿心藏风热,昏懵躁闷,不能食,小儿疳热及风热昏躁,能降火,治热嗽。为清热止咳常用方。心主神志,风热之邪,躁扰心神,则见神昏烦躁。肺主肃降,肺热蒸液成痰,肺失清肃,则见咳嗽。法宜清热除烦,止咳化痰。方中以梨为主,清热除烦,止咳化痰;以粳米为辅佐,补益除烦,合用而成清热除烦,止咳化痰之方。本品清热,重在清心和清肺,故适宜于心烦昏闷和肺热咳嗽。本品不用粳米用西米,加冰糖煮食,则清润之力增强,适用于虚热烦躁和咳嗽。

本品性寒,寒嗽及脾虚便溏者不宜食用。

莲子粉粥 （《调疾饮食辩》）

【配方】 莲子50g,粳米100g。

【制法】 莲子去皮及心,研成细粉备用。粳米淘洗干净,放入锅中,加莲子、清水,旺火烧沸后,再改用小火煮至粥成。

【效用】 本品有补脾涩肠,益肾固精功效。适用于脾虚久泻久痢,肾虚遗精、淋浊。

【按语】 本方能健脾胃,止精滑泄利,对心志不宁者,能补中强志,聪耳明目,为涩肠固精常用方。泻痢日久,损伤脾胃,脾胃运化失常,则见虚泻虚痢;肾虚封藏失职,则见遗精。法宜补脾涩肠,益肾固精。方中以莲子为主,补脾涩肠,益肾固精;以粳米为辅佐,补脾止泻以增强莲子功效。两者合用,共成补脾涩肠,益肾固精之方。本品收敛固摄之力较强,应用以虚证泻痢及遗精为宜。本品莲子并能养心安神,还可用于心神不宁,夜寐多梦。

《寿亲养老新书》载"莲实粥方",以莲实、糯米煮粥,用于老人"益耳目聪明,补中强志"。

本品重在收敛,气滞中满及大便涩滞者不宜食用。

粟 米 粥 （《本草纲目》）

【配方】 粟米50g。

【制法】 粟米淘洗干净,放入锅中,加清水,旺火烧沸,再改用小火熬至粥成。

【效用】 本品有益肾补虚,清热利尿功效。适用于虚弱劳损,脾胃虚热,泄泻下痢,热淋。

【按语】 本品能益丹田,补虚损,开肠胃,还可用于热痢、热淋,为补虚清热常用方。久病失治,耗损肾虚,则见虚损;脾胃虚热,运化失常,则见泻痢;下焦虚热,膀胱气化不利,则见热淋。法宜益肾补虚,清热利尿。本品单用粟米一味,益肾补虚,清热利尿,方简力专。本品以清补见长,诸虚热者皆可食用。

本品用于清补止痢,宜用陈粟米。

猪肝绿豆粥 (《本草纲目》)

【配方】 猪肝尖100g,绿豆50g,陈粳米100g。

【制法】 猪肝冲洗干净,切碎备用。绿豆淘洗干净,用清水浸泡过夜备用。陈粳米淘洗干净,放入锅中,加清水、绿豆,煮至粥将成时,再加猪肝,候两三沸即成。

【效用】 本品有补肝养血,利水消肿功效。适用于体虚水肿,小便不利。

【按语】 本品方名为后补。原用于水肿溲涩,为补虚利水代表方。若素体血虚,复加膀胱气化失常,水湿泛滥肌肤,则见水肿。法宜补肝养血,利水消肿。方中以猪肝和绿豆为主,猪肝补肝养血,绿豆利水消肿;以陈粳米为辅佐,补脾利小便,以增强补虚消肿之力。诸料合用,共成补肝养血,利水消肿之方。本品补中有泻,是治疗体虚水肿的代表方。

本品可用于营养不良性水肿。

猪 肺 粥 (《证治要诀》)

【配方】 猪肺500g,薏苡仁50g。

【制法】 猪肺反复灌洗干净,放入水锅,煮至七成熟时捞出,切成丁块备用。薏苡仁淘洗干净,放入煮肺汤中,煮至半熟时,再加猪肺,续煮至粥成。

【效用】 本品有补肺止咳止血功效。适用于肺虚咳嗽,咯血。

【按语】 本品方名为后补。原用于肺痿,咳血,上消诸证,为补肺止咳止血常用方。肺损失于肃降,则见咳嗽,法宜补肺止咳。方中以猪肺为主,补肺止咳止血,以肺治肺;以薏苡仁为辅佐,补肺并能清肺止血。两者合用,可增强补肺止咳止血功效。本品偏于寒凉,对于虚热咳嗽和咯血亦可选用。

雀 肉 粥 (《养老奉亲书》)

【配方】 麻雀五只,粟米100g,葱白、生姜、素油、食盐、黄酒各适量。

【制法】 麻雀去毛及内脏,冲洗干净,切块备用。素油倒入炒锅,烧热,放入雀肉、黄酒、食盐、葱白、生姜、炒熟,加入清水和淘洗干净粟米,煮至粥成。

【效用】 本品有壮阳益精功效。适用于阳虚羸弱。

【按语】 本品原名"雀儿粥"、"麻雀粥",用于老人脏腑虚损羸瘦,阳气乏弱。能缩小便,暖腰膝,益精髓,为壮阳益精常用方。若日久失于调摄,或久病失于调治,脏腑亏损,阳气衰弱则见阳虚羸瘦。法宜壮阳益精。方中以麻雀肉血肉有情之品为主,能壮阳益精;以粟米为辅佐,益肾补虚,兼监制雀肉大温之性。两样合用,补阳不嫌其热,益精不嫌其寒,共成壮阳益精之方。

此外,《太平圣惠方》以麻雀、菟丝子、覆盆子、五味子、枸杞子、粳米、酒煮粥,名"雀儿药粥方",用于"下元虚损,阳气衰弱,筋骨不坚"。

本品宜空腹进食,以增强其补肾之力。

鹿 肾 粥 (《圣惠方》)

【配方】 鹿肾一具,肉苁蓉 30g,粳米100g,葱白、胡椒粉、食盐各适量。

【制法】 鹿肾去除筋膜,冲洗干净切碎。肉苁蓉用黄酒浸泡一宿,刮去皱皮,切碎。粳米淘洗干净,放入锅中,煮至半熟,加鹿肾、肉苁蓉、葱白、胡椒粉、食盐,再煮至粥成。

【效用】 本品有补肾壮阳、益精填髓功效。适用于虚弱劳损,肾虚阳痿,耳聋耳鸣,宫冷不孕。

【按语】 本方原用于五劳七伤,阳气衰弱,为补肾常用方。若日久失于调摄,或久病慢性耗损,肾虚精亏,阳气衰弱,则见劳损、阳痿、宫冷不孕等。法宜补肾壮阳,益精填髓。方中以鹿肾为主,能补肾益精,温肾壮阳;以肉苁蓉、粳米为辅佐,肉苁蓉补肾阳,益精血,粳米补虚益损。诸料合用,则补肾之力更强。本方既能壮阳,又能益精,补肾之力较强,阳痿或宫冷不孕者尤宜之。其他肾虚之症,也皆可食用。

此外,《太平圣惠方》还以本品去肉苁蓉,名"鹿肾粥",用于"肾气损虚,耳聋"。《饮膳正要》以本品用于"肾虚耳聋"。《调疾饮食辩》以本品用于"一切肾虚之症"。并谓肾粥补虚,"鹿为最,羊次之,猪又次之"。

牛 乳 粥 (《调疾饮食辩》)

【配方】 牛乳250g,粳米 100g,白糖适量。

【制法】 粳米淘洗干净,放入锅中,加清水,煮至半熟时,再加牛乳,续煮至粥成,调以白糖进食。

【效用】 本品有大补阴血功效。适用于虚弱劳损,形体羸瘦。

【按语】 本品能大补阴血,老人甚宜,为滋补虚损常用方。若日久失于调摄,或久病失于调治,脏腑亏损,阴血亏虚,则见虚损。法宜大补阴血。方中以牛乳血肉有情之品为主,大能补阴血,益虚损;以粳米为辅佐,补脾以助牛乳之力,合用而成大补阴血之方。本品滋补之力较强,尤宜于虚损重症。

本品滋润补益,脾胃虚寒泄泻及痰湿水饮者不宜食用。

鸡 肝 粥 (《寿亲养老新书》)

【配方】 鸡肝一具,粳米 100g,豆豉、食盐各适量。

【制法】 鸡肝冲洗干净,切碎备用。粳米淘洗干净,放入锅中,加清水、豆豉,煮至粥将成时,加鸡肝、食盐、再煮至粥成。

【效用】 本品有补肝明目功效。适用于肝虚目暗。

【按语】 本品原用于肝虚目暗,多年冷泪,瞳仁散大,羞明怕日等症,为补肝明目代表方。肝虚两目失养,则见目暗,法宜补肝明目。方中以鸡肝为主,补肝明目,以肝治肝;以粳米、豆豉为辅佐,粳米补益气血,豆豉清利头目。诸料合用,共成补肝明目之方。本品与羊肝粥、猪肝粥均用于补肝,但以羊肝为最,本品次之,猪肝更次之。

本品用鸡肝,以乌雄者为佳,故原方名"乌鸡肝粥"。

第二十二章　羹

羹,是以肉、蛋、奶等产品为主料,也有以植物性原料为主料,加水烹制成汤汁稠厚的一类菜式,如肉羹、蛋羹、菜羹、豆腐羹等,其中用肉制成的羹,又称臛。

羹与汤在古代通称,现今的区别是羹比汤浓稠,故又有人称之为浓汤。动物性汤羹在冷却凝结为胶体后,又称之为冻,如肉冻、鱼冻等。

羹的制作一般采用煮、炖、煨、熬等方法。加热的时间与汤的制作比相对较长。制羹用的原料,多需细切,如细丁、细丝、碎粒等。动物性原料在制羹前应剔净骨、刺,果品原料应剔去果核。在用植物性原料制羹时,起锅前多需勾芡,以使汤汁稠浓,如纯菜羹、百合羹等。若羹的配方中含有不宜直接食用的中药,则可先用中药煮取汤汁,或羹成后去除中药,然后进食。

羊肾苁蓉羹 （《太平圣惠方》）

【配方】　羊肾1对,肉苁蓉30g,黄酒、葱白、生姜、食盐各适量。

【制法】　羊肾去外膜,冲洗干净,切碎备用。肉苁蓉用黄酒浸泡一宿,刮去皱皮,细切备用。羊肾、肉苁蓉放入锅中,加清水、黄酒、葱白、生姜、食盐,煮至熟烂即成,空腹进食。

【效用】　本品有补肾阳,益精髓功效。适用于肾虚劳损,阳痿,腰膝冷痛,下肢无力。

【按语】　本品原用于五劳七伤,阳气衰弱,腰脚无力,为治疗肾虚精亏的常用方。劳伤日久,或久病体虚,肾脏耗损,阳虚精亏,则见劳损和阳痿等。法宜补肾阳,益精髓。方中以羊肾为主,补肾益精,以肾治肾;以肉苁蓉为辅佐,补肾阳、益精血以增强羊肾补肾功效。两者合用,共成补肾阳,益精髓之方。本方补益之力较强,阳气阴精并补,诸肾虚症皆可选用。

此外,《饮膳正要》也载有本方。用白羊肾、肉苁蓉、羊脂、胡椒、陈皮、荜茇、草果,煮作羹食,名"羊肾羹","治虚劳阳道衰败,腰膝无力"。《食医心镜》单用羊肾煮作羹食,其补益之力减弱。用于"肾虚劳损精竭"。

羊脏羹 （《饮膳正要》）

【配方】　羊肝、羊肚、羊心、羊肾、羊肺各一具,牛酥、胡椒、荜茇、豆豉、陈皮、良姜、草果、葱白、食盐各适量。

【制法】　羊肝、羊肚、羊心、羊肾、羊肺净治切碎,放入锅中,加清水及上述调料,炖至核熟烂即成。

【效用】　本品有补五脏,益虚损功效。适用于五脏虚损。

【按语】　本品原用于肾虚劳损,骨髓伤败,为治疗五脏虚损常用方。劳伤过度,或久病体虚,五脏损伤,气血阴阳亏耗,则见虚损,法宜补五脏,益虚损。方中以羊肝、羊肚、羊心、羊肾、羊肺为主,补五脏,益虚损,以脏治脏,诸调料为辅佐,可增强其温补的功效,合用而成补五脏,益虚损之方。本方偏于温补,对于虚损偏寒者尤为适宜。

阴虚劳损不宜食用。

野鸡羹 (《食医心镜》)

【配方】 野鸡1只,豆豉、食盐、黄酒、湿淀粉、芝麻油各适量。

【制法】 野鸡去毛及内脏,冲洗干净,放入开水锅中略烫后捞出,取肉细切,放入锅中,加清水、豆豉、食盐、黄酒,旺火烧沸后,再改用小火炖至熟烂,用湿淀粉勾芡,食前淋上芝麻油即成。

【效用】 本品有补中气,止消渴功效。适用于中虚消渴,饮水无度,小便频数。

【按语】 本品原用于消渴口干,小便频数,为治疗消渴方。消渴日久,可致中虚,法宜补中气,止消渴。本品单用野鸡一味,能补中气,止消渴,故适用于消渴。

鹘突羹 (《食医心镜》)

【配方】 大鲫鱼1条,豆豉、胡椒、干姜、莳萝、橘皮、黄酒、食盐各适量。

【制法】 鲫鱼去鳞及内脏,冲洗干净,去头、尾及骨,鱼肉细切备用。胡椒、干姜、莳萝、橘皮研成细末备用。豆豉放入锅中,加清水烧沸,再加鱼肉及诸调料,小火煮至熟烂即成。

【效用】 本品有温中益气功效。适用于脾胃虚寒,脘腹冷痛,食欲不振,便溏泄泻,疲倦乏力。

【按语】 本品原用于脾胃气冷,不能下食,虚弱无力,为治疗脾胃虚寒常用方。脾胃虚寒,不能温煦中焦,脾胃运化无权,则见脘腹冷痛诸症,法宜温补脾胃。方中以鲫鱼为主,补脾益胃,兼能健脾利湿;以诸调料为辅佐,温运中焦,祛散阴寒,兼能调味。诸料合用,共成温补脾胃之方。本品补而能温,温而能运,运可利湿。对脾胃虚寒之运化无权或兼有湿邪者尤为适宜。

此外,《饮膳正要》载鲫鱼羹,方用鲫鱼、花椒、草果、葱白,治"久痔肠风、大便常有血"。《随息居饮食谱》载"痔血、鲫鱼常作羹食"。《唐本草》以鲫鱼合莼菜作清羹食,用于"胃气弱,不下食者至效,又宜老人"。

本品可用于慢性胃肠炎、胃肠功能减弱以及溃疡病属于脾胃虚寒者。

鳢鱼羹 (《食医心镜》)

【配方】 鳢鱼1条(约1000g),冬瓜100g,葱白20g,黄酒、食盐各适量。

【制法】 鳢鱼去鳞及内脏,冲洗干净,顺脊背批下两片鱼肉,切成细丁备用。冬瓜、葱白冲洗干净,切碎备用。鱼肉放入锅中,加清水、冬瓜、葱白、黄酒及食盐,煮熟即成。

【效用】 本品有利水消肿功效。适用于水肿,小便不利。

【按语】 本品方名为后补。原用于十种水气病,水气垂死,肠痔下血,为治疗水肿常用方。三焦气化功能失常,水湿停聚,泛溢肌肤,则见水肿,法宜利水消肿。方中以鳢鱼、冬瓜为主,鳢鱼补脾利水,冬瓜利尿消肿,两者合用,则利水消肿之力更强;以葱白为辅佐,通阳以助利水消肿,兼可调味,合用而成利水消肿之方。本品利水消肿,兼可补脾,对于妊娠水肿也适用。此外,本品尚有疗痔功效,可用于痔疮下血。

本方可用于营养不良性水肿。

青 鸭 羹 (《饮膳正要》)

【配方】 青头鸭1只,草果5个,赤小豆100g,黄酒、食盐、湿淀粉各适量。

【制法】 青头鸭去毛及内脏,冲洗干净,取肉切成细丁备用。赤小豆清水浸泡后捞出备用。鸭肉丁、赤小豆放入锅中,加清水、草果、黄酒、食盐,旺水烧沸后,再改用小火炖至熟烂,用湿淀粉调稀勾芡,汤汁稠浓即成。

【效用】 本品有利水消肿功效。适用于水肿,小便不利。

【按语】 本品原用于治十种水病不瘥,为治疗水肿病常用方。三焦气化失常,水湿停聚,泛溢肌肤则见水肿,法宜利水消肿。方中以青头鸭为主,滋阴利水;以赤小豆、草果为辅佐,赤小豆利水消肿,草果温燥除湿,兼以反佐,以制鸡肉、赤小豆之寒凉,并可调味。诸料合用,共成利水消肿之方。本品与鳢鱼羹同属利水消肿方。但本品尚可滋阴,有利水而不伤阴的特点,对于阴虚水肿尤为适宜。

此外,《肘后方》不用赤小豆、草果,单以青头雄鸭煮汤食,用于"卒大腹水病"。

鸭肉用于利水消肿,宜用青头雄鸭,故名"青鸭羹"。本品宜空腹进食。

葵 菜 羹 (《饮膳正要》)

【配方】 葵菜叶100g,食盐、湿淀粉各适量。

【制法】 葵菜叶摘洗干净,细切,放入锅中,加清水、食盐、煮熟,湿淀粉勾芡,汤汁稠浓即成。

【效用】 本品有通利小便功效。适用于小便不通。

【按语】 本品原用于小便癃闭不通,为治疗小便不通方。膀胱气化不利,水道不畅,则见小便不通,法宜通利小便。本品单用葵菜叶一味,性寒滑利,滑可利窍,故能通利小便,治疗小便不通。本品性寒清热,对于小便不通偏于热结者尤为适宜。此外,本品还可用于淋病。

本品性寒滑利,对于肾虚火衰所致小便不通者不宜食用。

鸡 子 羹 (《圣济总录》)

【配方】 鸡子1枚,阿胶 30g,黄酒、食盐适量。

【制法】 阿胶洗净,放入碗中,加黄酒,隔水蒸至胶化,打入鸡子,加清水、食盐,再隔水蒸至羹成。

【效用】 本品有养血安胎功效。适用于血虚胎动不安,胎漏。

【按语】 本品原用于妊娠胎不安,为治疗胎动不安常用方。血虚不能养胎,则见胎动不安,法宜养血安胎。方中以鸡子养血安胎,以阿胶滋阴养血,止血安胎。两者合用,更增强养血安胎功效。本品养血之力较强,并可止血,对于血虚胎动下坠及胎漏者有明显疗效。

本方可用于先兆流产。

羊 脊 骨 羹 (《饮膳正要》)

【配方】 羊脊骨1具,肉苁蓉30g,草果3个,荜茇6g,葱白、黄酒、食盐各适量。

【制法】 羊脊骨洗净,捶碎备用。肉苁蓉洗净,切片备用。葱白洗净,切末备用。羊脊骨放入锅中,加清水、肉苁蓉、草果、荜茇、黄酒,小火熬成汤汁,滤去残渣,再加入葱白、食盐,煮作羹汤食。

【效用】 本品有补肾益精,强壮筋骨功效。适用于肾虚精亏,腰膝冷痛,筋骨无力。

【按语】 本品原用于下元久虚,腰肾伤败,为补肾益精,强壮筋骨常用方。先天禀赋不足,或久病肾虚,阳虚不能温煦腰府,精血亏虚不能濡养筋脉,则见腰膝冷痛,筋骨无力,法宜补肾益精,强壮筋骨。方中以羊脊骨为主,补肾益精,强壮筋骨;以肉苁蓉为辅,补肾阳,益精血以助羊脊骨之效;以草果、荜茇、葱白诸料,助其温暖散寒,并可调味,合用而成补肾益精,强壮筋骨之方。本品既补肾阳,又益精血,对下元虚寒者尤为适宜。

《食医心镜》单以羊脊骨配料煮食,用于"肾脏虚冷,腰背转动不得"。

阴虚火旺者不宜食用。

荸荠猪肚羹 (《本草经疏》)

【配方】 荸荠250g,猪肚1具,黄酒、生姜各适量。

【制法】 荸荠去皮,冲洗干净备用。猪肚擦洗干净备用。荸荠放入猪肚内,以针线缝合。猪肚放入砂锅中,加清水、黄酒、生姜,旺火烧沸后转用小火煮。煮至半熟时,以不锈钢针在猪肚上刺若干小孔,再继续用小火煮至糜烂即成。

【效用】 本品有消痞积,健脾胃功效。适用于痞积,腹满胀大,食不消化。

【按语】 本品方名为后补。原用于腹满胀大,为治疗痞积常用方。脾胃升降失常,痰食交阻,气机不利,则见痞积,法宜消痞积,健脾胃。方中以荸荠为主,消痞化积;以猪肚为辅佐,补气健脾。两者合用,一消一补,消中有补,使祛邪而不伤正,对于痰食痞结于中而致脾胃虚弱者尤为适宜。本品加工时不宜用盐。

羊 乳 羹 (《食疗本草》)

【配方】 羊乳250g,羊脂60g。

【制法】 羊乳、羊脂放入锅中,煮作羹食。

【效用】 本品有补虚劳,益精血功效。适用于虚劳羸瘦。

【按语】 本品方名为后补。原用于肾虚,亦主中风,为补虚劳,益精血方。久病体虚,脏腑耗损,精血亏虚则见虚劳羸瘦,法宜补虚劳,益精血。方中以羊乳为主,补虚劳,益精血;以羊脂为辅佐,补虚润燥以助羊乳滋补,合用而成补虚劳、益精血之方。本品补虚滋润之力较强,对于虚劳羸瘦,肌肤枯憔者尤为适宜。

本品温润补虚,故外感未清及痰火内盛者不宜食用。

鼠 肉 羹 (《产书方》)

【配方】 肥田鼠1只,黄酒、食盐、葱白、生姜各适量。

【制法】 田鼠去皮及内脏,冲洗干净,取肉细切,放入锅中,加清水、黄酒、葱白、生姜、食盐,煮作羹食。

【效用】 本品有补虚通乳功效。适用于产后乳少。

【按语】 本品方名为后补。原用于乳汁不下,为补虚通乳方。产后气虚血少,乳汁化源不足,则见乳少,法宜补虚通乳。本品以鼠肉血肉有情之品,补虚通乳,故适用于产后乳少。又本品能补虚健脾,故《食疗本草》还以本品用于"小儿疳瘦"。

狗肉羹 (《食医心镜》)

【配方】 狗肉250g,黄酒、陈皮、食盐各适量。
【制法】 狗肉洗净,细切,放入锅中,加清水、黄酒、陈皮、食盐,煮作羹食。
【效用】 本品有温补脾肾功效。适用于脾肾虚寒,阳萎,浮肿,虚寒疟疾。
【按语】 本品方名为后补。原用于气水臌胀浮肿,虚寒疟疾,为温补脾肾常用方。脾肾虚寒,命火不足,则见阳萎;脾肾阳虚,气化功能失常,水湿泛滥肌肤,则见浮肿;疟疾日久,损伤脾肾阳气,则转为虚寒疟疾,法宜温补脾肾。本品以狗肉血肉有情之品,温补脾肾,故适用于脾肾虚寒诸症。

本品温热,故热病及热病后不宜食用。

黄鱼羹 (《开宝本草》)

【配方】 大黄鱼1条,莼菜30g,黄酒、食盐、湿芡粉各适量。
【制法】 黄鱼去鳞及内脏,冲洗干净,放入盘中。将盘子放入蒸锅内,蒸约数分钟取出,剥皮,左手持尾,右手用筷子夹住,将肉捋于盘中备用。莼菜洗净备用。清水倒入锅中,调以湿芡粉搅匀,煮沸,再加鱼肉、莼菜,略煮即成。
【效用】 本品有开胃益气,养血填精功效。适用于胃弱食少,久病体虚。
【按语】 本品方名为后补。为开胃益气,养血填精方。脾胃虚弱,运化无权,则见食少;久病耗损精血,则致体虚,法宜开胃益气,养血填精。方中以黄鱼为主,开胃益气,养血填精;以莼菜为辅佐,助黄鱼开胃益气。

火腿羹 (《救生苦海》)

【配方】 陈火腿脚爪1只,食盐适量。
【制法】 陈火腿脚爪放入锅中,加清水、食盐,小火煮约6～8小时,至火腿极烂即成。
【效用】 本品有健脾止泻功效。适用于脾虚久泻。
【按语】 本品方名为后补。原用于久泻,为治疗脾虚久泻方。脾胃虚弱,运化无权,则见泄泻日久不止,法宜健脾止泻。本品主要用火腿一味,能健脾止泻,故适用于脾虚泄泻。制作时可酌加生姜丝等调料。此外,本品尚能补益虚劳,用于虚劳证。

本品重在补益健脾以止泻,故湿热积滞所致泄泻者不宜食用。

猪蹄通乳羹 (《梅师集验方》)

【配方】 母猪蹄2只,通草6g,黄酒、食盐、葱白、生姜各适量。
【制法】 猪蹄刮毛洗净。通草放入纱袋中。猪蹄放入锅中,加清水、通草、黄酒、葱白、生姜,小火炖至八成熟,取出猪蹄,剔去骨。原汤滤去渣,加入猪蹄、食盐,小火炖至熟烂即成。
【效用】 本品有养血通乳功效。适用于产后乳少。
【按语】 本品方名为后补。原用于痈疽发背,妇人无乳及乳痈,为治疗产后乳少代表方。产后血虚,乳汁生化不足,则见乳少,法宜养血通乳。方中以猪蹄为主,血肉有情之品,能养血补血以充乳汁,以通草为辅佐,通络下乳以助乳汁排泄。两者合用,一补一通,补中有通,配伍精当,共成养血通乳之方。此外,本品尚有托疮功效,可用于乳痈和发背。

海参鸭羹 (《调疾饮食辩》)

【配方】 鸭脯肉250g,发好海参250g,黄酒、食盐、各适量。

【制法】 鸭肉冲洗干净,细切备用。海参冲洗干净,细切备用。鸭肉、海参放入锅中,加清水、黄酒、食盐,小火煮作羹食。

【效用】 本品有滋阴润肺,止咳止血功效。适用于虚劳咳嗽、咯血。

【按语】 本品方名为后补。原用于虚劳咳嗽,吐血,为治疗虚劳咳嗽常用方。肺阴不足,失于滋润,则见咳嗽、咯血,法宜滋阴润肺,止咳止血。方中以鸭肉为主,滋阴润肺,止咳止血;以海参为辅佐,滋补润燥以助鸭肉之力。两者合用,共成滋阴润肺,止咳止血之方。

猪肝羹 (《圣惠方》)

【配方】 猪肝1具,鸡子3枚,葱白、豆豉、食盐各适量。

【制法】 猪肝冲洗干净,细切备用。葱白洗净,细切备用。豆豉放入锅中,加清水,煮取豉汁。猪肝、葱白、食盐放入豉汁中,煮至将熟时,打入鸡子,略煮即成。

【效用】 本品有养肝明目功效。适用于肝血不足,视物模糊,夜盲。

【按语】 本品亦名"补肝猪肝羹方",原用于肝脏虚弱,远视无力,为养肝明目常用方。肝血不足,不能上荣两目,则见视物模糊、夜盲等,法宜养血明目。方中以猪肝为主,养肝明目,以肝治肝;以鸡子为辅佐,滋阴养血以助养肝明目,合用而成养肝明目之方。

本方可用于营养性视弱。

三七藕蛋羹 (《同寿录》)

【配方】 三七末5g,藕汁1小杯,鸡蛋1个,食盐、素油各适量。

【制法】 鸡蛋打入小碗中,加清水、三七末、藕汁、食盐、素油,调匀,蒸作蛋羹食。

【效用】 本品有止血功效,适用于各种出血症。

【按语】 本品方名为后补。原用于吐血,为治疗出血症代表方。络脉损伤,血不循经,可见多种出血症,法宜止血为先。本品以三七、藕汁为主,三七化瘀止血,藕汁止血散瘀;以鸡蛋为辅佐,止血兼以养血。诸料合用,共成止血之方。本品止血,并能活血化瘀,具有止血不留瘀的特点,对出血兼有瘀滞者尤为适宜。

本品对孕妇不宜食用。

磁石肾羹 (《太平圣惠方》)

【配方】 磁石50g,猪肾1对,葱花、豆豉、姜末、胡椒粉、食盐各适量。

【制法】 磁石捣碎研细,水淘去赤汁,用绵布化裹备用。猪肾去除筋膜,冲洗干净,细切备用。磁石放入锅中,加清水,煮汤,去除磁石,加猪肾及上述调料,煮作羹,空腹食之。

【效用】 本品有补肾潜阳,益精聪耳功效。适用于肾虚阳浮,耳鸣耳聋。

【按语】 本品原用于久患耳聋,能养肾脏,强骨气,为肾虚阳浮耳聋代表方。久病失于调治,或老年虚衰,肾精亏虚,虚阳上浮,耳窍失聪,则见耳聋,法宜补肾潜阳,益精聪耳。方中以磁石补肾潜阳,以猪肾益精聪耳,合用而成补肾潜阳,益精聪耳之方。

本方对老年肾亏耳聋尤宜。

第二十三章 糖果、蜜饯、糖渍食品

糖果,是以白砂糖、冰糖、红糖和饴糖等为主要原料,经过加水熬炼而成的固态或半固态,供含化或嚼食的食品。其中也可添加果料、酱馅等。糖果的种类很多,如硬糖、软糖、酥糖、夹心糖等。

传统治疗用糖果,多以药料粗粉、药汁或浸膏等掺入熬炼好的糖料中制成。也可以较多量的经过制熟的果料与熬炼好的糖料制成"糖缠"("糖蘸")。

本类食品,味道甜美可口,更适合儿童,不愿接受药品者,以及需要长期调养者应用,食量不限。

蜜饯和糖渍小食品,是以新鲜果料经过蜜饯或糖渍处理而成。这类食品的味道甜美爽口,多作为佐餐或零食小吃。

保健医疗蜜饯和糖渍小食品,也多以植物果实、果皮类新鲜或干燥药材(也包括一般食料),经过药液、蜂蜜或糖液煎煮后,再附加多量蜂蜜或砂糖而成。蜜饯品多在原料丰富时制做,贮存,备用。

本类食品的特征是能保持原料或药料的一定新鲜成色和味道。

蜂蜜和白砂糖不仅有补益、和胃、润燥、生津等功效,而且还有一定的防腐作用,能使这类食品贮存较长时间,而不易变质。

本类食品所选药料性味甘淡平和,一般不限食量和食用次数,可因人酌情增减。

丁 香 姜 糖 (《摘元方》)

【配方】 丁香5g,生姜30g,白砂糖250g,水适量。

【制法】 白砂糖放在锅中,加水少许,以小火煎熬至较稠厚,加入生姜碎末、丁香粉调匀,再继续煎熬至用铲挑起即成丝状,而不粘手时,停火。将糖倒在表面涂过食用油的大搪瓷盘中,待稍冷,将糖分割开成条,再分割约50块即可。

【效用】 每日饭后食用数块。有温胃、降逆止呕功效,适用于胃寒型呃逆,呕吐,胃痛等症。

【按语】 本品原用于朝食暮吐,为治疗呕吐的常用方。过食生冷或脾胃虚寒均可使寒凝中脘,中阳不运,胃失和降,寒邪上逆,发为呕吐,法宜温胃止呕。方中生姜与丁香皆为辛温行散之品,二药相配,升降并举,共奏温胃散寒,降逆止呕之功。本品除可用治中焦寒凝证外,尚可用于肾虚肾寒,肾不纳气之寒喘,久喘,痰液清稀等症。

本品也可用于老年慢性支气管炎。肺胃有热者则不宜食用。

柿 霜 糖 (《随息居饮食谱》)

【配方】 柿霜与白砂糖等量,水适量。

【制法】 柿饼表面白霜与白砂糖,放在锅中加水少许,以小火煎熬熔炼均匀,即停火。

趁热将糖倒在表面涂过食用油的大搪瓷盘中,待稍冷,将糖压平,用刀划成小块,冷却后即成白色沙板糖。

【效用】 经常食用有清热、润燥、化痰之功效。可治疗肺热燥咳,咽干喉痛,口舌生疮,吐血,咯血,以及消渴等症。

【按语】 本品为清上焦心肺火热方。柿霜甘凉,以清热、润燥、化痰为长。《本草纲目》云:"柿霜,乃柿精液"。又云:"柿霜,清上焦虚火之药也。如病火畏药味者,用此,可作药中果珍"。本品也适合用治急慢性咽喉炎,扁桃腺炎,口腔粘膜溃疡症。

薄 荷 糖 (《简便单方》)

【配方】 薄荷30g,白砂糖500g,水适量。

【制法】 白砂糖放在铝锅中,加水少许,以小火煎熬至较稠厚时,加入薄荷细粉,调匀,再继续煎熬至用铲挑起即成丝状,而不粘手时,停火。将糖倒在表面涂过食用油的大搪瓷盘中,待稍冷,将糖分割成条,再分割约100块即可。

【效用】 经常含化食用,有疏解风热、清咽利喉功效。可治疗感冒风热,头痛,目赤,咽喉肿痛等症。

【按语】 本方原用于风热诸症,为治疗风热诸症的常用方。风热客肺,皮毛疏泄,故发热恶风,咽为肺之通道,肺热伤津,故口渴咽痛。法宜疏风清热。此糖中薄荷解表疏风,散热发汗;白糖清热利咽,合用而成疏风热、利咽喉之方。薄荷少量应用尚有疏解肝郁之功效,如逍遥散中伍用薄荷不足一钱即是此意,故薄荷糖用于肝郁气滞证也颇为相宜。

本品意在疏解风热,性质偏凉,风寒外感者不宜食用。

山 楂 软 糖 (明·《食品集》)

【配方】 鲜山楂500g,白砂糖500g,水适量。

【制法】 生山楂洗净,切碎,放在铝锅中,加水适量,煎煮。每20分钟取煎液一次,加水再煎。共取煎液3次,合并煎液,继续以小火煎熬浓缩至较稠粘时,加白砂糖,调匀,待砂糖熔化呈透明状时,停火。趁热将糖倒在撒有一层白砂糖的大搪瓷盘中,待冷后,在糖面上部再撒白砂糖一层后,将软糖分割成条,再分割成小块,即可。

【效用】 本品有开胃、消化肉食、活血化瘀等功效。经常食用可治疗食欲不振,肉食不消,腹泻,以及冠心病心前区不适等症。

【按语】 本品名为后加。生山楂食用活血化瘀力强,《随息居饮食谱》指出,山楂"醒脾气,消肉食,破瘀血,散结,消胀"。近代临床用治冠心病,有较好的缓解心绞痛和降低血清胆固醇作用。

香 砂 糖 (《本经逢原》)

【配方】 香橼20g,砂仁12g,白砂糖500g,水适量。

【制法】 白砂糖放在锅中,加水少许,以小火煎熬至较稠厚时,加入香橼粉、砂仁粉,调匀,再继续煎熬至铲挑起即成丝状,而不粘手时,停火。将糖倒在表面涂过食用油的大搪瓷盘中,待稍冷,将糖分割成条,再分割成小块,即可。

【效用】 本品有开胃、健脾、行气功效。经常食用,可治疗食欲不振,食后腹胀等症。

【按语】 本品名为后加。原用于臌胀,为治臌胀常用方。七情内伤,饮食不节,伤于脾胃,传化失职,清浊相混,气滞血瘀,经脉阻塞而成臌胀。法宜健脾开郁。本品所用香橼理气解郁,消痰利膈,砂仁调中行气,醒脾和胃,白糖补助脾气,三物相合,共奏行气消胀之功。

本品行气颇强,阴虚血燥及孕妇气虚者慎服。

桑 椹 糖 (《濒湖集简方》)

【配方】 干桑椹200g,白砂糖500g,水适量。

【制法】 白砂糖放在铝锅中,加水少许,以小火煎熬至较稠厚时,加入干桑椹碎末,均匀,再继续煎熬至用铲挑起即成丝状,而不粘手时,停火,将糖倒在表面涂过食用油的大搪瓷盘中,待稍冷,将糖分割成小块即可。

【效用】 本品有补肝,益肾,滋液功效。经常食用,可治疗肝肾阴虚消渴,目暗视弱,耳鸣,便秘等症。

【按语】 本品原用于阴症腹痛。后世扩大其应用范围,凡肝肾阴虚消渴,耳目失聪,便秘等症皆可用之。方中桑椹甘寒养阴,补而不燥,尤益阴血。本品适宜老年人食用,兼有乌发功效。

脾胃虚寒作泄者不宜食用本品。

橘 红 糖 (《本草纲目拾遗》)

【配方】 橘红500g,白砂糖500g,水适量。

【制法】 白砂糖放在锅中,加水少许,以小火煎熬至较稠厚时,加入橘红细粉,调匀,再继续煎熬至用铲挑起即成丝状,而不粘手时,停火。将糖倒在表面涂过食用油的大搪瓷盘中,待稍冷,将糖分割成条,再分割成小块即可。

【效用】 本品有健脾、开胃、止嗽、化痰功效。经常食用可治疗食欲不振,消化不良,咳嗽多痰等症。

【按语】 本品名为后加。橘红辛苦温,长于行气宽中,燥湿化痰,故适于肺寒咳吐稀痰,胸闷诸证,可配合用治老年慢性支气管炎。

马 勃 糖 (《袖珍方》)

【配方】 马勃200g,白砂糖500g,水适量。

【制法】 白砂糖放在铝锅中,加水少许,以小火煎熬至较稠厚时,加入马勃细粉,调匀,即停火。趁热将糖倒在表面涂过食用油的大搪瓷盘中,待稍冷,将糖压平,用刀划成小块,冷却后即成棕色沙板糖。

【效用】 本品有清肺,解毒,止血功效。经常含化食用,可治疗肺热咳嗽,咽喉肿痛,咯血,鼻齿出血等症。

【按语】 本品名为后加。原用于吐血。肺胃有热,迫血妄行则致咯血、吐血,法宜清热止血。方中马勃辛散味平,质轻,以发散邪热为长,并兼有止血功效。现代研究表明,马勃对口腔出血性疾患有明显止血作用,并对多种细菌有抑制作用。

风寒劳咳失音者不宜食用。

姜豉饴糖 (《补缺肘后方》)

【配方】 干姜30g,淡豆豉15g,饴糖250g,水适量。

【制法】 干姜、淡豆豉共放不锈钢锅内,加水适量,煎煮。每30分钟取煎液一次,加水再煎。共取煎液2次,合并煎液,再以小火煎煮浓缩,至煎液稠厚时加入饴糖,调匀,再煎至糖液不粘手时,停火。趁热搅拌,使糖变成乳白色,倒在涂有食用油的石板或搪瓷盘上,待稍冷,将糖切搓成条,再切成小块,即可。

【效用】 本品有发表透邪,温肺化饮功效。经常食用,可治疗外感性或肺寒性发热,恶寒,咳嗽,多清稀痰饮,胸闷,烦躁等症。

【按语】 本品名为后加。原用于咳嗽,为治疗咳嗽的常用方。寒袭肺脏,肺失肃降,则咳嗽不已,方中淡豆豉辛温透散,解表除烦;干姜温肺化饮,饴糖温中补虚,三料相配,外可透邪除烦,内可温中化饮,具补虚扶正之效。对于外感风寒或肺寒咳嗽者尤为适宜。

外感风热或肺热咳喘者不宜食用。

花生糖蘸 (《杏林医学》)

【配方】 花生仁(去衣)250g,冰糖500g,水适量。

【制法】 冰糖放在锅中,加水少许,以小火煎熬至用铲挑起即成丝状,而不粘手时,停火。趁热加入炒熟的花生米,调匀,倒在表面涂过食用油的大瓷盘中,再将糖压平,待稍冷,用刀划成小块,冷却后,掰开即成。

【效用】 本品有清肺、润燥功效。经常食用,可治疗燥咳少痰,痰中带血,小儿百日咳,咯血等症。

【按语】 落花生仁甘平微温,以润肺养肺为其所长。现代研究表明,本品具有良好的止血作用。支气管扩张,咯血患者适合食用。本品名为后加。

蜜饯山楂 (《医钞类编》)

【配方】 生山楂500g,蜂蜜250g,水适量。

【制法】 生山楂洗净,去果柄、果核,放在锅内,加水适量,煎煮至七成熟烂,水将耗干时加入蜂蜜,再以小火煎煮熟透,收汁即可。待冷,放瓶罐中贮存备用。

【效用】 有开胃,消肉食积,止泻痢,活血祛瘀等功效。饭前食用可增进食欲;饭后食用可治疗肉食不消;大量食用可治疗泻痢,以及冠心病心前区不适等症。

【按语】 本品性能主治与山楂软糖基本一致,其不同点为本品含多量蜂蜜,补虚、润燥功效为优,尤适用治慢性泄泻。本品名为后加。

蜜饯雪梨 (《普及方》)

【配方】 梨500g,蜂蜜250g,水适量。

【制法】 雪梨或鸭梨洗净,去柄、核,切片,放在铝锅中,加水适量,煮至七成熟烂,水将耗干时加水和蜂蜜,再以小火煎煮熟透,收汁即可,待冷,放瓶罐中贮存备用。

【效用】 本品有润燥,生津,清热,止渴功效。随量食用,或调水饮汤吃梨,可治疗热病消渴引饮,烦躁,食少,便秘,尿少等症。

【按语】 本品名为后加。原用于消渴,为治疗消渴的常用方。消渴为燥热偏盛,阴液亏损所致,法宜清热润燥,生津止渴。方中以梨为主,甘寒养阴,清肺胃之热,并辅以养阴润燥之蜂蜜,二物相配,其效甚佳。凡外感或内伤,肺胃积热之证皆可应用。

肾虚下消者不宜食用。

蜜饯百合 (《圣惠方》)

【配方】 鲜百合200g,蜂蜜300g,水适量。

【制法】 洁净的干百合,与蜂蜜放入大碗中,再放在蒸锅内蒸一小时,趁热调匀,待冷,装瓶罐中备用。

【效用】 本品润肺止嗽,清心安神。经常食用,可治疗肺痨久咳,咯浓痰,低热,烦躁,失眠等症。

【按语】 本品名为后加。原用于肺脏壅热烦闷之症。肺脏有热,清肃失常,气机不畅,则烦闷,咳嗽,法宜清热润肺。方中百合甘微苦凉,养阴清热,主归心肺经,以清肺心大热,养肺心之阴为长。凡属心肺经实热或虚热伤阴之证皆可应用。本品可作为小吃食品零用,也可做成粥食。

凡风寒咳嗽,中寒便滑者不宜食用本品。

加味蜜饯黑枣 (《闽东本草》)

【配方】 青葙子100g,黑枣500g,蜂蜜500g,水适量。

【制法】 青葙子放在锅中,加水适量煎煮,每20分钟取煎液1次,加水再煎,共取煎液3次,再以合并的煎液煎煮黑枣,至枣熟烂,余汁将干时,加入蜂蜜,调匀,待冷,装瓶罐备用。

【效用】 本品有补气明目之功效。经常食用,可治疗夜盲,目生翳障等症。

【按语】 本品名为后加。原用于夜盲,目翳等症。夜盲、目翳多因脾胃虚弱,失于运化,年老体衰气弱,肝肾亏损,以致精气不能上荣于目而成。法宜健脾益气,补益肝肾。方中黑枣,为大枣的熏制加工品。《药品化义》说:"大黑枣助阴补血,入肝走肾,主治虚劳"。黑枣与青葙子相须为用,增强滋补肝肾,养血退翳明目功效。

凡有湿痰,积滞,齿病,瞳仁散大者不宜食用本品。

蜜饯黄精 (《闽东本草》)

【配方】 黄精200g,蜂蜜500g,水适量。

【制法】 干黄精洗净,放在铝锅中,加水适量浸泡透发,再以小火煎煮至熟烂,至液干,加入蜂蜜,煮沸,调匀即可。待冷,装瓶备用。

【效用】 本品有补益精气,强健筋骨之功效。每日食用3次,1次1汤匙。可治疗小儿下肢痿软无力症。

【按语】 本品名为后加。原用于小儿下肢痿软,为治疗下肢痿软的常用方。脾肾不足,四肢失养,而致痿软无用,法宜健脾益肾。方中黄精为古代天然营养保健品,在先秦时期,道家"服饵法"中即有"黄精饵"的记载。黄精甘平,既补先天之肾,又补后天之脾;既益气,又滋阴,是历代医家选用的滋补佳品。

中寒泄泻,痰湿痞满气滞者不宜食用。

冰糖话梅 （《随息居饮食谱》）

【配方】 乌梅250g,冰糖500g,水适量。

【制法】 乌梅洗净,放在铝锅中,加水适量浸泡透发,再加热煎煮至五成熟,捞出,去核,把果肉切成丁,再放入原液中加碎冰糖继续煎煮,至七成熟烂,收汁即可。待冷,外部可蘸上一层白糖,装瓶备用。

【效用】 本品有开胃、生津、收敛、安蛔、止痢等功效。经常食用,可治疗食欲不振,消渴,蛔虫性腹痛,泄泻,痢疾等症。

【按语】 本品名为后加。原用于噤口痢。方中乌梅性味酸温,收涩之性较强,是止痢的佳品。本品也为历代传统民间小食品,常添加甘草、丁香、橘皮、盐等成为复方,以增强其调理脾胃功能。

本品收敛之性强,故肠胃有实邪者不宜食用。

糖橘饼 （《本草纲目拾遗》）

【配方】 橘肉500g,白砂糖500g,水适量。

【制法】 橘子去皮、核,放在铝锅中,加白糖腌渍一日,待橘肉浸透糖后,再以小火煨熬至汁液耗干,停火待冷,把每瓣橘肉用勺压扁成饼,再拌入白糖,放盘中风干数日,装瓶备用。

【效用】 本品有宽中下气,止嗽化痰之功效。经常食用,可治疗食后腹胀,咳嗽多痰等症。

【按语】 本品多煎汤食用。方中橘肉甘平,制成糖橘饼后性转甘温。

患者多痰饮,或脾胃湿热者慎用。

糖渍金橘 （《随息居饮食谱》）

【配方】 金橘500g,白砂糖500g,水适量。

【制法】 金橘洗净,放在锅中,用勺将每个金橘压扁,去核,加白砂糖腌渍一日,待金橘浸透糖后,再以小火煨熬至汁液耗干,停火待冷,再拌入白砂糖,放盘中风干数日,装瓶备用。

【效用】 本品有理气、解郁、化痰、醒酒之功效。经常食用可治疗胸闷郁结,食欲不振,消化不良,以及伤酒等症。

【按语】 本品名为后加。糖渍橘肉与糖渍金橘皆为甘酸之品,然糖橘饼以甘酸化阴,润肺为主,而糖金橘以辛酸温,行散脾胃气滞为主。

糖渍橘皮 （《简便单方》）

【配方】 鲜橘皮200g,白砂糖200g,水适量。

【制法】 鲜橘皮或泡软的干橘皮适量,洗净,切成丝,放入铝锅,加大约橘皮重量一半的白砂糖,添水没过橘皮,加热煮沸后,再改微火煮至余液将干时,将橘皮盛出放在盘中,待冷,再撒入大约橘皮重量一半的白砂糖,拌匀即可。

【效用】 本品有开胃理气,止咳化痰功效。经常在饭前饭后食用。

【按语】 本品名为后加。原方用于痰膈气胀之症。痰阻中膈,气机不畅则致气胀,法宜理气化痰。方中橘皮燥湿化痰,理气和胃,配以蜂蜜既可健脾化湿,又兼止咳,合用而成理气化痰止咳之方。

本品甘苦辛温,每次食用量不宜过多。胃热者也应慎用。

糖渍柠檬 (《本草纲目拾遗》)

【配方】 鲜柠檬500g,白砂糖500g,水适量。

【制法】 鲜柠檬去皮、核,切块,放在铝锅中加白砂糖,浸一日,待柠檬肉浸透糖后,再以小火煨熬至汁液耗干,停火待冷,再拌入白砂糖少许即可,装瓶备用。

【效用】 本品有生津、止渴、开胃、安胎之功效。经常食用,可治疗食欲不振,口干消渴,以及妊娠食少,呕恶等症。

【按语】 本品名为后加。柠檬以酸为能,鲜品不宜生食,多制成饮料或糖蜜小食品应用。以开胃,止渴,降逆,止呕为其特长。

第二十四章 米面食品

米面食品,又称面点、点心、糕点等。是以米、面为原料制成的一类食品。包括包子、面条、饼、馄饨、水饺、糕、粉、汤圆、馒头等。既可作主食,又可供作小吃和点心。

我国的米面食品品种繁多,口味多样,色形俱佳,在世界上享有很高的声誉。目前,我国米面食品在风味特色上主要分为南味和北味两大风味,广式、苏式和京式三大特色。在具体品种的分类方法上,由于品种丰富,花色复杂,分类方法也较多。主要的分类方法如:按原料分类,可分为麦类制品、米类制品、杂粮类和其他制品;按熟制方法分类,可分为蒸、炸、煮、烙、烤、煎等的制品;按形态分类,可分为饭、粥、包、饼、饺、面、糕、团、粉等;按馅心分类,可分为荤馅类和素馅类两大类制品;按口味分类,可分为甜、咸和甜咸味制品等。

米面食品的制作方法较多,包括蒸、煮、烙、烤、煎、贴、炸等。可根据制作品种的需要进行选择。若在米面食品中加入中药,多需将中药研粉掺入,或先用中药煮取汤汁,再用汤汁和面或煮面食。

米面食品在日常饮食生活中占有重要的地位,是人们不可缺少的食品。也是实现营养保健的重要手段或途径。

扁豆花馄饨 (《必用食治方》)

【配方】 鲜扁豆花50g,猪瘦肉200g,葱1根,胡椒7粒,酱油、食盐、面粉各适量。

【制法】 扁豆花择净,放入沸水中略烫后捞出,切碎备用。猪瘦肉、葱洗净,剁碎备用。胡椒研粉备用。扁豆花、猪瘦肉、葱、胡椒放入盆中,加酱油、食盐,调成馅心。用烫扁豆花的水和面,包馄饨煮食。

【效用】 本品有健脾化湿,止泻止痢功效。适用于湿邪伤脾,泄泻,痢疾。

【按语】 本品名为后补。原用于一切泄痢,为治疗泄痢常用方。湿阻中焦,脾胃运化失常,则见泄痢。法宜健脾化湿,止泻止痢,方中以扁豆花为主,健脾化湿,止泄止痢;以葱、胡椒为辅佐,温中燥湿以助止泄止痢;以猪瘦肉作为调制馅心配料,且无肥肉滋腻助湿之弊。诸料合用,共成健脾化湿,止泻止痢之方。本品除湿不燥,对体虚泄痢者尤为适宜。此外,本品健脾化湿,还可用于妇女赤白带下。

湿热痢疾者不宜食用。

鸡子饼 (《圣济总录》)

【配料】 鸡蛋3枚,食醋、食盐、面粉各适量。

【制法】 鸡蛋打入盆中,加食醋、食盐、面粉、清水,调拌均匀,煎饼空腹进食。

【效用】 本品有滋阴止痢功效。适用于阴虚久痢。

【按语】 本品原用于水痢脐腹痛,为治疗阴虚久痢常用方。热痢日久,耗损阴血,可转为阴虚久痢。法宜滋阴止痢。方中以鸡蛋为主,滋阴养血,清肠止痢;以食醋为辅佐,解毒下气以助止痢,合用而成滋阴止痢之方。本品重在鸡蛋与食醋配合,才能发挥滋阴止痢的功效。

湿热痢疾者不宜食用。

锅 焦 饼 (《周益生家宝方》)

【配方】 锅焦200g,神曲30g,砂仁15g,山楂30g,莲肉30g,鸡肫皮15g,白糖、面粉各适量。

【制法】 锅焦、神曲、砂仁、鸡肫皮各炒后研末备用,山楂蒸后研泥备用。莲肉去心研末备用。上述诸料放入盆中,加白糖、面粉、清水和匀,焙作饼食。

【效用】 本品有健脾消食功效。适用于小儿饮食积滞,消化不良,伤食泄泻。

【按语】 本品原名"锅焦丸",用于小儿食积,为健脾消食代表方。小儿饮食不节,损伤脾胃,运化功能失职,则见饮食积滞,法宜健脾消食。方中以锅焦为主,健脾消食;以神曲、砂仁、山楂、莲肉、鸡肫皮诸料为辅佐,消食化积以助锅焦之力。莲肉并能健脾止泻。诸料合用,大能健脾消食,对小儿食积具有明显疗效。

外感未清者不宜食用。

茭 白 饼 (《调疾饮食辩》)

【配方】 茭白100g,食盐、面粉各适量。

【制法】 茭白冲洗干净,擦成细丝,用盐拌后去汁,放入盆中,加面粉、清水和面作饼食。

【效用】 本品有清热利湿功效。适用于湿热泄泻。

【按语】 本品方名为后补。原用于止水泄,为治疗湿热泄泻方。湿热阻滞,肠胃传导失司,则见泄泻,法宜清热利湿。本品重在茭白一味,清热利湿以止泄泻。

本品性寒滑利,对于虚寒滑泻者不宜食用。

荆 芥 馄 饨 (《经验方》)

【配方】 干品荆芥30g,猪瘦肉100g,食盐、面粉各适量。

【制法】 荆芥炒后研末备用。猪瘦肉制馅心,加入食盐、荆芥与面粉合面,包馅心作馄饨食。

【效用】 本品有止血功效。适用于大便下血。

【按语】 本品方名为后补。原用于大便下血,为治疗便血常用方。大肠络脉损伤,血不循经,则见便血,法宜止血为先。方中以荆芥为主,重在止血;以猪瘦肉为辅佐,滋补润肠以助止血。合用而成补虚止血之方。本品偏于滋润止血,对于肠燥便血者尤为适宜。

表虚自汗,阴虚头痛者不宜食用。

鸡 肠 饼 (《太平圣惠方》)

【配方】 雄鸡肠1具,面粉、食盐各适量。

【制法】 雄鸡肠剪开,冲洗干净,焙干研粉,加面粉拌匀,再加清水、食盐,合面作饼食。

【效用】 本品有缩尿止遗功效。适用于小儿遗尿,多尿。

【按语】 本品方名为后补。原用于遗尿不禁,为治疗遗尿常用方。小儿肾气不足,膀胱气化功能失调,不能制约水道,则见遗尿。法宜缩尿止遗为先。本品重在鸡肠一味,缩尿止遗功能较强。此外,本品还可用于老人尿频、夜尿增多。

膀胱湿热、尿赤、尿痛者不宜食用。

期 颐 饼 (《医学衷中参西录》)

【配方】 芡实150g,鸡内金30g,面粉、白砂糖各适量。

【制法】 芡实、鸡内金研细,过筛备用。鸡内金放入盆中,加沸水浸烫,过凉后再加芡实、白砂糖、面粉,合面作极薄小饼,烙成焦黄色进食。

【效用】 本品有补脾固肾,运脾消食功效。适用于脾虚食积,消化不良,肾虚遗尿,遗精。

【按语】 本品原用于老人气虚,不能行痰,致痰气郁结,胸中满闷,胁下作疼。凡气虚痰盛之人,服之皆效。兼治疝气。为治疗脾虚食积和肾虚遗尿、遗精方。脾虚运化无力,饮食停滞不消,则见脾虚食积;肾虚固摄无力,则见遗尿、遗精。法宜补脾固肾,运脾消食。方中以芡实、鸡内金为主,芡实补脾固肾,鸡内金运脾消食,固精止遗。两者合用,补脾消食,固肾止遗之力增强。以面粉、白糖为辅佐,面粉与芡实配合。一者补心,一者补肾。使心肾相济,水火调和;白砂糖补脾益胃以助芡实、鸡内金之力。诸料合用,共成补脾固肾,运脾消食之方。本品补中有消,对老人或小儿体虚食积尤为适宜。

《医学衷中参西录》还以本品去芡实,用于"小儿疳积痞胀,大人癥痕积聚"。

外感未清,尿赤便秘及阴虚火旺者不宜食用。

益 脾 饼 (《医学衷中参西录》)

【配方】 白术30g,干姜6g,鸡内金15g,熟枣肉250g,面粉适量。

【制法】 白术、干姜、鸡内金研粉,加枣肉制成枣泥,再加面粉、清水,合面作薄饼,烙熟进食。

【效用】 本品有补气健脾、消食止泻功效。适用于脾虚食滞,消化不良,大便泄泻,完谷不化。

【按语】 本品原用于脾胃寒湿,饮食减少,长期泄泻,完谷不化,为治疗脾虚食滞常用方。脾胃虚弱,运化无力,饮食停滞,则见食少便泻,完谷不化。法宜健脾助运,消食止泻。方中以白术为主,补气健脾,并能燥湿止泻;以干姜、鸡内金、枣肉为辅佐,干姜温中补脾,鸡内金运脾消食,枣肉补益脾胃。诸料合用,共成补气健脾,消食止泻之方。本品健脾消食,并能温中燥湿,故还可用于脾胃寒湿泄泻。本方用于脾虚泄泻,可去鸡内金制饼食。

本品偏温,故中焦有热者不宜食用。

栝 楼 饼 (《宣明方论》)

【配方】 栝楼1枚,白糖、面粉各适量。

【制法】 栝楼去子,研成末,加面粉合面,作小饼烙熟,佐白糖进食。

【效用】 本品有清肺化痰、润肠通便功效。适用于痰热咳嗽,便秘。

【按语】 本品原名"润肺散",用于"小儿膈热咳嗽,痰喘,甚久不瘥",为治疗痰热咳嗽方。痰热郁肺,肺失清肃,肠燥失润,则见咳嗽和便秘。法宜清肺化痰,润肠通便。本品重在栝楼一味,清肺化痰,润肠通便,佐白糖进食,以增强清肺润肺之力,故适用于痰热咳嗽,便秘。

凡脾胃虚寒,大便不实及寒痰者不宜食用本品。

山药茯苓包子 (《儒门事亲》)

【配方】 山药粉100g,茯苓粉100g,面粉、白糖、红绿丝、糖桂花、熟猪油各适量。

【制法】 山药粉、茯苓粉放入盆中,加清水调成糊状,上笼蒸约半小时后取出,加白糖、猪油、红绿丝、糖桂花调制成馅心。面粉合面与馅心作包子蒸熟进食。

【效用】 本品有补脾固肾功效。适用于脾肾气虚,食少便溏,尿频,遗尿。

【按语】 本品名为后补。原用于小便多,滑数不禁,为补脾固肾方。脾虚运化失常,则见食少便溏;肾虚膀胱不约,则见遗尿。法宜补脾固肾。方中以山药为主,补脾固肾;以茯苓为辅佐,补气健脾以助山药之力。合用而成补脾固肾之方。

本方可用于糖尿病。

本品重在滋补,有实邪者不宜食用。

山药汤圆 (《刘长春经验方》)

【配方】 山药150g,水磨糯米粉、白糖、胡椒粉各适量。

【制法】 山药洗净,蒸熟后去皮,放入盆中。加白糖、胡椒粉制成泥状,作馅心备用。糯米粉加开水合面,包山药馅心作汤圆煮食。

【效用】 本品有健脾止泻、固肾益精功效。适用于脾虚久泻,肾虚遗精,尿频,消渴,精亏不育。

【按语】 本品名为后补。为健脾益肾方。脾虚运化失常,则见泄泻;肾虚精亏,固摄无力,则见遗精。法宜健脾止泻,固肾益精。方中以山药、糯米粉为主,山药健脾止泻,固肾益精,糯米粉补脾益肾以助山药之力;以白糖、胡椒粉为辅佐,白糖补虚以助山药,胡椒粉温暖脾肾以助糯米。诸料合用,共成健脾止泻,固肾益精之方。

本品偏于温补,对脾胃虚寒者尤为适宜,中焦有热者则不宜食用。

山 药 面 (《圣济总录》)

【配方】 干山药30g,白术30g,人参3g,面粉500g。

【制法】 山药、白术、人参研成细粉,加面粉、清水合面,擀薄切片煮食。

【效用】 本品有补气健脾功效。适用于脾胃虚弱,不思饮食,大便泄泻,疲倦无力。

【按语】 本品原名"山芋丸",用于"脾胃虚弱,不思进饮食"。为补气健脾常用方。脾胃虚弱,运化无权,生化无力,则见食少便泻,疲倦无力。法宜补气健脾。方中以山药为主,补气健脾;以白术、人参、面粉为辅佐。白术补气健脾,人参大补中气,面粉补养肠胃。诸料合用,更增强补气健脾功效。本品补气之力较强,对于元气虚弱也可应用。

外感及实热病证者不宜食用。

莲 肉 糕 (《士材三书》)

【配方】 莲肉100g,粳米100g,茯苓50g,白糖适量。

【制法】 莲肉、粳米炒后研末备用。茯苓研末备用。莲肉、粳米、茯苓放入盆中,加白糖清水拌匀,笼屉上铺纱布一块,纱布上放一方框,倒入拌匀的莲肉粉,上面盖一纱布,隔水蒸熟,取出凉干,随时供食。

【效用】　本品有健脾益胃功效。适用于脾胃虚弱,饮食减少,久泻虚痢。

【按语】　本品原用于"病后胃弱,不消水谷",为健脾益胃常用方。脾虚胃弱,运化无力,则见食少便泻,法宜健脾益胃。方中以莲肉为主,补脾止泻;以茯苓、粳米、白糖为辅佐。茯苓健脾利湿,粳米健脾益胃,白糖补中,兼以调味。诸料合用,则健脾益胃之力更强。本品与山药面均能补气健脾,但前者补脾止泻之力较强,主要用于脾虚久泻久痢,后者补气之力较强,主要用于中气虚弱。

本品补脾止泻,故大便燥结者不宜食用。

蚕 豆 糕 (《指南方》)

【配方】　蚕豆250g,粳米、红糖各适量。

【制法】　蚕豆、粳米研末,加红糖清水拌匀,放入笼屉上框架之内,隔水蒸熟供食。

【效用】　本品有健脾利湿功效。适用于膈食,水肿。

【按语】　本品名为后补。原用于膈食,为健脾利湿方。脾胃运化功能失调,胃气失于和降,水湿停滞,则见膈食和水肿,法宜健脾利湿。方中以蚕豆为主,健脾和胃,利湿消肿;以粳米、红糖为辅佐,粳米健脾和胃,红糖和中缓肝,合用而成健脾利湿之方。

痞积胀闷者不宜食用。

藕 粉 糕 (《本草纲目拾遗》)

【配方】　藕粉、糯米粉、白糖各250g。

【制法】　藕粉、糯米粉、白糖放入盆中,加开水,揉成面团,放在笼内蒸熟即成。

【效用】　本品有补虚益胃、养血止血功效。适用于虚弱食少,吐血,便血。

【按语】　本品为治疗虚弱失血方。体虚胃弱,血不循经,则见食少和失血,法宜补虚益胃,养血止血。方中以藕粉为主,补虚开胃,养血止血;以糯米粉、白糖为辅佐,糯米粉补益脾胃,白糖补虚润燥,合用而成补虚益胃,养血止血之方。本品糯米取粉,则粘滞之性大减,尤宜老年虚弱者食用。

痰热内蕴者不宜食用。

小 麦 麸 饼 (《本草拾遗》)

【配方】　小麦麸100g,面粉100g,食盐适量。

【制法】　小麦麸、面粉放入盆中,加盐水合面,作饼食。

【效用】　本品有调中清热功效。适用于泄泻下利。

【按语】　本品原用于止泻利,调中去热,为和中清热方。脾胃不和,热滞肠胃,传化功能失常,则见泻利,法宜调中清热。方中以小麦麸为主,寒凉调中清热以止泻利;以面粉、食盐为辅佐,面粉除热止利,食盐咸寒清热。合用而成调中清热之方。本品性寒清热,对热泻热利尤为适宜。

本方可用于糖尿病。

本品性属寒凉,故寒泻、寒利者不宜食用。

肉麸汤圆 (《本草纲目》)

【配方】 小麦麸50g,猪肉100g,水磨糯米粉250g,葱白、食盐各适量。

【制法】 小麦麸炒黄备用。猪肉剁碎,加小麦麸、葱、盐制成馅心备用。糯米粉放入盆中,加开水合面,包馅心作汤圆煮食。

【效用】 本品有补气固表功效。适用于自汗。

【按语】 本品方名为后补。原用于自汗不止,为治疗自汗常用方。气虚腠理不固,则见自汗,法宜补气固表。方中以糯米为主,补气固表以止自汗;以小麦麸、猪肉为辅佐,小麦麸收敛止汗,猪肉充养肌肤,合用而成补气固表之方。本品补虚止汗,还可用于盗汗。

本品意在固表,有实邪者不宜食用。

炒黄面 (《饮膳正要》)

【配方】 白面粉500g。

【制法】 白面粉放入炒锅,炒至焦黄即成。空腹温调食,或调以白糖。

【效用】 本品有固肠止泻功效。适用于泄泻肠胃不固。

【按语】 本品原用于"泄痢肠胃不固",为治疗肠滑泄泻方。泻痢日久,脾胃已弱,肠失固摄,更加重泻痢。法宜固肠止泻。本品重用面粉一味,炒黄调食,能固肠止泻,故适用于肠滑泄泻。

湿热泻痢不宜食用。

川椒面 (《饮膳正要》)

【配方】 川椒6g,白面粉200g,食盐、豆豉各适量。

【制法】 川椒研粉,与面粉拌匀,加食盐、清水,合面作面条,佐豆豉下水锅,煮熟即成。

【效用】 本品有温中补虚功效。适用于脾胃虚寒,脘腹冷痛,呕吐清水,不能饮食。

【按语】 本品原名"椒面羹"。用于"脾胃虚弱,久患冷气,心腹结痛,呕吐不能下食",为治疗脾胃虚寒常用方。脾胃虚寒,不能温煦中焦,胃失和降,则见腹痛呕吐,法宜温中补虚。方中以川椒为主,温中止痛,散寒止呕;以面粉、豆豉为辅佐,面粉补益脾胃,豆豉下气调中以助止呕,兼能调味,合用而成温中补虚之方。

阴虚火旺者不宜食用。

炒荞麦粉 (《简便单方》)

【配方】 荞麦粉100g。

【制法】 荞麦粉炒黄,开水调食。

【效用】 本品有开胃宽肠功效。适用于绞肠痧。

【按语】 本品名为后补。原用于绞肠痧痛,为治疗绞肠痧方。绞肠痧多由饮食不节,或感受山岚瘴气,秽浊闭塞肠胃所致。法宜开胃宽肠。本品重用荞麦粉一味,能开胃宽肠以止绞肠痧痛。

此外,《坦仙皆效方》还以荞麦粉用砂糖水调食,用于"禁口痢疾"。

脾胃虚寒者不宜食用。

第二十五章 菜 肴

菜肴，是指用肉类、蔬菜类、水产品、果品等原料，经过切配和烹调加工制作成的一类食品。其内容十分丰富，一般可分为热菜和冷菜两大类。

我国菜肴品种丰富，流源众多，制作精湛，具有选料讲究、刀工精细、配料合理、烹法多样、五味调和、工于火候、精于盛器、讲究食疗等特点。菜肴成品以色、香、味、形、器及食疗俱佳著名于世。我国向有"烹饪王国"之称。在众多的风味流源当中，尤以川、鲁、苏、粤最为盛名，号称四大菜系或四大风味。此外，还有在四大菜系基础上再加湘、浙、皖、闽，称为八大菜系。以及在八大菜系基础上再加沪、京，称为十大菜系。

菜肴的烹调方法多达几十种。仅常用的烹调方法就有炒、爆、溜、炸、炖、焖、煨、烧、扒、煮、氽、煎、烩、蒸、贴等十几种。其中有的烹调方法又可进一步分为若干种，如炒有滑炒、煸炒、熟炒、干炒等；炸有清炸、软炸、干炸、酥炸、卷包炸、特殊炸等；溜有脆溜、滑溜和软溜三种，如此等等，内容十分丰富。学习和熟练掌握这些烹调方法，是制作营养保健菜肴的前提。

菜肴的调味是决定菜肴风味质量的又一关键因素。味可分为基本味和复合味两大类。基本味是指一种单一的味，主要有咸、甜、酸、辣、苦、鲜及香味。复合味是指两种或两种以上的基本味混合而成，主要有酸甜、甜咸、鲜咸、辣咸、香咸等味。各种味都有与其相应的调味品。调味的实施，包括原料加热前的调味、原料加热过程中的调味及原料加热后的调味，称之为调味的三阶段。在具体调味时，可根据不同菜肴的原料、烹制方法及成菜的要求进行选择，如用蒸的方法制作菜肴，其原料应在加热前进行调味。又如用炸的方法制作菜肴，由于在加热过程中不能调味，所以往往在菜肴制成后，再配调味品佐食。

营养疗效菜肴的制作，在充分考虑营养食疗作用的基础上，还应突出菜肴的色、香、味、形，尽量做到营养疗效与色、香、味、形的统一，以保证菜肴质量的完美和谐。

韭菜炒胡桃仁 (《方脉正宗》)

【配方】 韭菜200g，胡桃仁50g，麻油、食盐各适量。

【制法】 胡桃仁开水浸泡去皮，沥干备用。韭菜摘洗干净，切成寸段备用。麻油倒入炒锅，烧至七成热时，加入胡桃仁，炸至焦黄，再加入韭菜、食盐，翻炒至熟。

【效用】 本品有补肾助阳，温暖腰膝的作用。适用于肾阳不足，阳事不振，遗精梦泄，腰膝冷痛。

【按语】 本品名为后补。原用于阳虚肾冷，阳道不振，或腰膝冷痛，遗精梦泄，为温补肾阳常用方。肾阳不足，命门火衰，不能温煦下焦，则见阳萎遗精和腰膝冷痛，法宜补肾助阳，温暖腰膝。方中以韭菜、胡桃仁为主，韭菜暖腰膝，除冷痛；核桃仁补肾阳，固肾精。两者合用以增强温补肾阳之力。以麻油为辅佐，滋补以防韭菜辛燥，兼以调味。诸料合用，共成补肾助阳，温暖腰膝之方。本品温补之力较强，对于肾虚气冷者尤为适宜。

本方去胡桃仁加虾仁名韭菜炒虾仁，则壮阳之力增强，对于肾虚阳萎者尤为适宜。

本品重在温补,故阴虚火旺者不宜食用。

凉拌莴苣 《海上方》

【配方】 鲜莴苣200g,黄酒、麻油、食盐各适量。
【制法】 鲜莴苣去叶及皮,切成细丝,加黄酒、麻油、食盐调拌即成。
【效用】 本品有通乳汁,利小便功效。适用于产后无乳或乳汁不下,小便不利。
【按语】 本品名为后补。原用于产后无乳,为治疗产后乳汁不下常用方。产后气郁乳络涩滞,则见乳汁不下;膀胱气化不利,水道不畅,则见小便不利。法宜通乳汁,利小便。方中以莴苣为主,通乳汁,利小便;以黄酒为辅佐,通血脉,行药势,合用而成通乳汁,利小便之方。本品偏于寒凉,治产后乳汁不下和小便不利,以偏于热盛者为佳。

目疾患者不宜食用。

素烧面筋 《本草纲目》

【配方】 水面筋500g,生姜、葱白、味精、食盐、湿淀粉、素油各适量。
【制法】 水面筋切片备用,素油倒入炒锅烧至六成热时,加面筋炒至焦黄色时,再加葱、姜、清水,烧沸,调入食盐、味精。烧至面筋熟后用湿淀粉勾芡即成。
【效用】 本品有清热、止渴功效。适用于热病烦渴。
【按语】 本品名为后补。原用于解热,和中,止渴,消烦,为清热止渴方。阳盛内热,津液耗损,则见热病烦渴,法宜清热,止渴。本品重用面筋一味,甘凉清热,止渴除烦,故适用于热病烦渴。本品还可用于热性体质者。其性质平和,宜于久食,养生者多用。

饭蒸火腿 《随息居饮食谱》

【配方】 上好火腿250g,醋适量。
【制法】 取整块火腿放入盘中,再将盘子放入饭锅内干蒸焖透,如此反复七次,肉极烂而味全力厚,食时切片,佐调味品进食。
【效用】 本品有补脾开胃、滋肾填精功效。适用于虚劳,胃口不开,虚痢久泻,腰酸肢软,漏疮不愈。
【按语】 本品名为后补。能补脾开胃,滋肾生津,益气血,充精髓,用治虚劳怔忡,虚痢泄泻,还能健腰脚,愈漏疮,为滋补脾肾方。脾胃虚弱,运化无力,生化不足,精血亏虚,则见虚劳怔忡和泻痢。法宜补脾开胃,滋肾填精。本品重用火腿一味血肉有情之品,能补脾开胃,滋肾填精。本品以饭蒸,不仅利于保持本味,且取米饭之余气,以助补力。

此外,《本草纲目拾遗》以本品加川椒煮汤食,用于"下气,疗膈、腹痛,或三、四日不止"。

本品制作时应蒸至极烂,若老年齿落或脾虚少运者选用,可煮汤但饮其汁。又本品滋补之力较强,外感未清,湿热内盛及积滞胀闷者不宜食用。

玄参拌猪肝 《济急仙方》

【配方】 玄参10g,猪肝250g,米泔水、食盐、味精、麻油各适量。
【制法】 玄参研末备用。猪肝冲洗干净,切成薄片,放入锅中,加米泔水,煮至断生后捞出装盘,加玄参、食盐、味精、麻油,拌匀即成。

【效用】 本品有滋阴降火,养肝明目功效。适用于虚火赤脉贯瞳,以及急慢性结膜炎、虹膜炎。

【按语】 本品方名为后补,为治疗赤脉贯瞳常用方。肾阴亏虚,相火上扰,肝不养目,则见赤脉贯瞳。法宜滋阴降火,养肝明目。方中以玄参为主,重在滋阴降火;以猪肝为辅佐,养肝明目,并引经入肝。两者合用,一泻一补,肝肾并调。方中以米泔水煮猪肝,意在加强本品清热凉血之力。诸料合用,共成滋阴降火,养肝明目之方。

本品食用时,为改进口味,可适当调以白糖进食。

莲子猪肚 (《医学发明》)

【配方】 莲子40粒,大猪肚1具,黄酒、葱白、生姜、食盐各适量。

【制法】 莲子去皮,用黄酒浸泡一夜,装入大猪肚内,用针线缝合。猪肚放入大砂锅中,加清水、葱、姜、盐,久炖至熟透即成。蘸五味佐料进食。

【效用】 本品有补虚损,益心肾,健脾胃功效。适用于虚损羸瘦,遗精,带下,久痢,虚泻。

【按语】 本品原作丸剂服,名"水芝丸",用于补益虚损,为治疗虚损羸瘦常用方。久病失于调治,气血亏虚,脏腑耗损,则见虚弱羸瘦等。法宜补虚损,益心肾,健脾胃。方中以猪肚为主,补虚损,健脾胃;以莲子为辅佐,补益心肾,固精涩肠以助补虚之力,本品以黄酒浸泡莲子,意在助莲子补脾厚肠之力,兼以调味。诸料相合,共成补虚损,益脾肾之方。本品补益固涩,对虚损遗精,带下及泻痢尤为适宜。

此外,《随息居饮食谱》用带心连衣红莲子,不经黄酒浸泡,经与猪肚煮糜作丸剂,淡盐汤送食,专用于"虚弱遗精"。本品加糯米、火腿、虾米、蘑菇、芡实、薏苡仁、杏仁等,名八宝肚,为民间食谱,其补虚益损之力更强,主要用于气血不足,阴阳两虚的虚损病证。本品去莲子加鸡子黄,名蛋黄肚,也为民间食谱,则补阴养血之力增强,主要用于虚劳羸弱。

外感未清,胸腹痞胀,大便燥结者不宜食用。

参归山药猪腰 (《百一选方》)

【配方】 猪腰子1个,人参、当归各10g,山药30g,麻油、酱油、葱白、生姜各适量。

【制法】 猪腰子对切,去除筋膜,冲洗干净,在背面用刀划作斜纹,切片备用。人参、当归放入砂锅中,加清水煮沸10分钟后,再加入猪腰子、山药,略煮至熟后即捞出猪腰子,待冷后加麻油、葱、姜,拌匀即成。

【效用】 本品有益气补血功效。适用于气血两虚,心悸,怔忡,气短懒言,自汗,腰痛。

【按语】 本品名为后补。原用于心气虚损,怔忡而自汗者,为益气补血常用方。气血两虚,气虚卫外不固,机能减退,则见自汗气短;血虚不能濡养,则见心悸怔忡,法宜益气补血。方中以人参、当归为主,人参大补元气,当归养血补血,两者合用,气血双补;以山药、猪腰子为辅佐,山药补脾益肾,平补不燥,猪腰子补肾止虚汗。诸料合用,共成益气补血之方。本品气血双补,以补气为主,对气血两虚而以气虚为主者尤为适宜。

豆豉猪心 (《食医心镜》)

【配方】 猪心1具,淡豆豉15g,葱白、生姜、酱油、麻油各适量。

【制法】 猪心冲洗干净,切片备用,豆豉放入锅中,加清水煮约10分钟,再加入猪心,煮至熟透后捞出,加葱、姜、酱油、麻油,拌匀即成。

【效用】 本品有补心安神功效。适用于心血不足,惊悸,怔忡,忧烦,产后血虚惊悸。

【按语】 本品名为后补。原用于产后中风,血气惊邪,忧悸气逆,为补心安神常用方。心血不足,心神失养,则见惊悸诸症,法宜补心安神。方中以猪心为主,养血安神,以心治心;以淡豆豉为辅佐,除烦安神。两者合用,一者补心以安神,一者除烦以安神,共成补心安神之方。

本方可用于神经衰弱。

芫荽溜肥肠 (《救急方》)

【配方】 猪大肠1付,芫荽100g,酱油、黄酒、食盐、素油、葱白、生姜、白糖、湿淀粉各适量。

【制法】 猪大肠反复擦洗干净备用。芫荽摘洗干净,装入猪大肠内,用针线缝合。放入锅中,加清水,煮至熟透后捞出,去除肠内芫荽残渣,改刀成小段备用。炒锅上火,倒入素油,烧至七成热时,加葱、姜、猪大肠,调以酱油、食盐、白糖、黄酒,再兑入煮猪大肠芫荽的原汤,小火烧至汤收将尽时,湿淀粉勾芡,略烧即成。

【效用】 本品有厚肠止血功效。适用于便血,血痢,痔血。

【按语】 本品名为后补。原用于肠风脏毒,为治疗便血常用方。肠道络脉损伤,血不循经,则见便血。法宜厚肠止血。方中以猪大肠为主,厚肠止血,以肠治肠;以芫荽为辅佐,宣通利肠,通导肠腑。两者合用,补中兼泻,共成厚肠止血之方。本品止血,并能宣通熄风,对风肠脏毒者尤为适宜。

此外,《奇效良方》以本品去芫荽,加槐花,名"猪脏丸",则具凉血止血之效,主要用于血热便血,痔瘘下血;《随息居饮食谱》还用于"肠风脏毒,血痢不已,脱肛出血"。

葱炖猪蹄 (《肘后方》)

【配方】 猪蹄1个,葱白2根,黄酒、食盐各适量。

【制法】 猪蹄去毛,刮洗干净,从趾缝处切成两片,放入锅中,加清水,旺火烧开,撇去浮沫,再加入葱白、黄酒、食盐,小火炖至熟烂即成。

【效用】 本品有养血托疮功效。适用于四肢疮疡肿痛,败疮不收。

【按语】 本品名为后补。原用于毒攻手足,疼痛欲断,为养血托疮方。血虚不能托毒外出,则见疮疡肿痛或败疮不收,法宜养血托疮。方中以猪蹄为主,补血脉,托疮毒,长肌肉;以葱白为辅佐,通阳解毒以助托疮,合用而成养血托疮之方。本品养血托疮,对血虚毒陷之疮疡尤为适宜。本品养血,还可用于产后乳少。

热毒疮疡者不宜食用。

花生炖猪蹄 (《陆川本草》)

【配方】 花生米200g,猪前蹄1个,黄酒、葱白、生姜、食盐各适量。

【制法】 猪蹄去毛,刮洗干净,切成两片,放入锅中,加花生米、清水、黄酒、葱白、生姜,旺火煮沸,改用小火炖至熟烂,再调以食盐略炖即成。

【效用】 本品有养血通乳功效。适用于产后乳少,以及一般血虚病证。

【按语】 本品名为后补。原用于乳汁少,为治疗血虚乳少常用方。血虚不足,乳汁生化无源,则见乳少,法宜养血通乳。方中以花生米为主,养血充乳;以猪蹄为辅佐,血肉有情之品,补血脉,通乳汁。两者合用,以增强养血通乳之力。本品养血补血,故还可用于一般血虚病证。

此外,《千金要方》单以猪蹄炖食,用于"乳无汁"。

本方可用于贫血、白细胞减少症。

本品性较滋腻,故痰湿重者不宜食用。

归地烧羊肉 (《千金要方》)

【配方】 肥羊肉500g,当归、生地各20g,干姜15g,酱油、黄酒、白糖、食盐各适量。

【制法】 羊肉冲洗干净,切块,放入锅中,加清水、当归、生地、干姜、黄酒,煮至七成熟时,再加酱油、白糖、食盐,小火烧煮收汁即成。

【效用】 本品有补气养血,温中暖下功效。适用于血虚宫冷崩漏,产后虚寒腹痛,虚劳羸弱。

【按语】 本品名为后补。原用于崩漏,为温补气血方。气血虚寒,不能温煦和充养胞宫,则见崩漏诸症。法宜温补气血,方中以羊肉为主,血肉有情之品,益气血,暖胞宫;以当归、生地、干姜为辅佐,当归、生地助羊肉养血调经,干姜助羊肉温中暖下,合用而成温补气血之方。本品温补气血,故还可用于产后虚寒腹痛和虚衰羸弱。

本品重在温补,故血热崩漏者不宜食用。

玫瑰烤羊心 (《饮膳正要》)

【配方】 羊心1个,藏红花6g,鲜玫瑰花50g,食盐适量。

【制法】 羊心切片备用。鲜玫瑰花捣烂取汁,放入小锅中,加清水、藏红花,略煮取汁,加入食盐备用。羊心串在不锈钢烤针上,蘸玫瑰花汁在火上翻烤,反复数次至羊心熟透即成。

【效用】 本品有补心解郁功效。适用于心血不足,惊悸不宁,郁闷不乐。

【按语】 本品原名"炙羊心",用于"心气惊悸,郁结不乐",为治疗心虚惊悸常用方。心血不足,情志抑郁,则见惊悸郁闷,法宜补心解郁。方中以羊心为主,补心血,解郁结,以心治心;以藏红花、玫瑰花为辅佐,助羊心以舒郁开结,兼以调色增香。诸料合用共成补心解郁之方。本品与一般的补心安神方不同,补心并能解郁,对心虚郁闷者尤为适宜。

孕妇不宜食用。

地骨爆两样 (《圣济总录》)

【配方】 羊肝1具,羊脊膂肉250g,地骨皮12g,神曲10克,鸡蛋清、葱白、豆豉、素油、黄酒、白糖、干淀粉、湿淀粉各适量。

【制法】 羊肝、羊肉冲洗干净,细切,放入碗中,加鸡蛋清、干淀粉抓拌均匀备用。地骨皮、神曲放入锅中,加清水,浓煮取汁备用。素油倒入炒锅烧至七成热时,放入羊肝、羊肉、过油后沥出备用。地骨神曲汁倒入炒锅,烧沸后加羊肝、羊肉,再加入葱白、豆豉、食盐、白糖、黄酒、素油、湿淀粉勾芡,翻炒收汁即成。

【效用】 本品有益气血、补虚劳功效。适用于虚劳羸瘦。

【按语】 本品原名"羊肝方",为治疗虚劳方。久病失于调治,气血亏虚,脏腑耗损,转为虚劳。法宜益气血,补虚劳。方中以羊肝、羊肉为主,血肉有情之品,补气血,益虚劳;以地骨皮、神曲为辅佐,地骨皮清虚劳内热,并制羊肉之热,神曲健脾助运以助气血生化。诸料合用,共成益气血,补虚劳之方。本品寒热并用,阴阳并调,尤宜于一般虚劳羸瘦者选用。

生炒羊肝 (《食医心镜》)

【配方】 羊肝1具,鸡蛋清、麻油、酱油、醋、黄酒、葱白、生姜、白糖、食盐各适量。

【制法】 羊肝热水洗净,切成薄片,放入碗中,加鸡蛋清、黄酒、酱油、醋、葱白、生姜、食盐、白糖,拌匀备用。麻油倒入炒锅,烧至七成热时,放入调制好的羊肝,猛火急炒四、五翻即成。味极鲜嫩滑脆。

【效用】 本品有补肝明目功效。适用于肝虚视物不清,夜盲、青盲。

【按语】 本品名为后补。原用于目赤热痛,如隔纱縠,看物不分明。为补肝明目常用方。肝血不足,不能充养两目,则见视物不清诸症。法宜补肝明目。本品重用羊肝一味,补肝明目,以肝补肝,故适用于肝虚目糊诸症。

本方也可用于贫血、肺结核。

荜茇头蹄 (《千金要方》)

【配方】 羊头1个,羊蹄1个,荜茇、干姜各30g,胡椒、葱白、豆豉、食盐各适量。

【制法】 羊头、羊蹄去毛洗净,放入大锅中,加清水煮至半熟,加荜茇、干姜、胡椒、葱白、豆豉、食盐,再用小火炖至极烂即成。

【效用】 本品有补肾益精功效。适用于五劳七伤。

【按语】 本品名为后补。原用于五劳七伤。五劳七伤多由久病失治或过劳伤损,肾虚精亏所致。法宜补肾益精。方中以羊头、羊蹄为主,血肉有情之物,补肾益精;以荜茇、干姜、胡椒、葱白、豆豉为辅佐,温暖脏腑,兼以除膻调味。诸料合用,共成补肾益精之方。本品偏于温补,对虚寒劳伤者尤为适宜。

本品宜连续食用一周。原方谓"日一具,七日用七具",以增强补益之力。又本品偏于温补,五劳七伤而偏于热者不宜食用。

参归炖母鸡 (《乾坤生意》)

【配方】 母鸡1只,人参、当归各15g,葱白、生姜、黄酒、食盐各适量。

【制法】 母鸡去毛及内脏,冲洗干净,放入砂锅中,加清水、黄酒、葱白、生姜,旺火烧沸,撇去污沫,改用小火炖至熟烂,再加入参、当归、食盐,炖约半小时即成。

【效用】 本品有大补气血,益精添髓功效。适用于气血亏虚,虚弱劳损,反胃食少,久病体衰。

【按语】 本品名为后补,原用于反胃,为大补气血常用方。日久失于调摄,或久病失于调治,气血耗损,甚或精亏髓虚。法宜大补气血,益精添髓。方中以鸡肉为主,血肉有情之品,补气血,益精髓;以人参、当归为辅佐,人参大补元气,当归养血补血。三者合用,则补气养血之力更强。

此外,《饮膳正要》以本品去参、归,加陈皮、良姜、草果,则温补之力增强,用于"虚弱劳伤,心腹邪气";《姚僧坦集验方》以本品去参、归,加生地、饴糖蒸食,则滋补之力增强,用于"积劳虚损",或"大病后不复",并"止盗汗"。

外感未清及热性病证者不宜食用。

虫草蒸老鸭 (《本草纲目拾遗》)

【配方】 冬虫夏草5枚,老雄鸭1只,黄酒、生姜、葱白、食盐各适量。

【制法】 老雄鸭去毛及内脏,冲洗干净,放入开水锅中略烫后捞出,鸭头顺颈劈开,放入冬虫夏草,用线扎好,放入大钵中。加黄酒、生姜、葱白、食盐、清水,隔水蒸约2小时即成。

【效用】 本品有补虚益精、滋阴助阳功效。适用于虚弱劳损,自汗盗汗,痨病咳喘,久病体虚。

【按语】 本品名为后补。原用于病后虚损,为治疗虚弱劳损常用方。虚弱劳损,多由久病体虚,或病后失治,阴精亏虚,阳气衰弱所致。法宜补虚益精,滋阴助阳。方中以冬虫夏草为主,大能助肾阳、益精血;以老雄鸭为辅佐,滋阴补虚。两者合用,一偏于补阳,一偏于补阴,共成补虚益精,滋阴助阳之方。

外感未清者不宜食用。

泥鳅炖豆腐 (《泉州本草》)

【配方】 泥鳅500g,豆腐250g,食盐适量。

【制法】 泥鳅去腮及内脏,冲洗干净,放入锅中,加清水,煮至半熟,再加豆腐、食盐,炖至熟烂即成。

【效用】 本品有清利湿热功效。适用于湿热黄疸,小便不利。

【按语】 本品名为后补。原用于黄疸湿热小便不利,为治疗湿热黄疸方。湿热熏蒸,胆液外泄,则见黄疸。法宜清利湿热。方中以泥鳅为主,清利小便以除湿热,尤宜于黄疸;以豆腐为辅佐,清热解毒以助清利湿热之力,合用而成清利湿热之方。

本方可用于传染性肝炎。

酒炖鳗鱼 (《太平圣惠方》)

【配方】 鳗鲡鱼500g,黄酒250ml,食盐、食醋适量。

【制法】 鳗鲡鱼去腮及内脏,剁去头、尾,放入开水中抖掉滑液,切成段,放入锅中,加黄酒、清水,旺火烧沸,改用小火炖至熟烂即成。佐醋进食。

【效用】 本品有补虚劳、退虚热功效。适用于虚劳骨蒸,形体消瘦,大便下血。

【按语】 本品名为后补。原用于骨蒸劳瘦及肠风下虫,为治疗虚劳骨蒸方。痨病日久,阴液耗损,阴虚火旺,则见虚劳骨蒸。法宜补虚劳,退虚热。方中以鳗鲡鱼为主,补虚劳,退虚热以除劳热骨蒸;以黄酒为辅佐,助行药势,兼以调味,合用而成补虚劳,退虚热之方。

清 蒸 茶 鲫 鱼 (《活人心统》)

【配方】 鲫鱼1条,绿茶20g。

【制法】 鲫鱼去除内脏,保留鱼鳞,冲洗干净,茶叶装入鱼腹内,用纸包裹鱼,放入盘中。上笼锅蒸至熟透即成。

【效用】 本品有清热生津,补虚止渴功效。适用于消渴多饮。

【按语】 本品名为后补。原用于消渴饮水,为治疗消渴常用方。燥热伤津,则见消渴多饮,法宜清热生津,补虚止渴。方中以绿茶为主,清热生津以止消渴;以鲫鱼为辅佐,补虚以助生津止渴。两者合用,有泻有补,共成清热生津,补虚止渴之方。

本方可用于糖尿病。

姜 醋 煮 鲤 鱼 (《食医心镜》)

【配方】 鲤鱼1条,生姜、醋、食盐、素油各适量。

【制法】 鲤鱼去鳞及内脏,冲洗干净备用。素油倒入炒锅,烧热,放入鲤鱼、生姜,略炒后加清水、黄酒,煮至将熟时,再加食盐、醋,略煮即成。

【效用】 本品有下气止咳功效。适用于气逆咳嗽,胸膈满闷。

【按语】 本品名为后补。原用于上气咳嗽,胸膈烦满气喘,为治疗气逆咳嗽方。肺失肃降,肺气上逆,则见咳嗽。法宜下气止咳。方中以鲤鱼为主,下气以止咳嗽气逆;以生姜、醋为辅佐,生姜温肺下气以助止咳,醋收敛肺气以助止咳,兼以调味。诸料合用,共成下气止咳之方。本品也可去姜、醋,加大蒜同用。

白 烧 鳝 鱼 (《便民食疗》)

【配方】 鳝鱼500g,黄酒、葱白、生姜、食盐、素油各适量。

【制法】 鳝鱼去骨及内脏,冲洗干净,切成寸段备用。素油倒入炒锅,烧至七成热时,放入鳝鱼、葱白、生姜,略炒后加清水、黄酒、食盐,小火烧至熟透即成。

【效用】 本品有补虚损,止便血功效。适用于虚弱劳损,产后虚羸,痔疮出血,下痢脓血。

【按语】 本品名为后补。原用于内痔出血,为补虚损,止便血方。久病体虚,气血亏虚,脏腑耗损,则见虚弱劳损。法宜补虚损。大肠络脉损伤,血不循经,则见便血,法宜止血。本品重用鳝鱼一味,既补虚损,又止便血,故适用于虚弱劳损和大便下血。

烹饪制作鳝鱼,多用胡椒粉。

红 烧 龟 肉 (《便民食疗》)

【配方】 乌龟1只,葱白、花椒、酱油、食盐、素油各适量。

【制法】 乌龟去头,沸水浸烫后去除龟板,剥去外皮,冲洗干净,切成小块备用。素油倒入炒锅,烧热,放入龟肉煎炸,愈透愈好,再加葱、花椒、酱油、食盐、清水,小火烧半小时即成。

【效用】 本品有滋阴降火功效。适用于虚劳骨蒸,久咳咯血,大便下血。

【按语】 本品名为后补。原用于阴虚失血咯血,咳嗽寒热,为滋阴降火常用方。痨病日久,阴液暗耗,阴虚火旺,血热妄行,则见骨蒸和出血。法宜滋阴降火。本品重用乌龟一味,能大补阴血,清降虚火,故适用于虚劳骨蒸诸症。本品还可用于一般阴虚内热病证。

此外,本品加猪蹄红烧进食,为民间食谱,则滋补之力增强。主要用于虚弱羸瘦。

寒湿内盛者不宜食用。

氽蛎黄 （《本草纲目拾遗》）

【配方】 鲜蛎黄(牡蛎肉)250g,乌鸡清汤、食盐各适量。

【制法】 鲜蛎黄冲洗干净,大的切开备用,鸡清汤倒入锅中,烧沸,放入鲜蛎黄、食盐,氽熟即成。

【效用】 本品有滋阴养血功效。适用于久病虚损,月经过多,崩漏。

【按语】 本品名为后补。为滋阴养血方。久病阴血亏虚,冲任失养,则见虚损或月经不调。法宜滋阴养血。本品重用鲜蛎黄一味,滋阴养血,补虚损,调经血,故适用于虚弱劳损或月经不调。本品寒凉,偏于清热,对阴虚内热之虚损尤为适宜。

鲜蛎黄极鲜嫩,入沸汤一滚即成,不宜烹煮时间过长。

杜仲猪腰 （《本草权度》）

【配方】 猪腰子1枚,杜仲末10g,椒盐适量,荷叶1张,麻油、酱油、葱白各适量。

【制法】 猪腰子冲洗干净,除去筋膜,切成薄片,椒盐水浸洗,入杜仲末,荷叶包裹,上笼蒸熟,去荷叶,加麻油、酱油、葱白调食。

【效用】 本品有补肾壮腰功效。适用于肾虚腰痛。

【按语】 本品名为后补。为治疗肾虚腰痛代表方。肾虚不能充养腰府,则见腰痛。法宜补肾壮腰。方中以猪肾补益肾虚,以杜仲壮腰止痛,为治肾虚腰痛要药。两者合用,共成补肾壮腰之方。

炒对虾 （《泉州本草》）

【配方】 鲜对虾200g,素油、黄酒、鸡蛋清、干淀粉、湿淀粉、鸡清汤各适量。

【制法】 鲜对虾洗净,剥去虾壳,撕去红筋,用刀斜批成薄片,放入碗中,加鸡蛋清、食盐、黄酒、干淀粉拌匀备用。素油倒入炒锅、烧热,放入虾片略炒,再加鸡清汤、黄酒、食盐,烧沸,用湿淀粉勾芡即成。

【效用】 本品有补肾壮阳功效。适用于肾虚阳萎。

【按语】 本品名为后补。原用于阳萎,为治疗肾虚阳萎常用方。肾阳不足,命门火衰,则见阳萎。法宜补肾壮阳。方中以对虾为主,补肾壮阳以兴阳事;以黄酒为辅佐,助药势,兼以调味。合用而成补肾壮阳之方。

此外,《本草纲目拾遗》以对虾用白酒浸泡后进食,用于"补肾兴阳"。

疮疡肿毒者不宜食用。

酒炒螺蛳 （《扶寿精方》）

【配方】 螺蛳500g,白酒、素油适量。

【制法】 螺蛳用清水放养,轧尾备用。素油倒入炒锅烧热,放入螺蛳翻炒,再加酒、清水,炒熟即成。用针挑肉,蘸佐料进食。并食炒螺蛳汤汁。

【效用】 本品有清热利尿功效。适用于淋病,小便不利。

【按语】 本品名为后补。原方用于五淋、白浊,为治疗淋病方。膀胱热结,气化不利,则见淋病。法宜清热利尿。方中以螺蛳为主,清热利尿以通淋;以白酒为辅佐,行药势,助气化,兼以调味。合用而成清热利尿之方。

本品对不会饮酒者,可改用黄酒。

火腿烧海参 (《随息居饮食谱》)

【配方】 水发海参200g,火腿50g,素油、黄酒、湿淀粉、白糖、生姜、葱白、酱油、食盐各适量。

【制法】 水发海参洗净,切成条块,放入开水中略烫后捞出备用。火腿切片备用。素油倒入炒锅烧热,放入葱、姜略煸炒,再放入海参、火腿翻炒,再加黄酒、白糖、酱油、食盐、清水,小火煨烤,烧至汤汁浓稠时,湿淀粉勾芡即成。

【效用】 本品有补肾益精,养血充髓功效。适用于精血亏虚,虚弱劳怯,阳萎遗精,产后虚羸,久病体虚,衰老瘦弱。

【按语】 本品名为后补。原用于产虚,病后,衰老,为治疗虚弱劳怯常用方。虚弱劳怯,多由久病体虚,气血耗损,精血亏虚所致。法宜补肾益精,养血充髓。方中以海参为主,血肉有情之品,能补肾气,益精血;以火腿为辅佐,益气血,充精髓,以增强海参补肾益精之功。两者合用,共成补肾益精,养血充髓之方。本品气血并补,阴阳并调,主要用于气血两虚,阳衰精亏之虚弱劳怯。

此外,《随息居饮食谱》还以海参配猪肉煨食,重在温补养血,主要用于虚冷劳伤。《调疾饮食辩》以本品去火腿,加虾仁煨食,重在温肾益精,专用于阳萎;以本品去火腿,加老鸭炖食,重在滋补肺肾,主要用于虚劳咳嗽咯血;《药性考》以本品去火腿,加木耳、猪大肠炖食,则专入大肠,用于虚火燥结。

外感未清及痰湿盛者不宜食用。

蜜蒸百合 (《经验广集》)

【配方】 白花百合50g,蜂蜜50g。

【制法】 百合洗净,脱瓣,浸清水中半小时后捞出,放入碗内,加入蜂蜜,隔水蒸约1小时即成。

【效用】 本品有滋阴润肺功效。适用于虚火劳嗽,咯血。

【按语】 本品原名"百合煎",用于肺痈,为滋阴润肺常用方。痨病阴虚内燥,肺失清润,则见劳嗽咯血,法宜滋阴润肺。方中以百合为主,滋阴清肺,润肺止咳;以蜂蜜为辅佐,润肺止咳以助百合之力,兼可调味。两者合用,共成滋阴润肺之方。

本品去蜂蜜加冰糖蒸食,效用同上。

本品滋阴润肺,痰热咳嗽者不宜食用。

枸杞头炒鸡蛋 (《滇南本草》)

【配方】 枸杞头100g,鸡蛋2枚,食盐、味精、素油各适量。

【制法】 枸杞头摘洗干净备用,鸡蛋打入碗中,加食盐调拌备用。素油倒入炒锅,烧至七成热时,放入鸡蛋,略炒成形后倒回碗内。素油倒入炒锅,烧热,放入枸杞头,略翻炒,加鸡蛋、食盐、味精,翻炒均匀即成。

【效用】 本品有补肾益精功效。适用于肾虚带下。

【按语】 本品名为后补。原方用于年少妇人白带,为治疗肾虚带下常用方。肾虚精亏,带脉失约,任脉不固则见带下。法宜补肾益精。方中以枸杞头为主,补肾益精以止带;以鸡子为辅佐,补肾养血以助枸杞头之力。两者合用,共成补肾益精之方。本品重在补肾益精,对年少女子,肾气尚未充盈,任带二脉尚未发育成熟所致的带下尤为适宜,此外,本品还可用于肾虚崩漏。

白果莲子炖乌鸡 （《濒湖集简方》）

【配方】 白果100g,莲子100g,糯米50g,乌骨鸡1只,食盐、黄酒、葱白、生姜各适量。

【制法】 乌骨鸡去毛及内脏,放入开水锅中略烫后捞出备用。白果去壳,莲子去心,糯米淘洗干净,共装入鸡腹内。乌鸡放入锅中,加清水、葱、姜、黄酒,旺火烧沸,改用小火炖至熟烂,再加食盐,略炖即成。

【效用】 本品有补肾精,止带浊功效。适用于肾虚精亏,带下量多,淋浊。

【按语】 本品方名为后补。原用于赤白带下,下元虚惫,为补肾止带常用方。肾虚精亏,下元虚惫,任带不固,气化无力,则见带下和淋浊。法宜补肾精,止带浊。方中以乌骨鸡为主,补虚损,止带下;以白果、莲子、糯米为辅佐,白果收涩止带,莲子益肾固精,糯米补虚益气。诸料合用,共成补肾止带之方。本品和枸杞头炒鸡蛋同用于肾虚带下,但本品固涩之力较强,多用于肾虚带下量多清稀者;枸杞头炒鸡蛋侧重于补肾益精,多用于一般肾虚精亏及带下。又本品补肾固涩,还可用于肾虚遗精。

此外,《本草纲目》在本品基础上加胡椒粉炖食,用于"赤白带下及遗精白浊,下元虚惫"。

本品宜空腹进食,湿热带浊者不宜食用。

豆蔻草果炖乌鸡 （《本草纲目》）

【配方】 乌骨母鸡1只,草豆蔻20g,草果2枚,葱白、生姜、食盐各适量。

【制法】 乌骨母鸡去毛及内脏,冲洗干净备用。豆蔻、草果烧存性,装入鸡腹中,用棉线扎紧,放入砂锅中,加清水、黄酒、葱白、生姜,旺火烧沸,撇去污沫,小火炖至熟烂,再加食盐,略炖即成。

【效用】 本品有补脾止泻功效。适用于脾虚久泻。

【按语】 本品名为后补。原用于脾虚滑泄,为治疗脾虚久泻方。泄泻日久,脾胃虚弱,运化无力,则成脾虚久泻。法宜补脾止泻。方中以乌骨鸡为主,补脾胃,止泄泻,而无鸡肉之腻;以豆蔻、草果为辅佐,温燥以止泻,兼以增香调味。诸料合用,共成补脾止泻之方。本品偏于温燥,对脾胃虚寒或寒湿未净之泄泻尤为适宜。本品还可用于虚寒久痢。

此外,《普济方》以本品去草豆蔻、草果,加茴香、良姜、红豆、陈皮、白姜、花椒、盐炖食,名"乌鸡煎",用于"噤口痢因涩药太过伤胃,闻食口闭,四肢逆冷,亦可治久痢"。

本品宜空腹进食,湿热泄泻者不宜食用。

醋 煮 蛋 （《日华子本草》）

【配方】 鸡蛋2枚,醋100g。

【制法】 鸡蛋放入砂锅中,加清水略煮。打碎蛋壳,再加醋,小火煮至熟透,剥壳蘸醋食之。

【效用】 本品有滋阴止痢功效。适用于阴虚久痢。

【按语】 本品名为后补。原用于久痢,为治疗阴虚久痢方。痢下日久,阴液暗耗,则转为阴虚下痢。法宜滋阴止痢。方中以鸡蛋为主,滋阴养血,润燥止痢;以醋为辅佐,收敛止痢。两者合用,共成滋阴止痢之方。

痢疾初起者不宜食用。

大蒜煮蛏肉 （《泉州本草》）

【配方】 蛏肉150g,大蒜50g,黄酒、食盐各适量。

【制法】 蛏肉冲洗干净,切段备用。大蒜去皮,切块备用。锅中加清水,烧沸,放入蛏肉、大蒜,再加食盐、黄酒,略煮即成。

【效用】 本品有清热利水功效。适用于湿热水肿。

【按语】 本品名为后补。为治疗湿热水肿方。湿热壅结,三焦气化功能失常,水湿泛滥肌肤,则见水肿。法宜清热利水。方中以蛏肉为主,清热利水以消水肿;以大蒜为辅佐,解水毒以助消水肿,兼以调味,两者合用,共成清热利水之方。

寒湿水肿者不宜食用。

辣椒拌腐皮 （《医宗汇编》）

【配方】 小尖辣椒1枚,豆腐皮50g,素油、食盐、味精各适量。

【制法】 尖辣椒用湿布擦干净,去子,切碎备用。豆腐皮放入清水中,略浸泡后取出,卷起切丝,装入盘中。素油倒入炒锅,烧热,放入辣椒,炸成辣椒油,浇在豆腐皮上,再加食盐、味精,拌匀即成。

【效用】 本品有散寒除湿,导滞止痢功效。适用于寒湿泻痢。

【按语】 本品名为后补。原用于痢疾水泻,为治疗寒湿泻痢方。寒湿阻滞肠腑,大肠传导功能失司,则见泻痢。法宜散寒除湿,导滞止痢。方中以辣椒为主,散寒除湿,导滞止痢;以豆腐皮为辅佐,通利肠腑以助导滞止痢,合用而成散寒除湿,导滞止痢之方。

湿热积滞泻痢者不宜食用。

绿 豆 藕 （《岭南采药录》）

【配方】 粗壮肥藕1节,绿豆50g,食盐适量。

【制法】 藕去皮,冲洗干净备用。绿豆用清水浸泡后取出,装入藕孔内,放入锅中,加清水炖至熟透,调以食盐进食。

【效用】 本品有清热明目功效。适用于热毒上攻,目赤疼痛。

【按语】 本品名为后补。原用于眼热赤痛,为清热明目方。方中以绿豆为主,清热解毒,明目止痛;以藕为辅佐,清热凉血以助绿豆之力。合用而成清热明目之方。此外,本品还可用于热病烦渴,热淋。

冰糖炖月季 (《泉州本草》)

【配方】 鲜月季花30g,冰糖30g。

【制法】 月季花冲洗干净,放入碗中,加冰糖、清水,隔水炖约15分钟即成。

【效用】 本品有润肺止咳功效。适用于肺虚久咳,咯血。

【按语】 本品名为后补。原用于肺虚咳嗽咯血,为润肺止咳方。阴虚肺燥,肺失清润,损伤血络,则见咳嗽咯血。法宜润肺止咳。方中以月季花为主,清肺止咳止血;以冰糖为辅佐,润肺止咳。两者合用,共成润肺止咳止血之方。此外,本品尚有活血调经功效,故还可用于月经不调,痛经。

蜜炙萝卜 (《朱氏集验方》)

【配方】 大萝卜1个,蜂蜜60g,食盐适量。

【制法】 萝卜冲洗干净,切成厚片,放入蜂蜜浸泡后取出,窜在不锈钢烤针上,用小火炙干。依次反复蘸蜂蜜炙干多次,至萝卜香熟,俟冷后佐淡盐汤进食。

【效用】 本品有利尿通淋功效。适用于淋病,小便疼痛难忍,砂石淋。

【按语】 本品原名"瞑眩膏",用于诸淋疼痛不可忍,及砂石淋,为治疗淋病常用方。湿热蕴结,膀胱气化不利,则见小便滴沥疼痛,若湿热煎熬成石,则见砂石淋。法宜利尿通淋。方中以萝卜为主,利尿通淋,并能化坚消石;以蜂蜜为辅佐,性滑润以滑便窍,佐淡盐汤引经入肾,助通小便。诸料合用,共成利尿通淋之方。本品偏于清热,湿热淋病尤为适宜。

此外,《随息居饮食谱》用"蜜炙芦菔,细嚼,任食食之"治"反胃噎食,沙石诸淋,禁口痢疾,肠风下血"。

米酒煮鲤鱼 (《补缺肘后方》)

【配方】 大鲤鱼1条,黄酒500g。

【制法】 鲤鱼去鳞及内脏,冲洗干净,放入锅中,加黄酒及少量清水,煮至汤汁将尽即成。

【效用】 本品有利水消肿功效。适用于水肿,身面皆肿。

【按语】 本品名为后补。原用于肿满,身面皆洪大,为治疗水肿常用方。三焦气化功能失常,水湿泛溢肌肤,则见水肿。法宜利水消肿。方中以鲤鱼为主,利水消肿;以黄酒为辅佐,行药势,助气化,兼以调味。两者合用,共成利水消肿之方。

本方可用于营养不良性水肿。

本品不宜用醋、盐、豆豉等调料。

炒肺片 (《证治要诀》)

【配方】 猪肺1具,麻油、白酱油、黄酒、生姜各适量。

【制法】 猪肺反复灌洗干净,切片备用。麻油倒入炒锅烧热,放入肺片,加白酱油、黄酒、生姜,炒熟,佐粥进食。

【效用】 本品有补肺止咳功效。适用于肺虚久咳,咯血。

【按语】 本品名为后补。为治疗肺虚咳嗽常用方。肺脏虚损,气失所主,则见咳嗽。法宜补肺止咳。方中以猪肺为主,补肺止咳;以麻油为辅佐,取其补虚润肺以止咳。佐粥进食,意在增强补益之力。诸料相合,共成补肺止咳之方。

糯米猪胞炖猪肚 （《医林集要》）

【配方】 猪胞、猪肚各1具,糯米50g,黄酒、生姜、茴香、食盐各适量。

【制法】 猪胞、猪肚擦洗干净,放入开水锅中,略烫后捞出备用。糯米清水浸泡半日,捞出装入猪胞内,再将猪胞装入猪肚内。猪肚放入大砂锅中,加清水、黄酒、生姜、茴香,炖至将熟时,用不锈钢针在猪肚上刺若干小孔,加食盐,小火炖至熟烂即成。

【效用】 本品有补虚损、止遗尿功效。适用于产后虚损,遗尿。

【按语】 本品名为后补。原用于产后遗尿,为治疗虚损遗尿常用方。产后气血耗损,膀胱气化失约,则见遗尿。法宜补虚止遗。方中以猪胞为主,补虚止遗尿,以胞治胞;以猪肚、糯米为辅佐,益脾胃,补虚损,以增强补虚止遗之力。诸料合用,共成补虚损,止遗尿之方。本品补益虚损,还可用于一般虚弱劳损病证。

食物名索引

二画

八角茴香 …… 133
刀豆 …… 36

三画

干贝 …… 122
大枣 …… 87
大麦 …… 31
大蒜 …… 49
山药 …… 58
山楂 …… 75
小麦 …… 31
马齿苋 …… 64
马兰头 …… 65
马铃薯 …… 58

四画

井水 …… 28
木耳 …… 68
毛笋 …… 52
牛肉 …… 98
牛乳 …… 123
乌贼鱼 …… 112
火腿 …… 98
水芹 …… 42

五画

玉蜀黍 …… 33
甘薯 …… 57
甘蔗 …… 72
石榴 …… 83
石首鱼 …… 113
龙眼肉 …… 82
田螺 …… 111
生姜 …… 57

白菜 …… 44
白木耳 …… 69
白萝卜 …… 53
白糖 …… 129
白果 …… 85
白鱼 …… 120
包心菜 …… 44
冬瓜 …… 59
丝瓜 …… 60
对虾 …… 108

六画

芋芳 …… 55
西瓜 …… 93
百合 …… 56
向日葵子 …… 89
冰 …… 27
冰糖 …… 130
羊肉 …… 99
羊乳 …… 124
红糖 …… 130

七画

杨梅 …… 75
赤豆 …… 35
豆腐 …… 40
豆腐皮 …… 40
豆腐乳 …… 41
豆腐浆 …… 41
芫荽 …… 50
苋菜 …… 43
花生油 …… 137
花椒 …… 133
芦笋 …… 52
芥菜 …… 48
芡实 …… 90

食物名索引 [205]

杏	74
李子	73
旱芹	43
龟肉	118
牡蛎肉	122
鸡肉	102
鸡蛋	124
驴肉	100

八　画

玫瑰花	138
青鱼	120
青蛙	127
茉莉花	139
苦瓜	61
苹果	79
苜蓿	65
茄子	62
枇杷	81
松子	90
刺儿菜	66
刺梨	83
罗汉果	84
狗肉	99
金针菜	47
兔肉	100
油菜	51
泥鳅	118

九　画

荞麦	32
茼蒿	45
茭白	49
茴香菜	50
荠菜	66
茶叶	134
荔枝	82
胡荽	50
胡萝卜	54
胡椒	134
胡桃仁	86
南瓜	61
南瓜子	91

枸杞菜	64
柿子	73
柚	77
柠檬	79
带鱼	112
韭菜	46
虾	107
香蕈	69
香蕉	72
泉水	28
食盐	131
洋山芋	58
洋葱	46
扁豆	38

十　画

豇豆	37
莴苣	48
荸荠	31
莲子	89
莼菜	53
桃子	78
桂花	138
栗子	87
鸭肉	102
鸭蛋	125
蚕豆	36
高粱	32
酒	132
海蜇	107
海参	106
海带	121
桑椹	78

十一画

菜子油	137
菠菜	45
菱	88
黄大豆	39
黄豆芽	39
黄瓜	60
梅子	74
雪	27

食物名索引

雀肉 …………………………… 104
雀蛋 …………………………… 125
蛇肉 …………………………… 127
蚶 ……………………………… 110
蛏 ……………………………… 110
银鱼 …………………………… 113
鸽肉 …………………………… 104
鸽蛋 …………………………… 126
梨 ………………………………… 77
甜瓜 ……………………………… 93
甜杏仁 …………………………… 92
猪肉 ……………………………… 94
猪蹄 ……………………………… 94
猪肚 ……………………………… 95
猪肝 ……………………………… 95
猪心 ……………………………… 96
猪肾 ……………………………… 96
猪肤 ……………………………… 96
猪肠 ……………………………… 97
猪肺 ……………………………… 97
猪髓 ……………………………… 97
猕猴桃 …………………………… 84
淡菜 …………………………… 111
鹿肉 …………………………… 100
麻油 …………………………… 136
绿豆 ……………………………… 34
绿豆芽 …………………………… 35

十二画

椰子 ……………………………… 84
葱 ………………………………… 51
葡萄 ……………………………… 81
落花生 …………………………… 91
粟米 ……………………………… 33
黑大豆 …………………………… 38
黑芝麻 ………………………… 136
紫菜 …………………………… 121
蛤蜊 …………………………… 111
蛤士蟆 ………………………… 128
蛤蟆油 ………………………… 128
鹅肉 …………………………… 103
番茄 ……………………………… 62

十三画

慈菇 ……………………………… 54
椿叶 ……………………………… 48
鹌鹑 …………………………… 103
鹌鹑蛋 ………………………… 126
蜂蜜 …………………………… 135
鲍鱼 …………………………… 109
粳米 ……………………………… 29
酱油 …………………………… 131

十四画

椰子 ……………………………… 86
辣椒 ……………………………… 63
鲚鱼 …………………………… 119

十五画

碗豆 ……………………………… 37
醋 ……………………………… 132
橄榄 ……………………………… 80
樱桃 ……………………………… 80
蕃茄 ……………………………… 62
鲫鱼 …………………………… 114
鲤鱼 …………………………… 115
鲢鱼 …………………………… 115
鲥鱼 …………………………… 116
鲩鱼 …………………………… 116

十六画

薏苡仁 …………………………… 34
蕹菜 ……………………………… 44
橘 ………………………………… 76
橙子 ……………………………… 76
鲳鱼 …………………………… 114

十七画

藕 ………………………………… 55
螺蛳 …………………………… 109

十八画

蟹 ……………………………… 108

十九画

蘑菇 …………………………………… 70
鳖 ……………………………………… 117
鳗鲡鱼 ………………………………… 116
鳙鱼 …………………………………… 115

二十画

鳜鱼 …………………………………… 120
鳝鱼 …………………………………… 117
糯米 …………………………………… 30

二十一画

鳢鱼 …………………………………… 119